読めば納得!

山口晴保
著

認知症予防

脳を守るライフスタイルの秘訣

協同医書出版社

Evidence-Based

最新
第3版
安心をゲット

Happy Life

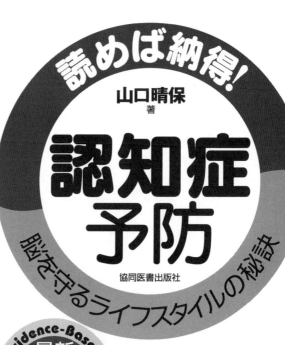

装幀　岡　孝治

第3版にあたって

初版から 11 年、第 2 版から 6 年と、長く愛読されてきた本書が第 3 版に生まれ変わりました。多数の認知症予防の本が出版される中で、エビデンス（科学的な根拠）に基づいてしっかりと解説している本書は、幸いにもゴールデンスタンダードな書物としての評価を得ることができました。

筆者が有識者会議委員を務めた「認知症施策推進大綱」が 2019 年（令和元年）6 月に発表され、認知症の予防については「発症を遅らせること、また、発症後も進行を遅らせること」と明示されました。この大綱や WHO（世界保健機関）が提唱する認知症予防の新しい考え方をふまえて、第 3 版では「ならない方法」ではなく「なるリスクを減らして先送りする生活」を訴える姿勢をより鮮明に打ち出しています。

第 2 版刊行からの 6 年間で大きく進歩したのが、メタ分析（いくつもの研究をまとめて分析する）です。今回、この分析方法によるエビデンスレベルの高い研究成果を多数盛り込みました。その結果、ライフスタイルの秘訣を説いた章の引用文献は、初版で 50 論文、第 2 版で 74 論文だったのが、第 3 版では 127 論文と大きく増えました。最新の知見を盛り込みアップデートしています。

第 3 版の発行に至りましたのは、たくさんの読者に支えられたおかげだと感謝しています。今後もエビデンスに基づく認知症予防の定番書であり続けるよう、内容の刷新に努めたいと思います。

令和元年師走　山口晴保

まえがき

群馬のとある家の庭先で、弥次さんと喜多さんの会話――。

弥次「認知症にならねえようにするんにゃ、どうすりゃよかんべかのー？」

喜多「そりゃ、簡単だい。早く死んじまやぁいんだんべぇ」

弥次「そうだいな」

でも、今の世の中、そう簡単に早死にできません。脳卒中になっても、心筋梗塞になっても、救急車で運ばれて、多くの場合一命を取り留めます。そして、長生きすることで認知症になる危険（リスク）が高まります。では、どうしたら健康長寿で認知症を防げるのでしょうか。そうしたい方、この本を最後まで読んでください。ここにその秘訣があります。

弥次「早く読むんべえや！」

喜多「そうすんべえ、楽しみだいなー」

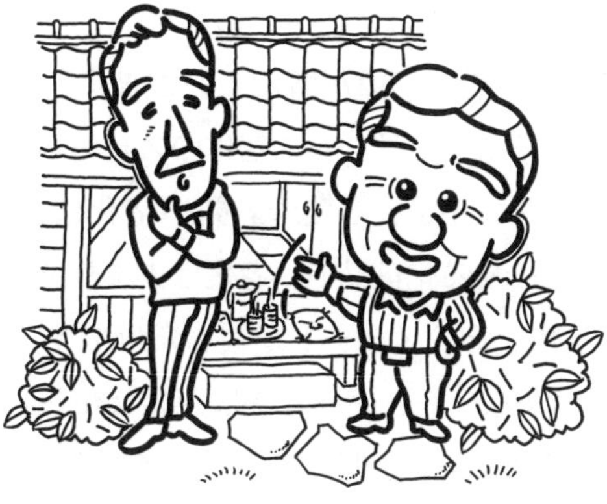

さて、そもそも本当に認知症は防げるものなのでしょうか？　認知症は脳の老化に深く関係していますので、「認知症予防とは？」を理解する前に、まずは「老化」について考えてみましょう。足取りが悪くなり廊下でつまずくようになると、年をとったと感じますよね。これを「廊下(老化)現象」といいます。この老化を防ごうというので、「老化防止」という言葉が使われます。

では、老化を防止することができたとして、国民皆が不老不死になったらどんな国になるでしょうか。全員が赤ちゃん？　それともよぼよぼの老人？　ちなみに『ガリヴァー旅行記』には、不死の国「ラグナグ王国」が出てきます。長生きできてどんなに素晴らしい国かとガリヴァーが訪ねてみると、そこには老いたまま死ねないでいる苦渋に満ちた老人たちがいたのでした。ここでは、作者スウィフトによる、不死を理想とする考えに対する風刺が利いているわけですが、現実的には、全員が不死になると、人口爆発で食べ物がなくなり、世代交代しないので進化が止まります。しかし、幸か不幸か人間の死亡率は 100％であり、動物種としてのヒトは、何世代にもわたって遺伝子が混じり合い、環境に適した種族が生き残ることで進化してきました。

つまり、ヒトは生まれたときから老化が始まっているわけです。20 歳までは成長期で、30 歳以降はいろいろな機能が低下し始めます。そして、毎年確実に 1 歳ずつ年齢が増えていきます。ですから、老化防止とは、老化を止めることではなく、老化のスピードを緩めるということになります。だから、小学校で教えます。「老化(廊下)はゆっくり」と。「お肌の老化防止」と宣伝する化粧品で、老化は止まりましたか？　塗っても老化は進行します。そのスピードが緩むだけです。認知症予防も、「○○をやったらボケない」という方法は残念ながらありません。あくまでも、発症へ至るスピードを遅くする、発症年齢を遅らせるという意味での認知症予防です。いわば、「いつかは 誰でも 認知症」なので、認知症になるのを先送りすることが認知症予防なのです。「○○したら認知症にならない」といった記事や本が巷に出回っていますが、それらはすべてまやかしです。正しくは「○○して発症を先延ばししている期間中に他の病気で亡くなれば認知症にならない」です。

本書では、この「認知症の発症を遅らせる方法」を紹介します。運動やカロリー控えめの食事、野菜やポリフェノールの摂取などですが、これらは認知症を遅らせると同時に寿命を延ばします。健康寿命が延びると同時に、寿命が延びます。ですから、認知症予防にしっかり取り組むと長生きします。そして、長生きの効果によって、いずれは認知症になる可能性が高くなるのです。5 年長生きすると認知症になる確率は倍増するという法則があり、95 歳以上にまで長生きすれば 8 割が認知症になっているのが世の現実です。しかし、認知症の発症を遅らせることができるということは、その分、健康な老後を過ごせるわけですから有意義です。

人間がこの世に生を受けるのは偶然ですが、死ぬことは必然です。高齢期をどう生き、どのように最期を迎えるかは、自分の意思で決めたいものです。また、社会では、認知症になったら不幸になるという先入観が強いですが、たとえ認知機能が低下しても不自由なく暮らせる環境があれば、その環境の中では笑顔で生活することも可能です（山口晴保・著『認知症ポジティブ！―脳科学でひもとく笑顔の暮らしとケアのコツ―』（協同医書出版社／2019）を参考にしてください）。認知機能が低下することは、「老い」の一つの症状です。これを受け入れることで心が平安になる場合もあります。むやみに認知症を恐れるのではなく、認知症を理解し、予防対策や、将来認知症になったときの対策を考えておくことが大切だと思います。人生、どのように生き、どのように老い、どのように死ぬかが大切です。老いや死を遠ざけるだけでは、よい生＝満足できる生涯になりません。本書では、単に長生きすることを目的とするのではなく、健康な脳と心、そしてからだを備え、高齢期を豊かに生き生きと過ごす術を伝えたいと思います。

本書の特徴は、疫学研究（特定の人間集団を何年も追跡して病気の発生や予防などに関わる要因を明らかにする研究）や動物実験で効果が示された予防法を、その根拠となる論文を示して記載していることです。この第３版では、メタ分析という手法で得られた、より高いレベルのエビデンスを多数盛り込みました。そして、それらの論文の数や質などから、推奨レベルをＡランク・Ｂランク・Ｃランクに分けて示しています。すべての予防法を実施することは難しいので、まずはＡランクから、できることを実施してみましょう。

2019年５月にWHO（世界保健機関）が認知症リスク低減のガイドラインを発表しました。本書は、この最新の考え方も盛り込んでバージョンアップしています。なお、注目すべきは「リスク低減」という用語です。これまでは一般的に予防（防止）を意味するpreventionが使われてきましたが、このガイドラインではrisk reduction（リスク低減）となっています。preventionという用語は「認知症にならない方法」という誤解を生むので、risk reductionと正確な表現を用いているのだと思います。本書もこのスタンスで執筆しています。

本書にはところどころにステップアップのマーク（

）が出てきます。この部分は少し高度な内容になっていますので、難しければ読み飛ばしていただいて構いませんが、きちっとした科学的な理解を深めるには必要な部分です。また、このような基礎知識や周辺領域の知識を深めることは、読者自身のステップアップになると考えています。知識はつながりあうことで強固な記憶として残ります。チョット難しいことに挑戦して、周りの人にチョット差をつけましょう。

目　次

イラストレーション（弥次・喜多・山口医師）＝古屋直徳
本文カット＝『介護のイラスト』『医療のイラスト』『美味しいイラスト』（MPC）

第1章
はじめに－本書を正しく活用するために－

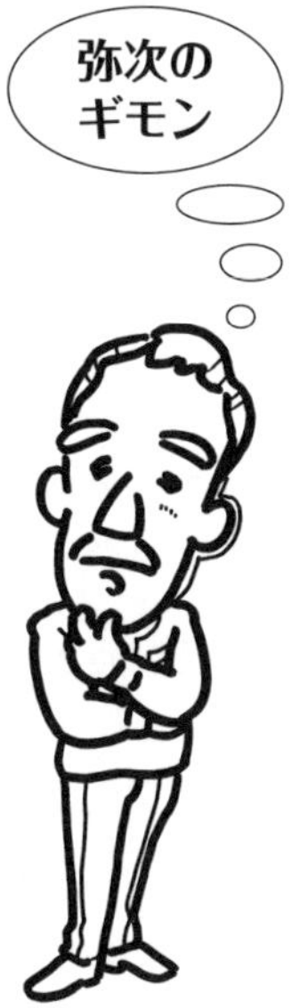

☑「認知症」って何なん？　「ボケ」のことじゃねぇんきゃ？

→「1．認知症とは」をお読みください。

☑ おらほー（自分の周り）の連中は今ぁピンピンしてっけど、認知症っつーんになったらどうなるんだい？

→「2．認知症の具体例」をお読みください。

☑ 認知症っつーんは防げるんかい？　へー、本当（ほんと）なんきゃ？　どうすりゃいーんだい？

→「3．認知症は予防できるか」

「4．科学研究の成果を活かす」

「5．リスクって何？」

をお読みください。

1．認知症とは

まずは、「認知症は老化なのか病気なのか」という問いから始めましょう。

図 1-1 に年齢と認知症の頻度（有する人の割合で有病率という）との関係を示しました[1)]。認知症は高齢になるとうなぎ登りに増えるのがわかります。40 歳代前半では 1 万人に一人程度なのが、95 歳以上では 8 割が認知症です。5 歳長生きするごとにほぼ倍増するのです。このことから、認知症は単純にからだのどこかが具合悪くなるといった病気ではなく、老化が密接に関連する病気だとわかります。

認知症は、大脳が司る認知機能が低下する病気です。認知機能とは、

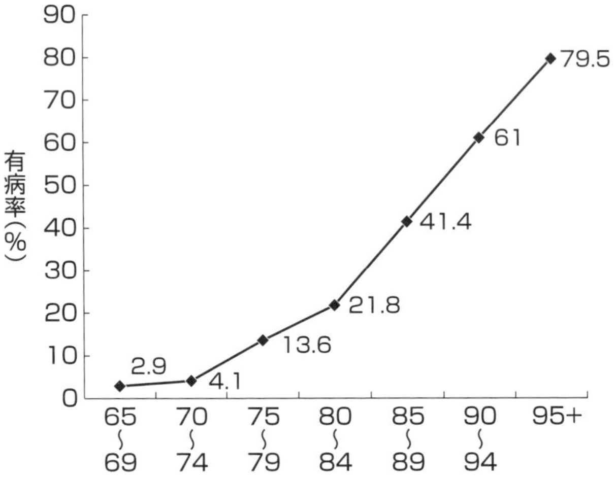

図 1-1　年代別認知症有病率
高齢者の認知症実態調査に基づく推計。
（朝田 2013[1)]より作成）

目・耳・鼻・口・手足などから脳に入ってくる情報を分析し、過去の経験と照合して判断し、これに対応する行動を生み出す機能です（**図 1-2**）。この認知機能が低下して、独り暮らしが困難な程度にまで社会的生活力（財産を管理し、買い物をして、調理し、整頓ができるなどの生活管理能力）が失われた状態が認知症です。

認知症を引き起こす脳の変化をイメージするために、大脳を身近な饅頭(まんじゅう)になぞらえてみましょう。饅頭の皮に相当する部分を「大脳皮質」といいますが、これは厚さ 3 mm 程度で大脳全体を覆い、中には神経細胞がたくさん集まっています。一方、饅頭のあんこに相当する部分が「大脳白質」ですが、ここでは情報の通り道となる神経細胞の長い突起（軸索）が束をなして行き交っています。この饅頭の皮の部分が壊れる

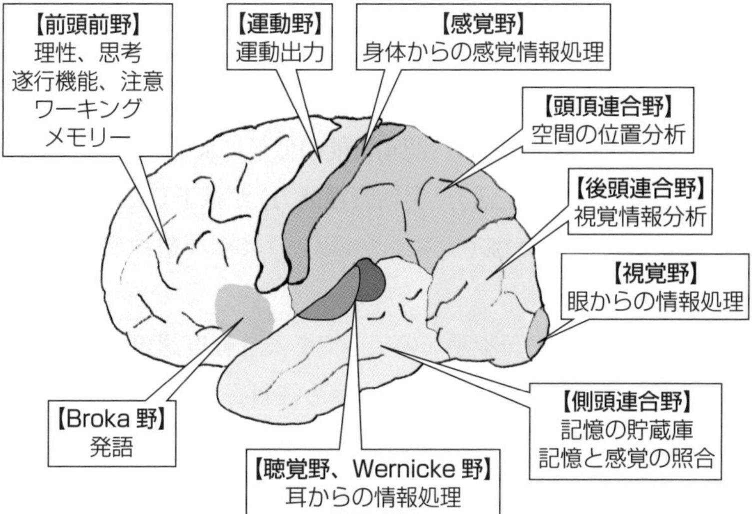

図 1-2　ヒト大脳の外側面
部位ごとの主要な機能分担（局在）を示すが、大脳は部位ごとに独立して働いているわけではなく、全体で一つのシステムとして働いている。

のがアルツハイマー型認知症や前頭側頭型認知症といった病気、あんこの部分が壊れるのが血管性認知症です。

大脳皮質の病気であれ、大脳白質の病気であれ、分析・判断・遂行・記憶などに関係する神経ネットワークが壊れる（器質的な変化）と、買い物や調理、仕事などの社会的生活力が失われ、独り暮らしが難しくなりますね。この状態が続くと認知症です（半年以上の継続が目安）。認知症では脳が壊れるので、1週間や1か月で症状が回復してしまうような一過性の症状の場合は認知症とはいいません。進行も改善も、変化はゆっくりしているのが原則です。

法律上の認知症の定義は、介護保険法第五条の二に、次のように規定されています――「脳血管疾患、アルツハイマー病その他の要因に基づく脳の器質的な変化により日常生活に支障が生じる程度にまで記憶機能及びその他の認知機能が低下した状態をいう」。この定義は、認知症の人の運転を禁じた道路交通法にも使われています。2019年に審議中の認知症基本法も同じ定義です。

まとめますと、**認知症とは「認知機能の低下により、独り暮らしが困難な程度にまで社会的生活力（生活管理能力）が低下した状態」となります**。ただし、意識障害や、統合失調症のような精神疾患は含みません。

最近、認知症発症の一歩手前の状態である「**軽度認知障害**」(15ページを参照）が、早期発見・予防の観点から注目されています。これは、記憶などの認知機能が低下し始めていますが、まだ生活が自立している（援助なしに独り暮らしができる）ので認知症とはいえない段階、つまり正常（年相応）と認知症の中間段階です。ボケという言葉は、認知症やこの軽度認知障害、さらには年相応のもの忘れまでを含めて曖昧な意味で使われていますので、医学的には適切な言葉ではありません。

一口に認知症といっても、様々な原因で生じます（詳しくは第2章で

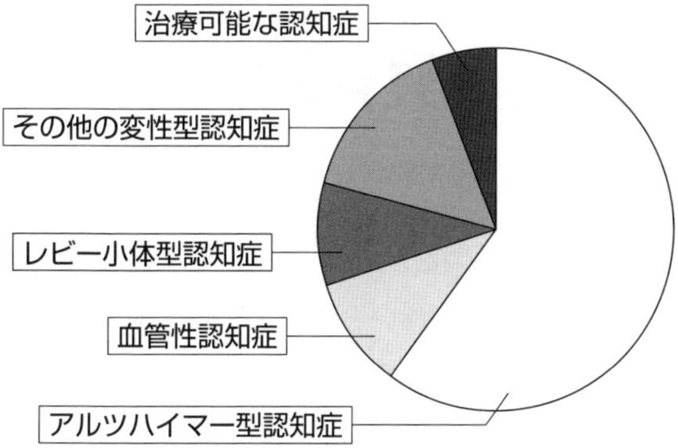

図 1-3　認知症原因疾患の大まかな割合
実際は、高齢になるほど重複する。

述べます）。ですから、予防法も、その原因となる病気によって異なってくるわけです。しかし、認知症の原因の 6 割ほどはアルツハイマー型認知症で、1 割くらいが血管性認知症ですので、この二つを予防すれば、認知症の 7 割ほどをカバーできます（**図 1-3**；実際は原因病変が混ざり合っている場合が多くてもっと複雑ですが、図は単純化してあります）。よって、本書では、この二つのタイプについての予防法を中心に述べます。レビー小体型など他の認知症を引き起こす病気の予防策は、残念ながらまだ打ち出されていません。しかし、これらの病気も「脳老化」が最大の危険因子です。したがって、アルツハイマー型認知症を防ぐ方法、すなわち「脳老化」を防ぐ方法は、レビー小体型認知症などの予防に有効なはずです。

2. 認知症の具体例

「認知症とは」という説明を読んでも、実際に認知症の人を見たことがない、会って話したことがないという方には、病像をなかなか理解しにくいと思います。そこで、典型的な事例（実例を元に一部創作）を紹介します。よくみられる症状を理解してもらうため、初期よりも少し進行している方を示しました。情景を思い浮かべながら読んで認知症の特徴をつかんでください。

2-1 アルツハイマー型認知症初期から中期にさしかかった70歳代の女性Aさん

認知症の程度を大まかに示す指標である改訂長谷川式簡易知能評価スケール（HDS-R）は、15点（30点満点で20点以下が認知症の目安）でした。息子さんと二人暮らしのため、昼間は一人で留守番です。5年ほど前からもの忘れがだんだんと進行し、食事の支度や金銭管理など、生活管理能力が徐々に低下してきました。最近では家事が難しくなったために、診察に来られました。

家事の困難さについて、Aさんは「二人分の食事を作ってらい」（しばらく群馬の方言である上州弁におつき合いください）と言いますが、あとで息子さんに確認すると、「レンジでチンくらいしかできません。朝飯を作るといってもパンを焼くくらいで、おかずは作れません」と、調理はできないとのこと。医師（筆者）が「どんな料理が得意ですか？」と具体的な料理名を質問すると、「どんな料理でもある材料で作らい」と、さらっと答えます。具体的な料理名（例えば肉じゃがとか卵焼きな

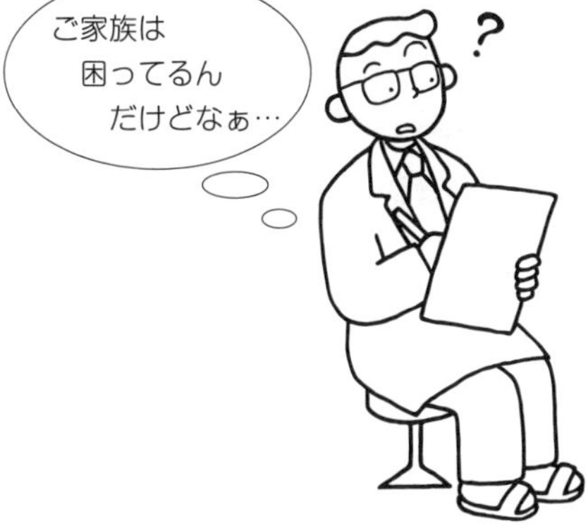
「何か困ってらっしゃることは？」
「なーんにもありませんよ！」
ご家族は
困ってるん
だけどなぁ…

「取り繕い」と「病識低下の態度」で、家族は困惑

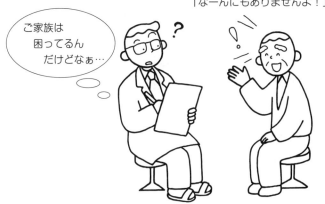

ど）は出ず、笑顔でうまく取り繕います。この方の生活の実態は、調理をすると鍋を焦がす、魚を焼いていたのを忘れて黒煙がモウモウと出る、冷蔵庫を買い換えて冷蔵室と冷凍室の場所が変わったら野菜を冷凍室に入れて食べられなくしてしまう、といった状況です。ご本人は「困ったことはない」と言いますが、家族が困っているのが実態です。

献立を考えて料理を作ることは高度の認知機能を要する作業なので、認知症になると難しくなってきます。このため、アルツハイマー型認知症が始まると、「最近おかずの種類が減った」「毎日同じおかずが続く」といった症状として表れてきます。

医師が「朝食後は何をしますか？」とＡさんに尋ねると、「掃除と洗濯だいね」と答えますが、実際は行っていません。家事についてＡさんは、「二人だけのことだからせぁないやね（たいしたことはない）」と平然としています。掃除について、「どこを掃除するのですか？」と尋ねると、「そんなこたぁ女の仕事だから、言わなくったってわかるだんべぇ」と言い逃れてしまいます。

また、新聞を読むというので、医師が最近のニュースについて尋ねると、「そう言われたって、その日だけしか覚えてねえやい」と、軽く受け流されてしまいます。アルツハイマー型認知症の方は、どちらかというと楽天的な態度を示し、具体性のない答えで逃げてしまう傾向があります。具体的なイベントを答えられれば、認知症ではない可能性が高いです。また、誤りを指摘されると、笑ってごまかすという対応法をよく使います(取り繕い反応)。

医師が外出について尋ねると、「近くのスーパーに行ってらい」と答えます。実際は、息子さんは本人にお金を渡していないので、買い物には行っていないのですが、何のためらいもなく平然と答えます。これが特徴です。人間、嘘をつくときは、どうやって騙そうかと智慧を働かせて微妙に間が延びたり、表情が変化します。ところが、この方は笑顔でニコニコと、何のためらいもなく「私が買い物に行く」と答えるのです。答えを聞いたほうは、本当に行っているのだろうと信じてしまいます。本人は決して嘘をつこうと思っているわけではありません。自分が買い物に行っているつもりなのです。

このように本人に嘘をつく意図がないので、聞いたほうはコロッと騙されてしまいます。実は、このような態度を「取り繕い」といい(245ページを参照)、これがあると、この方はアルツハイマー型認知症らしいなと診断に役立ちます。つまり、アルツハイマー型認知症になると単にもの忘れをするだけでなく、自分が忘れるということを忘れる、いわば「病識がない」ように見受けられます。実は、これこそがアルツハイマー型認知症の本質なのです。人前、特に初めて出会った人の前では、「困ったことは何もない」と認知症を隠すような**取り繕いや病識低下の態度**を示しますが、一人になると、「ぼけてしまって、死んだほうがいい」「私なんかいないほうがいい」といった本心を垣間見せます。病識がまったくないわけではありません。病識が不完全になっているだけで病感（「何かおかしい」「認知症かもしれない」といった感覚）はあります。なお、病識が低下していると、本人はうつになりにくく、ハッピーです。

この方はすでに、アルツハイマー型認知症が始まって 3 年ほどが経過しています。アルツハイマー型認知症の治療薬ドネペジル（アリセプト®）を毎朝 1 錠飲んでいますが、息子さんが飲ませようとすると、「もう飲んだ」と言い張ります。息子さんは「ほら、薬がここにあるじゃないか。まだ飲んでいないだろう」と言うのですが、この方は「そりゃ明日の分だい」と言い張り、喧嘩になってしまいます。このように、本人が、自分がもの忘れすることを認めないので、介護にコツが必要になります。例えば、介護者はイライラせずに一度引き下がって、10 分以上経過してからもう一度奨めてみれば、うまくいくかもしれません。

ちなみに、この方の介護保険を申請したところ、要介護にはならず、一番軽いランクの要支援 1 でした。介護保険制度は、この方のように認知症があっても自分で動き回れて、妄想や暴力など介護困難な症状を欠く場合、要介護度が著しく低く（軽く）判定される欠点をもっていま

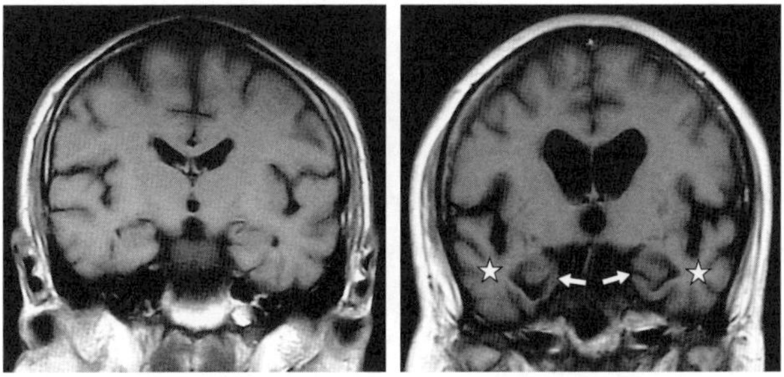

70 歳代の健常高齢者　　A さん（70 歳代）

図 1-4　大脳萎縮の対比
アルツハイマー型認知症の本例（右）では、同年代の健常者（左）に比べて、海馬（矢印）や側頭葉（☆）の萎縮が強い。

す。半年後の再申請時にようやく要介護 1 になって、認知症グループホームに入居できました。

このグループホームでは、何でも介護をしてあげるのではなく、優しく見守るだけで、ある程度自立した生活ができています。職員と一緒に台所に立ち、調理をします。買い物にも一緒に行きます。拭き掃除も職員と一緒にできます。穏やかに過ごせる居場所を見つけられて一安心です。

この方は、MRI という脳画像検査で、記憶に関係する海馬や側頭葉に強い萎縮がみられました（**図 1-4**）。症状や経過、そして生活障害、さらにこの画像から、認知症の原因としてアルツハイマー型認知症と診断されました。

2-2　アルツハイマー型認知症初期の 80 歳代の女性 B さん

B さんは、庭の草むしりを日課にしているのですが、雑草と花の区別がつかず、お嫁さんが大切に育てている花を抜いてしまいます。こんなとき、家族が「なんで花を抜いちゃったの！」と非難すると、本人は「大きく伸びていたから抜いたんだ」と、抜いてどこが悪いという態度を示します。また、「抜かれて困るものなら、ちゃんと囲っておきなさい」とか、「印をつけておけばいいのよ」などと**屁理屈上手**に正当性を主張し、決して謝りません。このため家族と言い争いになってしまいます。結局は、家族が折れないと丸く収まりません。

アルツハイマー型認知症になると、自分の非を決して認めようとしない傾向が強くなります。それゆえ、介護が大変になります。でも、チョット考えてみてください。この方はどうして非を認めて謝らないのでしょうか？　それは、家族がこの方を「（花を抜いて）困った人だね」と責めたからです。認知症の方はそれに対して、屁理屈を並べて精一杯防戦しただけなのです。防戦する背景には、「自分が花と雑草を間違えるなんてことを認めたくない」という、認知症の方の抱える悲しみが隠れているのです。家族はおおらかな気持ちをもって、「雑草を抜いてくれてありがとう」と感謝を込めて接することができれば、認知症の方も穏やかに過ごせるのです。

この方は現在、発症後 10 年以上が経過しています。認知機能も足腰の機能も徐々に低下し続けていますが、在宅生活を続け、外来に通ってこられます。優しい娘さんは「いつも陽気で助かります」と言い、本人もニコニコしています。

2-3 血管性認知症初期の70歳代の女性Cさん

頭がはっきりしないと訴えて受診してきました。2年ほど前からもの忘れが強くなり、意欲が低下してきました。外出の機会も少なくなり、閉じこもりがちです。脳梗塞など脳血管障害の既往歴はありませんが、20年前からの高血圧症で薬を内服しています。診察をすると、出来事記憶が悪くなっていますが、この方はAさんやBさんと異なり、自分の記憶が悪くなったことをある程度は自覚しています。ですから、Aさんと同じように「買い物などで外出しますか？」と尋ねると、Cさんは間を置いてゆっくりとした口調で、「行ってません。こんなからだになっちゃって…」と悲観的な答えを返してきました。しかも思考が鈍く、返答にも時間がかかります。**うつ状態**が高頻度にみられるのも血管性認知症の特徴です。人前では明るく振る舞い、質問には真偽を考えずにすらすらと答えるアルツハイマー型認知症とは対照的です。HDS-Rは17点(30点満点)でした。Cさんは、記憶だけでなく、居場所や日付などの自分を取り巻く状況を判断する**見当識**も障害されていたので、認知症が始まっています。身体面では、手足の筋肉が硬くこわばり動作が緩慢となるパーキンソン病の症状が軽くみられました。脳の状態をMRIで調べると、基底核という大脳の深い部分に小さな脳梗塞が多発し、大脳深部白質には虚血(血流が不足した状態)によるダメージがみられました(**図1-5**)。大脳基底核は認知機能だけでなく運動の調節に関係しています。また、大脳深部白質は脳の各部位を結びつける線維連絡網、すなわち情報ネットワークの通り道です。このような部位の血流が不足してしまうと、反応に時間がかかるといった認知障害やパーキンソン病の症状(血管性パーキンソニズム)が出現します。以上の症状と画像所見から、脳血流低下が原因なので血管性認知症と診断されました。

その後、脳血管を広げて血流を増やす薬や抗血小板薬(血小板が集

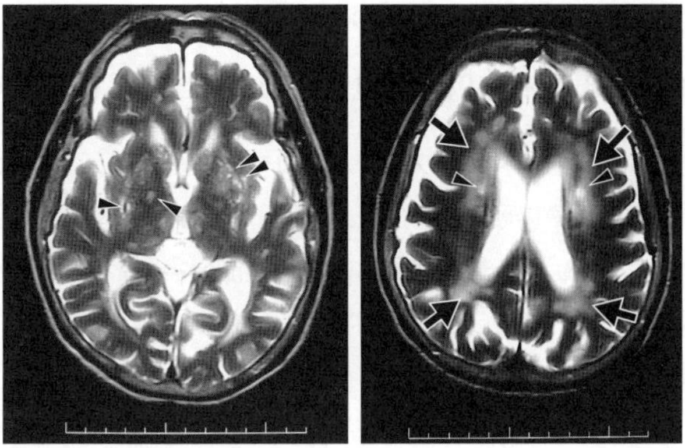

図 1-5　血管性認知症の MRI
MRI の T2 強調画像（水が白く写る）で、両側大脳基底核に小梗塞巣（矢頭）が散在し（左）、大脳深部白質には小梗塞（矢頭）やびまん性虚血性変化（矢印）がみられる（右）。

まって血栓を作るのを予防する薬で、血液サラサラ効果がある）、それと少量の抗うつ薬（SSRI；脳内の情報伝達を担うセロトニンの濃度を上げて、前向きな思考ができるようにする薬剤）を数か月間内服しました。すると、C さん曰く「頭がすっきりしました」とのことで、思考のスピードが速くなり、HDS-R が 17 点から 22 点に改善しました。

血管性認知症は、たとえ認知症になってもあきらめないで元気を引き出す**脳活性化リハビリテーション**（211 ページを参照）や医師が処方する薬によって、よくなる可能性が高い認知症です。

どうしてこのような症状が出てしまうのでしょうか。その答えは第 2 章に、そして、こうした症状が出るのを防ぐ、つまり先延ばしする方法は第 3 章以降に書いてあります。乞う御期待。

認知症の認知症状（中核症状）と行動・心理症状（BPSD）

認知症では、神経ネットワークが壊れて、具体例に示したように、記憶障害、時間や場所、人物などの状況がわからなくなる見当識障害、調理の段取りがうまくできない遂行機能障害など種々の認知症状が出現しますが、これらは**中核症状**と呼ばれます。このように、認知症状があると生活で失敗ばかりになります。それを介護家族がとがめて叱責を続けると、その介護家族を犯人にして「お金を盗られた」というような被害妄想が出てきます。このような妄想や、易怒性、暴言・暴力、徘徊、不安など、認知症の人に出現する行動の障害と心理の障害を合わせて**認知症の行動・心理症状**（behavioral and psychological symptoms of dementia：BPSD）といいます（**図 1-6**）。認知症の人に現れる症状を認知機能面からとらえたら認知症状（中核症状）になり、知覚認識・思考内容・気分・行動の側面からとらえたらBPSDとなります。BPSDには様々な要因が関与します。

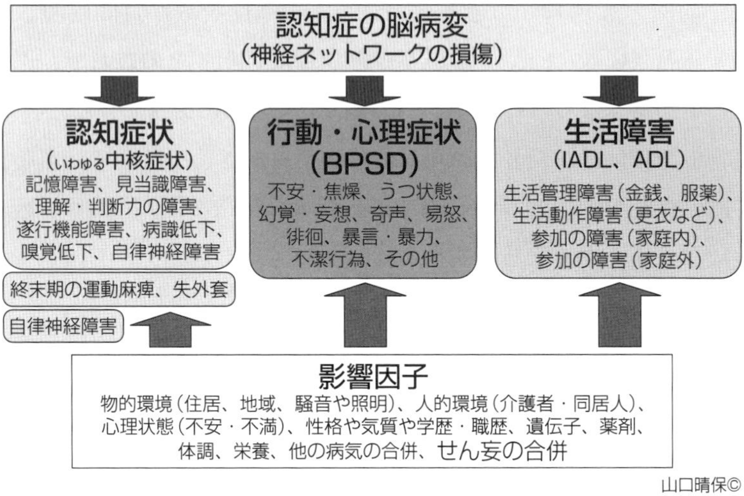

図 1-6　アルツハイマー型認知症の症状の全体像

3. 認知症でもなく正常でもない
－軽度認知障害（MCI）－

認知症には、「独り暮らしが困難なほどに認知機能が低下した状態」という定義があります（4ページを参照）。**図1-7**に示すように、認知症になると、金銭や内服薬の管理、一人で旅行に行くなどの手段的日常生活活動（IADL）が困難になります。よって、年相応以上に記憶が悪くても、生活管理能力が保たれている状態ではこの定義を満たさないので、認知症とはいえません。このような正常と認知症の中間の状態を、**軽度認知障害**（mild cognitive impairment：MCI）といいます。その概念

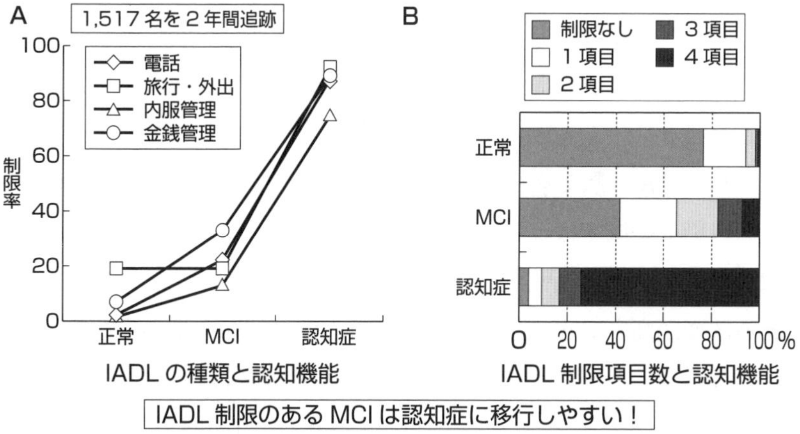

図1-7　IADLと認知機能の関係
A：軽度認知障害（MCI）になると、金銭管理、電話の操作、内服管理などができなくなり始め、認知症ではこれらがまったくできなくなる。
B：認知機能の低下に伴いIADL制限項目数が増え、認知症では4項目ともできなくなる。
（Pérèsら 2006[2]より作成）

表 1-1　軽度認知障害（MCI）の概念（下記３条件を満たす）

①認知機能低下の訴えがある。 ②認知機能は年齢相応レベルより低下しているが、まだ認知症ではない。 ③日常生活機能は基本的に正常。

（Petersen ら 2005[3]）

を**表 1-1** に示しました[3]。MCI には、認知症を引き起こす種々の原因疾患で認知症となる前段階が含まれます。例えば、アルツハイマー病でMCI の段階でしたら、病的な（年相応以上の）記憶障害はあっても見当識（時間や場所がわかる能力）はほぼ保たれ、生活管理能力もある程度保たれている状態で、認知症とはいえない、認知症一歩手前の状態を指します（**図 1-7**）。日常生活では、行き慣れたところなら買い物もできますが、一人での旅行は難しくなります。食事の支度もできますが、テキパキとはいかなくなります。使い慣れた機械は使えますが、複雑な生活機器、ビデオや全自動洗濯機、携帯電話などの操作がうまくできなくなるかもしれません。昔覚えた操作はできますが、新しいものは使い方を覚えられません。駅で切符を買うのも、窓口でなら買えますが、使い慣れない自動券売機ではまごついてしまいます。

MCI は、記憶障害が強い場合は、アルツハイマー型認知症の前段階である確率が高いです。しかし、レビー小体型認知症や血管性認知症などにも MCI のステージがありますので、症状は多彩です。

MCI と診断されても、①認知症になる方（医療機関で MCI と診断されると概ね 1 年で 1 割くらいが認知症に進行）、②ずっと MCI のレベルに留まる方、③正常レベル（年相応）に回復する方もいます。MCI のすべてが認知症になるわけではありません。認知症になる危険が高い状態と理解してください。ですから、この段階にある方は、本書の第 3～5 章で推奨する食事や運動を含めたライフスタイルを守ることが大切です。

オーストラリアで 70～90 歳の地域在住高齢者 873 名を 2 年間観察した縦断研究を紹介しましょう。健常群は、2 年後、81％が健常のままで、18％が MCI となり、1％が認知症になりました（**図 1-8**）。健常な認知機能からいきなり認知症になることはごく稀です。健忘だけを示した MCI 群は、44％が健常に戻り、6％が認知症になりました（病院で MCI と診断された場合に比べ、地域調査で MCI と診断されたケースは健常に戻る率が病院よりも高く、認知症に進行する率は病院よりも低い傾向があります）。健忘に加えて他の認知領域の障害がある MCI 群では、健常に戻ったのは 11％と少なく、9％が認知症になりました。健忘症状だけの MCI であれば、ライフスタイルの改善によって健常に戻る確率が高いと推測できます。一方、健忘に加えて視空間認知障害や遂行機能障害などが同時にみられる MCI は「真の認知症前段階」と考え

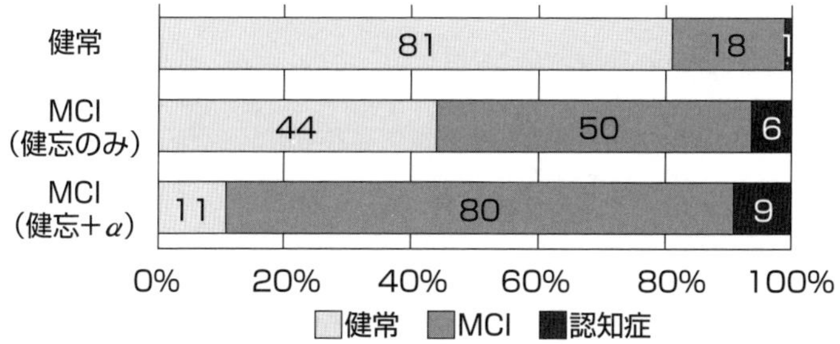

図 1-8　地域在住高齢者（70～90 歳）の軽度認知障害（MCI）の 2 年後の状態

健常だと 2 年後に 81%が健常のまま、18%が MCI となり、1%が認知症になった。健忘のみの MCI は 44%が健常に戻り、6%が認知症になった。健忘に加えて他の認知領域の障害があるタイプ（健忘＋α）の MCI から健常に戻ったのは 11%と健忘型よりも少なく、9%が認知症になった。

（Brodaty ら 2013[4]より作成）

られ、認知症に進む可能性が高くなります。それでも、ライフスタイルを改善することは発症を遅らせる意義があるでしょう。

大府市の高齢住民4,153名(平均71.6歳)を4年間追跡調査したところ、743名のMCI群のうち、14%が認知症に進んだ一方、46%は健常に戻ったという報告があります[5)]。この復帰率は他の研究報告よりも高い数値ですが、市全体で認知症予防にしっかり取り組むとMCIになっても健常への高い復帰率が見込まれることを示しています。

フィンランドでの研究ですが、認知機能が年齢相応よりも少し低下している60〜77歳の1,260名(MCIに相当)を2群に分けて、片方の群にだけ、2年間、健康食・運動・認知トレーニング・血管リスクモニターについて介入したところ、介入群のほうが対照群よりも認知機能が有意に改善しました[6)]。認知機能が落ちかかってきた方は、特にしっかり、第3〜5章で推奨するライフスタイルに取り組みましょう。

4. 認知症は予防できるか?

一般的には、認知症予防というと「ならない方法」を思い浮かべます。そして「ボケない脳の作り方」「○○すれば認知症にならない」などのタイトルにあおられて、雑誌や本を買ってしまいます。しかし残念ながら、ワクチンのような認知症を一生の間予防する方法は未だ開発されていません。ですから、ボケない脳を作っても、○○しても、認知症を先送りできるだけで、一生の間ならないようにできるわけではありません。もちろん、発症を遅らせている間に寿命が来ればなりませんが。

まずは、現時点での認知症予防の限界として「発症しないことではなく、先送りすること」をしっかり理解することから始めましょう。

4-1　2種類の予防法とは

予防には、①ワクチンのような一生の間発症しないようにする方法と、②運動や食事などライフスタイルを変えることで発症を遅らせる方法の２種類があります。そして、前者としては、アルツハイマー型認知症の原因となる脳内沈着物質の遺伝子を組み込んだ大豆を利用した免疫療法などが開発途上にあります。筆者が群馬大学在籍時に同僚だった瓦林毅博士らは、大豆にβタンパクの遺伝子を組み込んで作った遺伝子改変大豆をアルツハイマー病モデルマウスに食べさせる経口免疫で、空間認知機能の悪化を防げることを示しています[7)]。しかし、実用化はまだ先です。こうした流れをふまえ、本書では、「認知症になるのを遅らせること」を認知症予防としています。

2019年６月に内閣府は「認知症施策推進大綱」を発表し、予防と共生を車の両輪として、認知症施策を推進することを示しました。この大綱では「予防」について、発症を遅らせることを一次予防として明確に示しています。認知症になるリスクが高いMCIの段階で、しっかりと予防措置を講じたり、なるべく早期（発症前）に発見して対処することが二次予防です。そして、発症したあとで認知症の進行を遅らせることは三次予防と位置づけられています（詳しくは26ページの**表1-2**を参照）。本書で示す認知症の発症を遅らせる一次予防法は、二次予防や三次予防にも役立つものです。MCIの段階にある方やすでに認知症を発症した方にも、本書の内容は役立つと思います。

認知症の過半数を占めるアルツハイマー型認知症の原因は未だ不明だと、多くの本に書いてあります。しかし、脳にどんな変化が生じているのかは、徐々に解明されています。例えば、アルツハイマー型認知症ではβタンパクとタウタンパクが異常に多量に蓄積します（詳しくは43ページで解説）。ですから、これらのタンパクを蓄積しにくくするライフスタイルが予防法となります。そして、人間を対象に長期間観察してどのようなことが認知症の危険・保護因子となるかを調べる疫学研究（33ページを参照）や、モデル動物に危険・保護因子を介入させる研究（29ページを参照）などから、どんなライフスタイルが認知症予防に役立つかはかなり明確になってきています。本書は、元になった研究論文を紹介しながら危険・保護因子を解説し、認知症予防の秘訣を示したいと思います。最後までお楽しみください。

弥次「アルツハイマーは原因不明っうけど、なっから（かなり）わかってきたんだいねぇ」

喜多「そうだいなぁ。そいじゃこの本よーく読んで、まいんち（毎日）の生活をちったあ（少しは）気いつけべぇや」

弥次「そーすんべぇ。うちのおっかねぇかかぁより先にボケたんじゃ、何されっかわかんねぇからこえーやな」

（注）　普段から奥さんを大切にしましょうね。「いつかは 誰でも認知症」ですから。

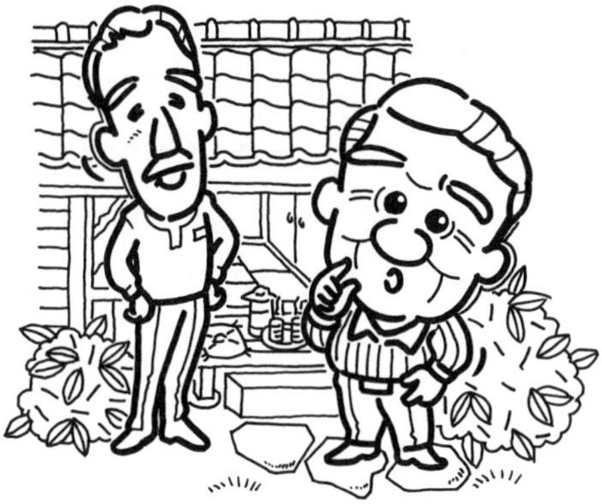

認知症の原因となる疾患の病態（どのような原因で、脳がどのように壊れるのか）をしっかり理解すると、その予防策を実行しようという意欲が高まると思います。例えば、ただ「肥満（内臓脂肪の蓄積）が認知症のリスクになる」とだけ聞いても、「へ〜ぇ、そうなんだ」で終わってしまいがちで、予防策に必死には取り組みません。しかし、運動不足→内臓脂肪の蓄積→認知症の発症へとつながるメカニズムをよく理解すると、考え方も変わって、内臓脂肪を減らすよう真剣に取り組めるのではないでしょうか。本書を読んで予防法を頭で理解しても、それで終わってしまったら役に立ちません。第３章以降で述べる「認知症予防の秘訣」を日々実行してこそ、本書を読んだ価値があります。その実行のモチベーションを高めるために、まずは第２章全体を読んで、認知症の成り立ちをきちんと理解することが大切なのです。「こんな生活をしていると、脳にβタンパクが溜まるな。さあ、がんばろう！」とイメージをもつことが大切です。

4-2 認知症の発症年齢はDNAで決まる?

認知症のリスクになる40以上の遺伝子の多型・変異が徐々に解明されてきているので、DNAの検査で、認知症になりやすいタイプなのか、なりにくいタイプなのかがわかる時代になりました。英国では、高齢者50万人が登録するバイオバンク(健康状態・認知テスト・脳画像を記録するだけでなく、血清・血漿や白血球DNAなどを凍結保存)でこのような解析を進めています。そして、60歳以上の高齢者19.6万人(平均64歳)を平均8年間にわたって経過観察することで、遺伝的要因とライフスタイルがそれぞれ独立して認知症リスクに関与することを明らかにしています[8)]。**図1-9**に示すように、遺伝リスクが低い群・中間群・高い群のいずれでも、ライフタイルが有利(健康的)か、中間か、不利(不健康)かを問わず発症リスクに影響します。そして、不利なライフスタイル群で認知症になるリスク(ハザード比)が約1.5倍に高くなる一方、高遺伝リスク群で認知症になるリスクが約2倍になっています。ライフスタイルの影響よりも遺伝(DNA)の影響のほうが大きいようですね。

この研究[8)]などにより、認知症の発症に関わる要因の半分(以上?)はDNAで決まることがわかってきました。つまり、誰もが生まれた時点で、何歳でアルツハイマー型認知症になるかが、DNAレベルである程度決まっているということです。そして、その人のライフスタイルが、この発症年齢を最大10歳くらい遅らせるか、それとも10歳くらい早

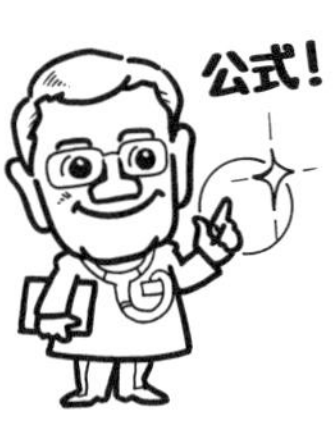

アルツハイマー型認知症の発症年齢=
DNAで決まる年齢 ± ライフスタイルで決まる10年

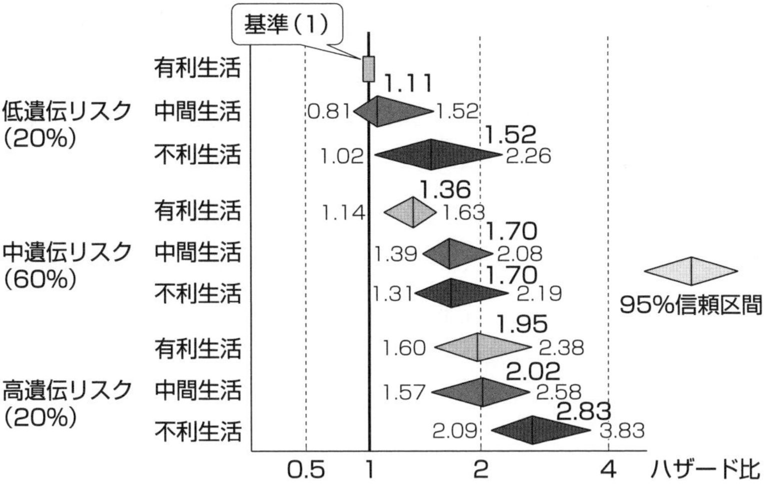

図 1-9　遺伝素因とライフスタイルの相互作用で認知症リスクが決まる

英国バイオバンク登録の 60 歳以上（平均 64 歳）の 19.6 万人を平均 8 年間フォローした後ろ向きコホート研究による結果を示す。喫煙・運動・食事・アルコールで生活評価を行った。なお、「低遺伝リスク・中間生活」群は、95%信頼区間（0.81-1.52）が 1 をまたいでいるので有意差なしとなっている。
（Lourida ら 2019[8]より作成）

めるかに関与すると、筆者は考えています。こう説明すると、予防の効果は限定的であり、「○○すれば認知症にならない」はまやかしだと、理解できるでしょう。

ここで、リスクについて補足説明です（詳しくは 31 ページ）。この研究では、低遺伝リスク・有利ライフスタイル群の認知症発症率を 1（参照群）として、他の群の発症率を倍率（比）で表しています。例えば、高遺伝リスク・不利ライフスタイル群はハザード比 2.83 ですので、発症リスクが 2.83 倍高いということです。ただし、このリスクは一生の間の認知症リスクではありません。この研究の対象となった平均 64 歳の方たちが平均８年後の平均72歳になるまでの間の認知症発症リスクです（これが疫学研究の限界です）。

このように、認知症の発症はDNAで決まる部分が大きく、多くのリスク遺伝子・保護遺伝子が明らかになっていますが、それらの遺伝子が働くか働かないか、スイッチのオン・オフを決めるのはライフスタイルです。ライフスタイル、侮れません。例えば、老化のスピードを遅くする遺伝子サーチュインは、空腹や運動でスイッチオンになります（107ページの「サーチュイン遺伝子と脳老化」を参照）。DNAとライフスタイルは連動しているのです。

4-3　予防すると認知症になる人は減るという誤解

予防と共生を謳う「認知症施策推進大綱」（2019 年 6 月）が発表されたとき、認知症の方たちから、『予防を強調すると、すでに認知症になった人たちが「負け組」として予防の努力が足りなかったと非難されるから、予防を強調しないでほしい』との声明が出されました。この方たちは「予防＝ならない」と誤解しているのです。認知症の予防は先送りに過ぎず、また予防法は寿命を延ばすのでいずれは認知症になる、そして、ライフスタイル改善で予防しても認知症になる人の数は減らないというのが実態です。

英国（England and Wales）での認知症発症率と認知症者数の推計を示します[9]。2010 年の時点で認知症を新たに発症する人の割合は、50 歳以上の男性 1,000 名あたり 14.3 名/年、50 歳以上の女性 1,000 名あたり 17.0 名/年と推計されています。この年齢調整発症率（人口構成を調整した発症率）は相対的に年に 2.7％ずつ減っているのですが、英国全体の認知症者数は、2016 年には 76.7 万人、2020 年には 87.2 万人、2030 年には 109.2 万人、2040 年には 120.5 万人に増えると推計されています。そして、その主原因は平均寿命の延伸だとまとめています。予防で年齢調整発症率は年々減っていきますが、それは先送り効果なので、寿命が延びた分、国全体の認知症者数は増えていくわけです。

多くの方が、認知症予防に取り組めば認知症になる人の数が減って、社会保障費も減るので国が助かると考えていますが、これは大きな誤解です。認知症予防のライフスタイルは健康寿命を延ばしますので、予防するほど皆が長生きになり、認知症になる人の数は減らず、超高齢者の数が増えるために社会保障費は増大し、皆が長生きできるけど皆が貧乏という社会になっていくでしょう（詳しくはあとで）。

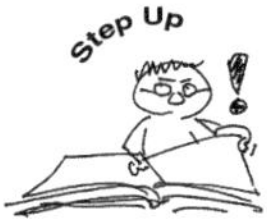

認知症の一次予防・二次予防・三次予防

2019年6月に発表された「認知症施策推進大綱」では、認知症予防が大きく取り上げられました。そこで、認知症の一次予防・二次予防・三次予防の考え方を紹介しておきます（**表1-2**）。健康な中高年を対象に、運動など健全なライフスタイルを奨めるのが「一次予防」、MCIやフレイル（虚弱）、メタボリック症候群（メタボ）、糖尿病高齢者など、認知症リスクが高い人たちを対象にして、積極的にライフスタイルに関わるのが「二次予防」、認知症を発症した人たちの進行予防やBPSD予防、QOLの維持・向上などを目指すのが「三次予防」です。

本書では、「予防」を、基本的に一次予防・二次予防の意味で用いています。

表1-2　認知症の一次予防・二次予防・三次予防

	一次予防	二次予防	三次予防
対象	健康な中高年	ハイリスク高齢者	認知症者
目的	発症リスク低減（発症遅延） 有病率低下	発症遅延 早期発見 早期対応・治療	進行遅延（悪化防止） BPSD予防 QOL向上・ADL維持
方法	運動など健康的なライフスタイル	MCIへの積極介入（運動・生活改善） 受診勧奨	日課や役割・生きがい・利他行為 活動的生活
内容	ポピュレーションアプローチ	ハイリスクアプローチ	医療・介護・リハビリテーション

5．科学研究の成果を活かす
―疫学研究、介入研究と動物実験―

本書では、科学的な研究で示された信頼性の高い根拠に基づいて予防策を示します。その科学的根拠は、**疫学研究**（33 ページを参照）や介入研究、動物実験の成果です。疫学研究では、例えば、ある地域の住民集団を調査して、アルツハイマー型認知症になった方とならなかった方の生活習慣の違いを調べることで、何が**危険因子**（発症のリスクを高める因子）で何が保護因子（発症のリスクを低める因子）なのかがわかってきます。そして、このような研究が別の地域の住民集団を調べた研究結果とも一致すれば、研究結果の信頼性が高まります。一例を挙げると、「運動はアルツハイマー型認知症のリスクを下げる」という調査結果は、いくつもの国で行われた疫学研究で一致した結果が出ていますので、信頼性が高いといえます。

介入研究は、対象者を群分けし、効果が期待されるもの（食品・サプリメント・運動など）を一定期間使った介入群と使わない対照群の間で、期待される効果を示す指標（例えば認知テスト）の変化を統計学的に比較することで、介入の効果を明らかにする研究です。薬剤開発の臨床試験もこれに含まれます。疫学研究が何年間もかかって認知症の発症リスクなどを調べるのに対し、介入研究は通常は１～数か月という短い期間で認知機能の向上効果などを見ます。

もう一つが、主にマウスを使った動物実験です。人間の病気を起こすように遺伝子を改変したマウス（**トランスジェニックマウス**；29 ページを参照）を使います。「人間はネズミじゃない！」といった声が聞こえてきそうですが、効果の有無が確認されていないものをいきなり人間に試すわけにはいきませんので、有効と思われる治療法・予防法を短期間に見極めるためには、とても意味のある作業なのです。もちろん、トランスジェニックマウスで効果が確認されたからといってすぐに人間に応用できるわけではありませんが、進むべき道を示してくれるという点で、その成果は非常に重要です。マウスには感謝しなくてはなりませんね。

本書では、こうした人間を対象とした疫学研究・介入研究や動物実験によってその有効性が確認された予防法を取り上げています。そして、それぞれわかりやすいように、推奨レベルを以下のように区分けして示してあります。

Aランク「ほぼ確実なので自信をもって推奨」――多数の疫学研究で一致した結果が出て、さらに動物実験の結果もそれを支持する予防法。介入研究で効果が示されていればさらによい。

Bランク「たぶん確実なので推奨」――①多数の疫学研究で一致した結果が出ているが動物実験の裏づけがないもの、または、②一つまたは複数の疫学研究で効果が示され(一方、その効果を示さない疫学研究もある)、介入研究や動物実験結果はその効果を支持する予防法。

Cランク「証拠には乏しいが主観的に推奨したい」――動物実験や介入研究の証拠がなく、しかも疫学研究では一致した効果がみられないが、理論的には有効と思われる予防法。

あくまでも大まかな目安です。これから研究が進むと、新たな証拠が出て、ランクが上がるものも下がるものも出てくるでしょう。また、このランクづけは、あくまでも筆者の文献考察と長年の研究・臨床経験に基づくものです。

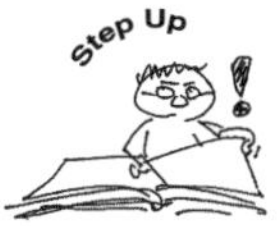

トランスジェニックマウス

本書で紹介する動物実験には、人間にアルツハイマー型認知症を引き起こす遺伝子をマウスの染色体に組み込んだ、トランスジェニックマウスがよく使われています。このマウスの脳では人間由来の遺伝子が働いて、数か月～1年で脳に老人斑というアルツハイマー型認知症の特徴を示す病変がたくさん出現します。人間だと脳病変がたくさんできて発病するのに50年ほどかかりますが、このマウスを使うと、治療・予防目的で投与した物質の効果を1年くらいで調べることができます。

本書によく出てくるのがTg2576というマウスです（**図1-10**）。実験に20匹用意し、10匹にはある投与物（ポリフェノールなど効果を調べたい物質）の入った餌を、残り10匹には通常の餌を食べさせて、数か月後に両群の脳病変や行動を比較して、その投与物の効果を検討します。脳βタンパク異常蓄積の程度や学習能力が明らかに改善していれば（統計学的有意差があれば）、その投与物が有効と示されます。

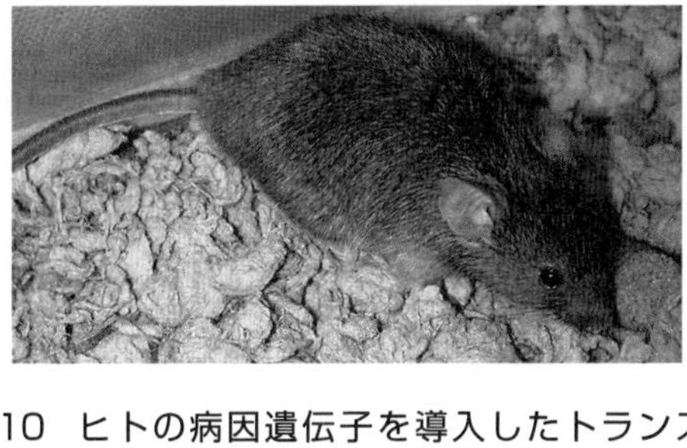

図1-10　ヒトの病因遺伝子を導入したトランスジェニックマウス

１匹６万円（2008年当時）のTg2576トランスジェニックマウスを米国から輸入して、投与実験に用いる。

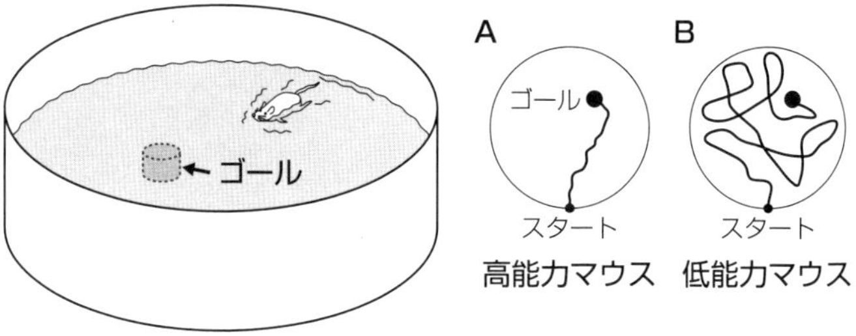

図 1-11　記憶学習能力を調べる水迷路試験
初日はあちこち泳ぎ回るが、記憶学習能力が高いと、練習によって、覚えたゴールに向かって一目散に泳いでたどり着けるようになる（A）。しかし、能力が低いと、何度練習しても、ゴールの場所を覚えられないでむやみに泳ぎ回る（B）。

「マウスの学習なんて、どうやって調べるの？」という方のためにチョット説明しましょう。大きなタライに水を張って、ある場所の水面下に透明の台を置きます。そこにマウスがたどり着けば溺れません。タライに放り込まれたマウスが何秒でそこにたどり着くのかを調べます。初日はあちこち泳ぎ回って台にたどり着くのに 60 秒くらいかかりますが、記憶・学習能力のよいマウスは、毎日行うと周囲の景色を学習して、5 日後には一直線に台に向かって泳ぎ 10 秒でたどり着くようになります。一方、記憶・学習が苦手なマウスは、5 日間練習したあともなかなか台の場所を覚えられす、40 秒ほどかかってしまいます。これが**水迷路試験**（**図 1-11**）と呼ばれるものですが、このような課題を設定することで、マウスの学習能力の程度を評価できます。

6. リスクって何?

リスクは日本語に訳すと「危険」です。それでは、リスクの反対は何でしょう？　リスクを反対から読むと……、答はクスリ（薬）です（本当の答、つまり危険の反対は「安全」ですよ）。

本書で示す疫学研究では、例えば、運動でアルツハイマー型認知症のリスクが 1/3 になる、肉より魚の食事でリスクが 1/2 になる、赤ワインでリスクが 1/2 になる、などの結果が出てきます。このアルツハイマー型認知症のリスクを 1/3 とか 1/2 に減らすという数字は、あくまでも５年や 10 年といった調査期間内の数字であって、一生の間のリスクを示すものではありません。

では、週２回以上運動して、肉より魚の生活で、毎日赤ワインを少量飲むと、認知症のリスクは「1/3×1/2×1/2＝1/12」になるのでしょうか？　答は、否です。運動習慣のある方は、食事や飲酒などにも気を遣っている方が多いので、それぞれの予防策で重なる部分があり、実際はこの三つを守っても、調査期間内の発症リスクはざっと 1/4 程度でしょう。この調査結果に基づき“運動＋魚＋ワイン”の生活を実行

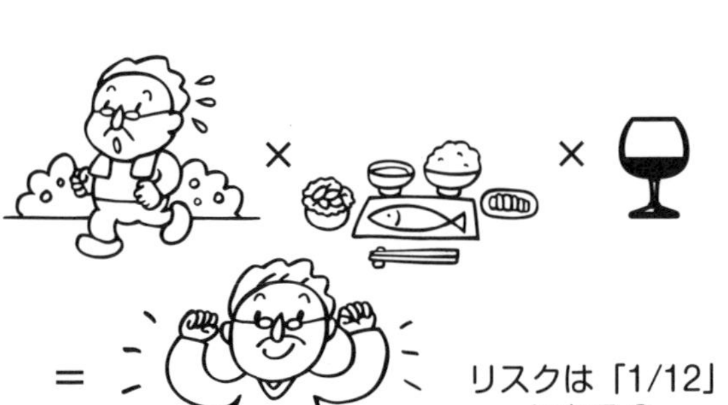

して、例えば70歳から80歳までの10年間におけるアルツハイマー型認知症の発症を減らすことは可能でしょうが、さらに長生きすれば、80歳以降でアルツハイマー型認知症を発症する方もいるでしょう。つまり、「リスク因子を減らす生活で発症を遅らせることが可能」というのが、リスクが数分の一に減るということの真の意味です。あくまでも観察期間中には減ったという話であって、観察期間以降にどうなったかは論文に書いてありません。

第2章に詳しく述べますが、アルツハイマー型認知症は脳老化が原因なので、多くの方がいずれはなる可能性が高い病気です(**図1-1**;詳しくは41ページを参照)。ですから、魚を食べて運動して赤ワインを飲めば10年くらいは発症を先送りできそうですが、100歳まで生きれば多くの方がアルツハイマー型認知症になります。発症を遅らせて、その間に生き生きと余生を楽しんで天寿をまっとうすることが、認知症予防の目標です。発症を遅らせている間に肺炎や心筋梗塞で生涯を閉じることになれば、アルツハイマー型認知症を発症しないというわけです。

どういうことが脳を守ることになるのか、また脳の老化を防ぐことになるのかを理解して、信じて実践することが大切です。リスクの反対はクスリと書きました。リスクと反対のことをすればよいのですが、何かからだに問題が出たら薬で何とかしてもらおうという受け身の姿勢であったり、逆にリスク対策だけが生きがいになっては困ります。リスク対策は、あくまでも「自分が望む人生をまっとうするため」、「自分のしたいことができる人生のため」に実践してください。何のためにアルツハイマー型認知症にならないで長生きするのか、その意義を考えてください。豊かな老後を生き抜くためのアルツハイマー型認知症予防であってほしいと思います。

「認知症を予防できるのなら死んでもよい」——とても現実味のある言葉なのです。

疫学研究

ここでは疫学研究でどのようにして危険因子を見つけるかを解説するので、少し専門的な話となります。疫学研究は、ある病気になった方とならなかった方でどんな因子に違いがあるのかを分析して、その病気の危険（リスク）因子を見つける研究です（**表 1-3**）。

疫学研究には、調査対象者の病気と種々の因子の関係を、調査した一時点でのデータで分析する横断研究と、対象者を何年間も追跡調査したデータで分析する縦断研究があります。横断研究は信頼性が低いので、信頼性の高い縦断研究の成果を本書では紹介しています。

縦断研究の代表である**コホート研究**では、一定の住民集団（コホート）

表 1-3　科学的研究の分類

大分類	名　称	特　徴
疫学研究（観察研究）	コホート研究（前向き研究）	住民集団（コホート）を何年も追跡して、その間に病気を発症した人たちと発症しなかった人たちの間で生活習慣などを比較し、危険因子を明らかにする研究。研究開始時点より過去の生活状況との関係をみる後ろ向きのコホート研究もある。
	症例対照研究（後ろ向き研究）	例えば、すでにアルツハイマー型認知症を発症した人たちと、年齢性別などが一致する健常対照の人たちの間で過去の生活歴などを対比して、危険因子を明らかにする研究。
実験研究	試験管内実験	タンパクや培養細胞を使って効果などを調べる。
	動物実験	モデル動物を使って効果などを調べる。
	臨床試験	実際に人に投与して効果などを調べる。

を長期間にわたり追跡・観察して、その間に病気を発症した方と発症しなかった方の因子を比較します。具体例で説明しましょう。ある町に住む1,000名の高齢者集団を、10年間経過観察します。そして、この10年間の調査期間中にアルツハイマー型認知症を発症した方と発症しなかった方で、調査項目（血圧、食事や運動、内服薬、歯の数、肥満など）にどのような差があるかを検討します。例えば、運動をしていた方ではアルツハイマー型認知症が4％に発症し、運動をしなかった方では12％に発症したとすると、運動でアルツハイマー型認知症のリスクが4/12＝1/3（0.33）に低下するとわかります（**リスク比**0.33となります）。このように、コホート研究は、調査を開始した時点の生活状況と、スタートから未来に向かう調査期間中の発病との関係を研究するので、前向き研究といわれます。なお、研究開始時点よりも過去にさかのぼって生活歴を調べて、認知症発症との関係をみるような研究は、後ろ向きコホート研究といいます。コホート研究は信頼性が高いのですが、観察期間中の発病をみるので、5年とか10年先にならないと結果が出ないという難点があります。

ここで、日本の代表的なコホート研究である**久山町研究**を紹介します。これは、福岡県久山町（2019年の人口約9,000人）と九州大学が共同して行っており、40歳以上の全住民を対象に、1961年に開始されてから50年以上続いている研究です。認知症に関しては、65歳以上の全住民を対象に1985年から約7年おきに2012年まで5回の調査を行っていますが、各回の調査参加率が92〜99％ととても高いのが特徴です[10)]。一般的には認知症の調査を受けることを嫌がる高齢者が多いのですが、ほぼすべての高齢者が調査に協力的という素晴らしい町なので、認知症の有病率（特定の年齢層の住民における認知症の人の割合）や危険・保護因子などについて信頼できる調査結果が得られています。さらに、亡くなったあとの病理解剖にも協力していますので、診断の確かさが裏づけられます。

一方、**症例対照研究**（ケースコントロール研究）は、例えば、ある病院の外来で診療を受けているアルツハイマー型認知症の患者100名と、年齢や性別などを一致させた健常な対照群100名を選び、両群の間で過去の生活歴などを比較します。すると、例えば、魚の摂取量が多いとアルツハイマー型認知症のリスクが減るといったような結果が出てきます。症例対照研究では、リスクの程度が**オッズ比**で示されます。症例対照研究は過去の状況（ライフスタイル）を調べるので、後ろ向き研究といわれます。利点は短時間で結果が出ることです。

複数のコホート研究や症例対照研究の調査結果を統合して総合的に判断する、**メタ分析**という統計手法があります。例えば、一つ一つの研究は数百～数千名の規模ですが、過去に報告された 19 のコホート研究を合わせて、全体では 26,374 名における喫煙のリスクをメタ分析し、喫煙がアルツハイマー型認知症の発症リスクを 1.79 倍に上昇させることを示した研究があります[11)]（詳細は 166 ページを参照）。このようなメタ分析で示されたリスク（相対リスク）は、単独のコホート研究で示されたものよりも、ずっと信頼性が高いといえます。したがって、本書ではメタ分析の結果を優先して紹介しています。

本書の図には、オッズ比、リスク比、ハザード比、相対リスクなどとしてリスクが表されています。さらにこれらの比には、統計学的に有意な因子といえるかどうかを判定するのに必要な **95％信頼区間**が示されています。リスクを減らす因子の場合は、この区間が 1 以下に収まっていると、その因子は確実な因子といえます。例えば、**図 3-6**（83 ページ）に示したように、ワイン飲用はアルツハイマー型認知症のリスクを 0.49 と半減しますが、その 95％信頼区間は 0.28-0.88 なので、確実なリスク低減因子といえます。一方、ビールは 0.84 とリスクを少し減らす因子ですが、95％信頼区間は 0.51-1.41 と 1 をまたいでいるので、統計学的に確実な因子とはいえません。リスクを高める因子の場合も同様で、95％信頼区間が 1 以上に収まっている（1 をまたがない）と確実なリスクを高める因子です。

多数の介入研究をメタ分析して介入効果を調べる場合には、効果量を標準平均差（standard mean difference）で示します。これは、数値が＋（プラス）なら有効、－（マイナス）なら無効で、数値が大きいほど効果が大きいことを示します。そして、95％信頼区間が0をまたげば有意差なし、またがなければ有意に有効または無効です。例えば、運動が認知機能向上に有効かを調べた18の介入研究を集めてメタ分析した研究があります。その結果は、標準平均差が0.42、95％信頼区間が0.23-0.62と0をまたいでいないので、運動は認知機能の向上に確実に有効といえるわけです（詳細は141ページの「認知症になってからも運動が有効」を参照）。

引用文献

1）朝田 隆・研究代表：都市部における認知症有病率と認知症の生活機能障害への対応(厚生労働科学研究費補助金(認知症対策総合研究事業)総合研究報告書(2013 年３月))．認知症有病率等調査について，筑波大学附属病院精神神経科ホームページ(http://www.tsukuba-psychiatry.com/?page_id=806)．

2）Pérès K, Chrysostome V, Fabrigoule C, et al：Restriction in complex activities of daily living in MCI；impact on outcome. Neurology 67(3)：461-466, 2006.

3）Petersen RC, Morris JC：Mild cognitive impairment as a clinical entity and treatment target. Arch Neurol 62(7)：1160-1163, 2005.

4）Brodaty H, Heffernan M, Kochan NA, et al：Mild cognitive impairment in a community sample；the Sydney Memory and Ageing Study. Alzheimers Dement 9(3)：310-317, 2013.

5）Shimada H, Makizako H, Doi T, et al：Conversion and reversion rates in Japanese older people with mild cognitive impairment. J Am Med Dir Assoc 18(9)：808.e1-808.e6, 2017.

6）Ngandu T, Lehtisalo J, Solomon A, et al：A 2 year multidomain intervention of diet, exercise, cognitive training, and vascular risk monitoring versus control to prevent cognitive decline in at-risk elderly people(FINGER)；a randomized controlled trial. Lancet 385(9984)：2255-2263, 2015.

7）Kawarabayashi T, Terakawa T, Takahashi A, et al：Oral immunization with soybean storage protein containing amyloid-β4-10 prevents spatial learning decline. J Alzheimers Dis 70(2)：487-503, 2019.

8）Lourida I, Hannon E, Littlejohns TJ, et al：Association of lifestyle and genetic risk with incidence of dementia. JAMA 322(5)：430-437, 2019.

9）Ahmadi-Abhari S, Guzman-Castillo M, Bandosz P, et al：Temporal trend in dementia incidence since 2002 and projections for prevalence in England and Wales to 2040；modelling study. BMJ 358：j2856, 2017.

10）清原 裕：認知症のコホート研究－久山町研究－．老年精神医学雑誌 26(Supple I)：138-144，2015.

11）Anstey KJ, von Sanden C, Salim A, et al：Smoking as a risk factor for dementia and cognitive decline；a meta-analysis of prospective studies. Am J Epidemiol 166(4)：367-378, 2007.

第2章
認知症の成り立ちを知る

☑ **アルツハイマー型認知症っつーんは何なんだい？**

→「1．アルツハイマー型認知症」をお読みください。

☑ **血管性認知症っつーんたぁ、どう違うんだい？**

→「2．血管性認知症」をお読みください。

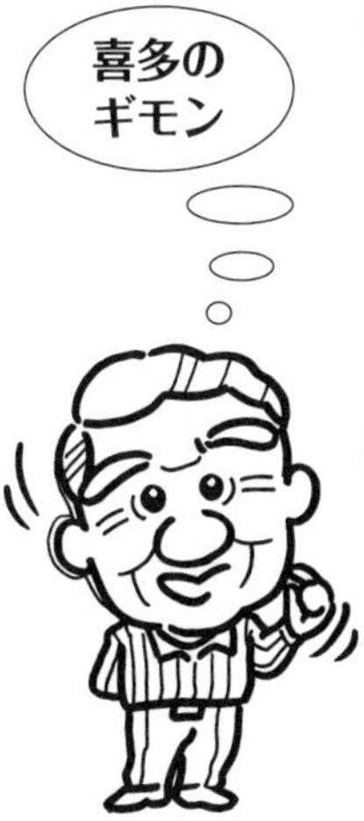

☑ **ねーもんが見えたり、わがままになるっつー認知症があるんかい？**

→「3．レビー小体型認知症」

「4．前頭側頭型認知症」

をお読みください。

☑ **もうちっとんべ（ちょっと）頭よくするんにゃ、どうすりゃよかんべ？**

→「5．高齢者では重複病変が当たり前」

「6．脳にはよくなる力（可塑性）がある」

「7．包括的な取り組みが望まれる」

をお読みください。

誰もが何となく、認知症というのは“記憶”や“判断”に問題が発生することだという大まかなイメージをもっているでしょう。具体的な症状としては、第１章の「2. 認知症の具体例」(6ページ)で提示した３症例を思い出してみてください。

では、どうしてそうなってしまうのでしょうか。本章では、認知症を引き起こす病気の成り立ちや脳の余力・回復力などについて、わかりやすく解説します。どのような仕組みで認知症が発症するのかを理解しておくと、その予防のために自然と自己管理に目が向くようになります。逆に、認知症がどのようにして生じるかを知らないと、第３章以降の予防法も十分に理解することができませんし、発症を予防しようという意欲もなかなか長続きしないでしょう。病気の成り立ちを理解することは簡単ではありませんが、まずは敵を知るところから、認知症攻略の糸口をつかみましょう。

ただし、すべての内容をきちんと理解するには少々難しいところもありますので、この第２章を飛ばして、第３章の具体的予防に進んでもかまいません。あとで、病気の成り立ちや脳の回復力を理解しようと思ったら第２章に戻ってください。

1. アルツハイマー型認知症

最初にアルツハイマー型認知症とアルツハイマー病の関係を説明します。認知症は種々の原因疾患で生じますので、その原因を示す言葉と、認知症という状態を示す言葉をつなげて、いろいろなタイプの認知症を表記します。この流れに沿って、本書では「アルツハイマー病」と「アルツハイマー型認知症」を使い分けています。アルツハイマー型認知症で亡くなった人の脳を顕微鏡で調べると、老人斑と神経原線維変化という二大病変がみられることをアルツハイマー（Alzheimer）医師が今か

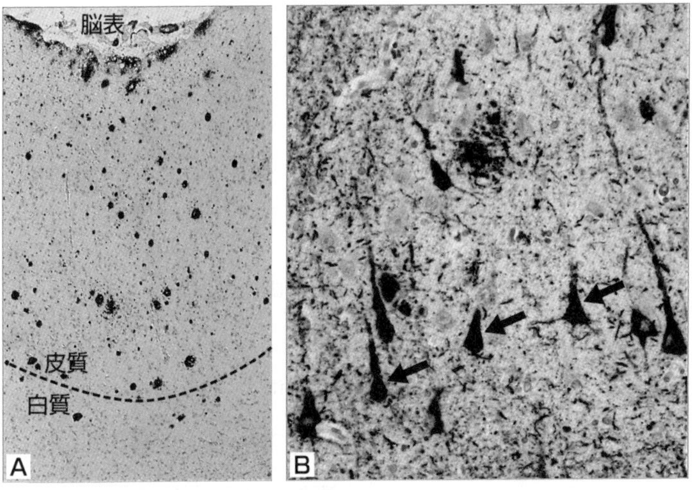

図 2-1　アルツハイマー型認知症の二大脳病変（顕微鏡写真）
A：βタンパク免疫染色で見ると、大脳皮質全層に老人斑（黒色の斑でβタンパクの異常沈着部位）が散在している。
B：タウ免疫染色で見ると、神経細胞（矢印）に神経原線維変化などとして異常に蓄積したタウタンパクを見いだせる。神経細胞の突起の隅々まで蓄積している。

ら 100 年以上前に見いだしました（**図 2-1**）。この老人斑は認知症を発症する 20 年以上前から脳にでき始め（**図 2-2**）、この時点でアルツハイマー病という病気が始まったととらえます。この老人斑形成初期からアルツハイマー型認知症で亡くなるまでの約 40 年間が、アルツハイマー病にかかっている期間となるわけです。はじめの 20 年ほどが「アルツハイマー病の無症状期」で、症状はまったくありません。次の 5 年ほどが正常と認知症の中間の状態（もの忘れはあるが独り暮らしは可能）で「アルツハイマー病による軽度認知障害（MCI）期」、そして、認知症を発症してから亡くなるまでが「アルツハイマー病による認知症期＝アルツハイマー型認知症」となります。つまり、アルツハイマー型認知症は、アルツハイマー病で認知症を発症した時点以降のステージを指すわけです。本項では脳に起こる病変を説明しますので、そのときはアルツハイマー病という用語を使います。特有のタンパクが脳にたくさん溜まる病気が「アルツハイマー病」で、その結果、認知症が始まったら「アルツハイマー型認知症」ということです。なお、他のタイプの認知症に

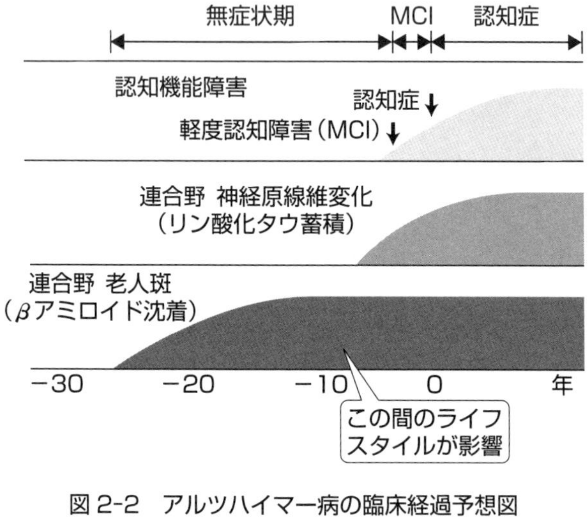

図 2-2　アルツハイマー病の臨床経過予想図

も、無症状期、MCI 期、認知症期があります。

認知症の最大の原因疾患であるアルツハイマー病は、原因がまだわかっていないとよくいわれますが、研究が進み、原因が明らかになりつつあります。アルツハイマー病の最大の要因は老化です。老化に伴って不要なタンパク（いわばゴミタンパク）が不溶性になって脳に多量に蓄積します。ですから、不要なタンパクが溜まらないようにすれば、アルツハイマー病を防ぐことができます。

アルツハイマー病の原因となる不溶で不要なタンパクは、1980 年代に**βタンパク**だということが明らかにされました。このβタンパクは神経細胞が産生して周囲に放出されます。誰の脳でも毎日作られています。通常の状態では、放出されたβタンパクは分解酵素によってすぐに壊されたり、リンパ流（47 ページを参照）で脳外に排出されて消えてしまいます。ところが、40 歳以降のある時点から、βタンパクが分解・排出されきれずに神経細胞の周りに溜まるようになります。βタンパクが脳に溜まり始める年齢は、両親から受け継ぐ遺伝子やライフスタイルの影響を受けていますので、大きな個人差がみられます。40 歳代から溜まり始める方がいる一方、90 歳になってもまだ溜まらない方もごく少数ですがいます。

βタンパクが何年もかかって蓄積してくると、今度は神経細胞そのものが影響を受けて神経細胞の中に大量の**タウタンパク**が溜まり（異常蓄積）、神経細胞の機能が失われます。脳には余力があるので、多少のダメージを受けてもほとんど影響は出ませんが、このようなタンパク異常蓄積病変が脳のあちこちに広がって神経ネットワークが徐々に壊れてくると、20 年以上の経過で認知症を発症します。

神経細胞の不格好さ

細胞というと、普通、丸い形や四角い形を思い浮かべると思います。ところが神経細胞は、情報を集めるための大きなアンテナ（木のようにたくさん枝分かれしているので樹状突起という）と、集めた情報を伝えるための長い突起（軸索）をもっていますので、とても不格好です。もしも、神経細胞が情報を 5 cm 先まで伝えるとしたら、5 cm の突起が必要なわけです。このことを神経細胞のからだの大きさと比べてみましょう。神経細胞のからだは 50 μm（ミクロン）程度の大きさです。この 10 倍が 0.5 mm、100 倍が 5 mm、1,000 倍がちょうど 5 cm です。つまり、神経細胞は、自分のからだの 1,000 倍の長さの突起をもっています。皆さん、自分のからだ（仮に身長を 160 cm だとしましょう）から 1,000 倍の長さである 1.6 km の突起が出ている、すなわち 1.6 km 先まであなたの手が伸びていると想像してみてください。神経細胞は、この長い手の先で情報を伝える役目を担っているのです。こんな長い突起を維持するのはとても大変なことだと、イメージできましたでしょうか。同時に、先の城ストーリーで説明したベルトコンベアの重要性も、理解していただけると思います。遠くまで伸びた突起の先を働かせるには、そこまで消耗品を届けるベルトコンベアが必要なのです。そして、この輸送システムは、老化とともに輸送スピードが落ちていきます。

1-1　βタンパクの産生と重合

βタンパクは、「βタンパク前駆体（APP）」という大きなタンパクから切り出されます。アミノ酸が700個くらいつながっているβタンパク前駆体は、細胞表面の膜（細胞膜）に突き刺さっているタンパクで、大部分が細胞の外に、そして一部が細胞の中に入っています。このβタンパク前駆体が細胞膜を貫通する付近で、βセクレターゼ（BACE）とγセクレターゼという二つの酵素によって２か所で切断されると、アミノ酸が40～42個程度つながった小さな断片であるβタンパクが切り出されます（**図2-3**）。

βタンパクは水に溶けにくい性質をもっています。**不要なのに不溶**なのです。このため、分解されずに一定以上に濃度が上がると、βタンパク同士がつながり合って（これを重合という）オリゴマーとなり、だんだんと大きな重合物、すなわちβアミロイドに成長し、塊を作ります

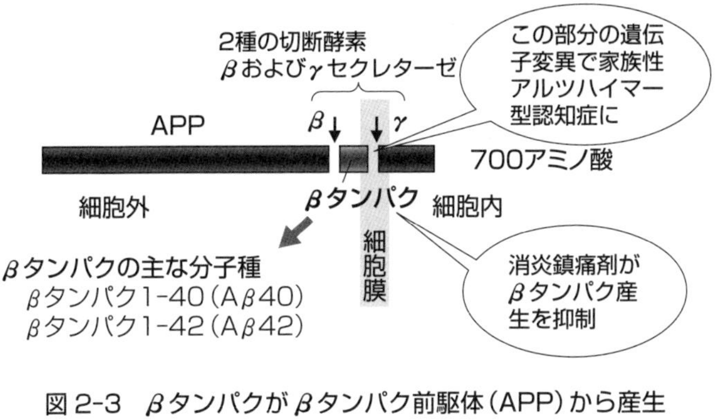

図2-3　βタンパクがβタンパク前駆体（APP）から産生される仕組み

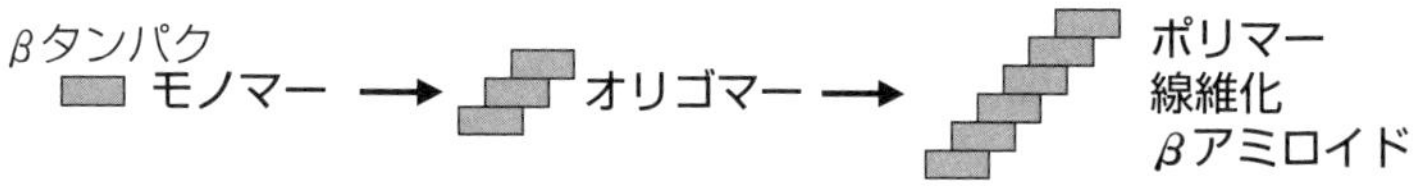

図 2-4　βタンパクが重合→βアミロイドに
βタンパクが重合してβアミロイドとなり、老人斑や血管壁に沈着する（βタンパク異常沈着）。

（**図 2-4**）。アルツハイマー医師は、100 年前に顕微鏡を覗いてこのβアミロイドの塊を見つけ、老人斑と名づけたわけです（**図 2-1**）。

1-2　βタンパクの異常蓄積

「自分の脳ではβタンパクを作りたくない」と思っている人はいませんか？　残念ながらこのβタンパクは、皆さん、誰の脳でも毎日産生されています。脳内だけでなくからだ中の様々な細胞で産生されていますが、なぜか脳以外の臓器にはβタンパクは溜まりません。

通常はβタンパクの産生量よりも分解・排出量が上回るので、きれいにお掃除されるのです。βタンパクの脳外排出には、2012年にネズミの脳で発見されたグリンパティックシステム（脳内リンパ流）が関与しています[1)]。眠っている時間帯になると、神経細胞を支援しているグリア細胞が縮んで周りに隙間ができます。すると、その隙間をリンパ液が流れてβタンパクなどの不要タンパク質を洗い流し、脳の静脈に沿って不要タンパク質を含んだリンパ液が脳外に出ていきます。睡眠障害があると、この仕組みの働きが悪くなるので、アルツハイマー型認知症のリスクが高まります（詳しくは161ページ）。多量の飲酒や頭部外傷もこのリンパ流を悪化させて認知症リスクを高めるなどの説が出てきています[1)]。注目の「脳の夜間清掃システム」です。

分解・除去力が産生・沈着力を下回ると、分解されずに残ったβタンパクがいくつも重なり合って重合したβアミロイドを作り、老人斑として脳に溜まっていきます。培養細胞を用いた実験では、βタンパクモノマー（単独の分子）よりも、βタンパクの分子がいくつか重合したオリゴマー（**図2-4**）という構造物が、神経細胞に対する毒性を強く発揮します。よって、βタンパクの濃度が上がってくるとオリゴマーが形成されて毒性を発揮することが、アルツハイマー病の一要因と考えられています[2)]。

老人斑としてのβタンパク異常蓄積（βアミロイド沈着）は、30歳代ではみられず、40歳代で始まり5％くらいの頻度です（**図2-5**）。50歳

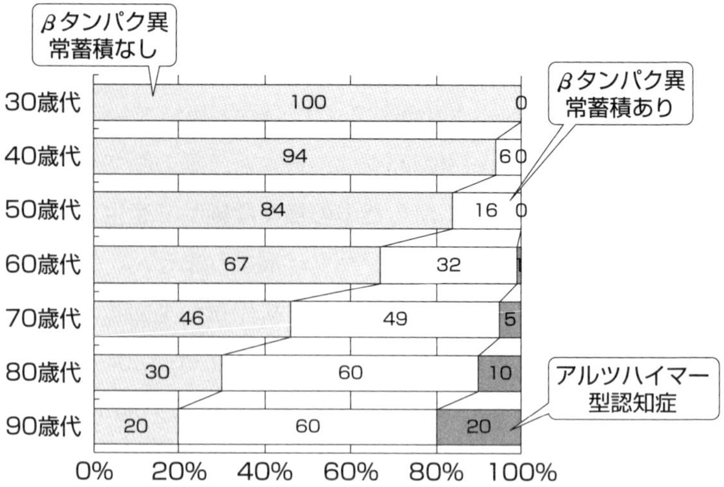

図 2-5　加齢と脳βタンパク異常蓄積・アルツハイマー型認知症の関係
（山口 2016[3]より、一部改変）

代では 15%、60 歳代では 30%と、加齢とともにその頻度が増え、90 歳代では 80%以上と、高齢になれば誰の脳にもβタンパク異常蓄積が出てくるようになります。したがって、脳βタンパク異常蓄積は、まさに脳の老化現象で、高齢になると誰もが白髪になるような現象に似ています。そして、白髪の増え方に個人差があるように、βタンパク異常蓄積の開始年齢にも大きな個人差があります。ただ、白髪が外観以外に影響を与えないのに対して、脳βタンパク異常蓄積は認知機能を低下させてアルツハイマー型認知症発症の原因になることが大きく異なりますが。

このβタンパクの重合・沈着を防ぐ薬剤やポリフェノールについては、あとで詳しく述べます（第 3 章と第 4 章を参照）。

1-3　DNAの影響

図2-5に示したように、脳βタンパク異常蓄積（βアミロイド沈着）は40歳代から始まる方がいる一方、90歳代になっても出現しない方がいます。蓄積開始年齢の個人差に最も大きな影響を与えるのは、父母から受け継ぐDNA（遺伝情報の本体である遺伝子の部分とそうでない部分の両方がある）です。血液の中でコレステロール運搬役を務めるアポリポタンパクE（ApoE）というタンパクがあります。このタンパクの遺伝子には、多数派の３型と少数派の２型、４型があります。多くの日本人は３型（ApoE3）の遺伝子を両親から受け継いで、ApoE3/3型です。ところが、片方の親から３型を、そしてもう一方の親から４型をもらうと、ApoE3/4型となり、脳βタンパク異常蓄積がApoE3/3型の方に比べて10〜20年ほど若い年齢から始まります（発症リスクが３〜４倍になるといわれます）。逆に２型遺伝子をもっていると、脳βアミロイドの異常蓄積を生じにくくなります（リスクの逆で抵抗因子・保護因子）。つまり、親から譲り受けた生まれつきのDNAによって、その人のアルツハイマー型認知症発症年齢は、ある程度は決められています。

だからといって、諦めてはいけません。ApoE4/4型でも100歳まで生きて、生涯アルツハイマー型認知症を発症しない方も中にはいます。生まれもったDNAで決まる部分が大きいのですが、第３章以降に示す「アルツハイマー型認知症を防ぐライフスタイル」によって、発症年齢をより遅くすることができます。また、アルツハイマー型認知症の予防策は老化の予防策でもあります。実践したらよいことがたくさんあるはずです。

1-4　βタンパクからタウへ

神経細胞は長い突起をもっていますが（44ページの「神経細胞の不格好さ」を参照）、その先端まで必要物資を送るために、突起の中に一種のベルトコンベアシステムとして働く微小管（極細の長い管）を備えています。本来、タウタンパクは、この微小管に結合して管状構造を安定化させる役割をもっています。

βタンパクが神経細胞の周りに老人斑として異常に溜まり始めて10年もすると、今度は神経細胞の中にタウタンパクが異常に溜まり始めます（**図2-6**）。そのカラクリは次の通りです。βタンパクが細胞外にたくさん蓄積すると、タウタンパクにリン酸を結びつける酵素（GSK-3βなど）の働きが非常に活発になり、タウタンパクに次々とリン酸が結びつきます。すると、過剰リン酸化タウタンパクは微小管と結合できなくな

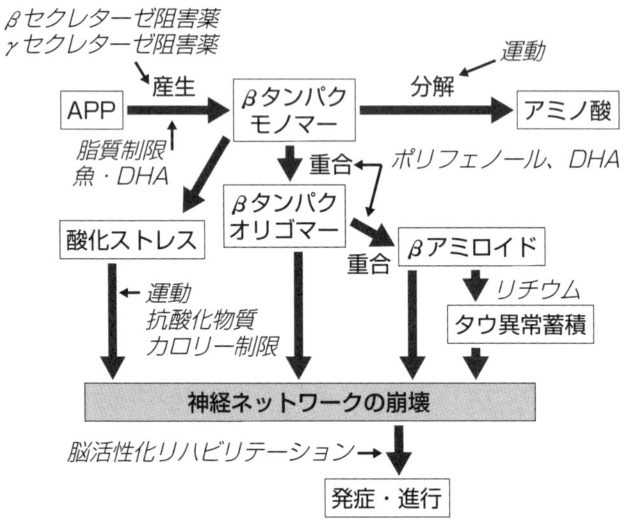

図2-6　βタンパク産生からアルツハイマー型認知症発症に至る病態の連鎖とその予防・治療法（斜字）

ります。この結果、微小管は安定化作用をもつタウタンパクを失って、長い構造がバラバラに壊れ、ベルトコンベアとしての機能が止まります。そうすると長い神経細胞突起の先端への補給路が断たれ、神経細胞の機能低下をもたらします。さらに、過剰リン酸化タウタンパク同士がつながり合うと（重合すると）、不溶性の線維塊が形成されます。これが、アルツハイマー医師が発見した**神経原線維変化**（**図 2-1**）です。このように、タウタンパクが神経細胞の中に溜まることで、神経ネットワークに悪影響を及ぼします。βタンパクが溜まる脳領域が徐々に拡大するにつれて、神経原線維変化を生じる領域も拡大していきます。こうして、アルツハイマー病による認知症＝アルツハイマー型認知症が引き起こされます。

治療薬として、タウの異常蓄積を防ぐ薬剤が検討されています。例えば、躁病の薬のリチウムが、タウタンパクをリン酸化する酵素であるGSK-3βを阻害する作用をもっていることがわかっています（**図 2-6**）。

このようにして、長い時間をかけて「**β（ベータ）蓄積→τ（タウ）蓄積→認知症**」という経過をたどるのがアルツハイマー病です。

アルツハイマー型認知症の予防を考えるなら、βアミロイドが蓄積し続ける認知症発症前の20年間が重要です。この20年間をどう過ごすかで、アルツハイマー型認知症に早くなるか遅くなるかが決まるでしょう。

2. 血管性認知症

脳は、約 1,300 g と体重の 2〜3%くらいの重さしかないのに、からだ全体で使われる酸素の 20%を使っています。つまり、他の臓器に比べると 8 倍くらい代謝が活発です。しかも、神経細胞はブドウ糖を主なエネルギー源としているので、絶えず酸素とブドウ糖の供給を受けないと生きていけません。このような特殊な細胞を一生使い続けなければならないところに、認知症の背景があります。脳血管を守ること、すなわち脳血流を保つことが重要です。

血管性認知症は、脳血管障害によって生じる認知症ですが、主に、大脳の白質という線維連絡網（ネットワーク）があるところが、血流不足によってダメージを受けて生じます。加齢に伴う動脈硬化が、その根本的な原因です。動脈硬化を防ぐことが、血管性認知症の予防になります。

2-1 動脈硬化

まず、血管をイメージしましょう。血管は、樹木と同じように、太い幹（管）から細い枝（管）にだんだんと枝分かれしています。血液をからだ中に運ぶ動脈は、中の圧力が高いので破裂しないように壁が厚くなっており、厚い壁の中身は筋肉（平滑筋）と弾性線維です。これらが弾力性を生み、脈拍に合わせてしなやかに少し膨らんだり縮んだりしています（拍動という）。この血管は長い間使っていると、壁内にコレステロールなどの脂質が溜まって、血液の通り道（内腔）が狭くなります（**図 2-7**）。さらに進むと、壁の筋肉が減って、代わりに膠原線維（コラーゲン）が増えて

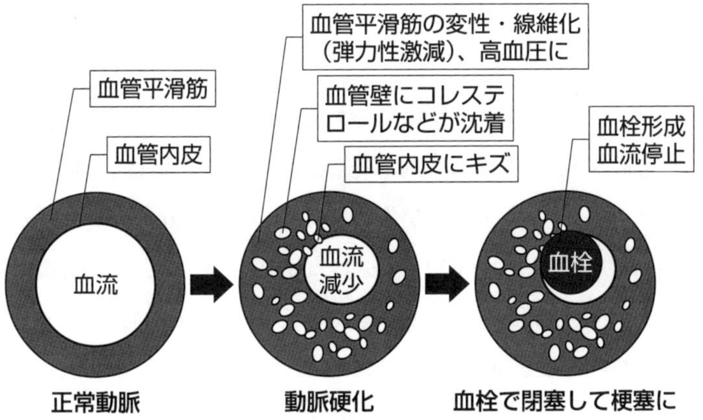

図 2-7　動脈硬化の進展機序
血管壁にコレステロールなどが沈着して弾力性に必要な筋線維を壊し（動脈硬化）、内腔が狭窄する。さらに、内皮細胞が傷ついて血栓ができると、内腔が閉塞して血流が絶たれる。

硬くなり、しなやかさを失います（動脈硬化）。そして、本来、血管の内側（内腔面）は内皮細胞に覆われてテフロン加工のフライパンのようにスベスベしているのですが、この内皮細胞が剥がれると、その場所に血小板がこびりついて血液の塊ができやすくなります（血栓形成）。

動脈硬化が強くなって血管の内腔が狭くなると、血液の流れる量が減ります。また、血栓ができて血液が流れなくなると、その先の組織は酸素と栄養の供給を絶たれて死んでしまいます（壊死）。このように、血液不足から組織が壊れることを梗塞といいます。ちなみに、血管が破れて血液が出ることは出血といい、これが脳の中で起こると脳内出血といいます。

脳血管のしなやかさと内面のスベスベを保持することが大切ですね。

2-2 高血圧

寝ていると心臓と脳は同じ高さですが、立ち上がると脳は心臓よりも 50 cm ほど高い位置になります。脳に血液を送るには、血液をこれだけの高さ分、押し上げる必要が生じます。血液 1 cm^3 の重さが約 1 g なので、50 cm だと約 50 g の力（圧力）が必要です。これを血圧に直してみましょう。血圧計は水銀（Hg）を使っているので、血圧は mmHg（水銀柱の高さ）で表します。筆者は、水銀は同じ体積の水の 13.6 倍重いこと（比重が 13.6）を中学生の頃に理科で習った記憶がありますが、皆さんはいかがでしょうか。50 g をこの 13.6 で割ると、3.7 となります。よって血液（水）を 50 cm 押し上げる力は、3.7 cm（37 mm）の水銀を押し上げる力と一緒になります。したがって、心臓から脳に血液を押し上げるのに 37mmHg の血圧が必要だとわかります。脳の中では、赤血球の直径よりも細い毛細血管にまで血液を送り込むため、さらに 40mmHg くらいの血圧が必要です。ですから、立位で脳に血液を十分に巡らせるには、心臓と脳の落差分の 37mmHg と、血液を脳内に巡らせるのに必要な約 40mmHg を合わせて、約 80mmHg の血圧が必要です。収縮期血圧が 80mmHg より下がると、立ち上がったときに脳貧血となり、目の前が暗くなって倒れてしまいます（失神）。横になれば、心臓との高低差がなくなるので脳循環は回復し、意識が戻ります。

ところで、キリンは高血圧なのをご存じですか？　その理由、もうわかりますね。首の長さが 2 m あったら、37mmHg（高さ 50 cm 分）の 4 倍ですから、それだけで 150mmHg くらいの血圧が必要になります。高いところにある脳に血液を送るため、キリンは 260/160mmHg と高血圧なのです（**図 2-8**）。

こんなことを書くと、「血圧は高いほど脳血流が増えてよいのでは？」という考えが浮かぶかもしれませんが、それは間違いです。そもそも脳

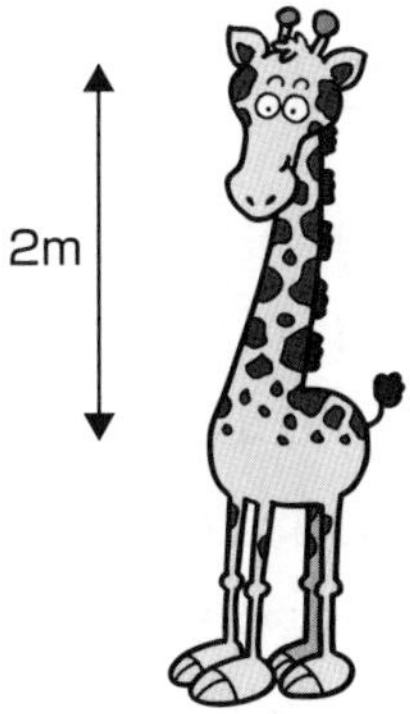

脳に血液を送るには

【キリンの場合】

200 cm H_2O＝

200 g/cm^2＝

14.8 cmHg＝　**148 mmHg**

【ヒトの場合】

50 cm H_2O＝　**37 mmHg**

収縮期	260 mmHg
拡張期	160 mmHg

図 2-8　キリンは高血圧？

血管壁の筋肉には、収縮・弛緩して脳血流を一定以上に増やさないように調節する仕組みがあるので、この調節範囲内であれば、血圧が高くなっても脳血流は増えません。また、血圧が高くなると、脳出血の危険が増えますし、動脈硬化を引き起こす元凶にもなってしまいます。要するに、血圧は高過ぎても危険を増すのでいけない、低過ぎても脳血流を低下させていけないというわけで、適切な範囲に保つことが肝要です。

2-3　血管性認知症で壊れる脳部位と症状

典型的な脳梗塞の発作では、半身が動かなくなる症状（片麻痺）が意識障害とともに出現します。このような大きな発作の場合、運動麻痺は残りますが、認知症になることは滅多にありません。血管性認知症で多いのは、このような大発作タイプではなく、大脳の深いところにある白質が血流低下によってダメージを受けるタイプです（**図 2-9**）。

神経ネットワークの通り道である大脳の深部白質が血液不足（虚血）で壊れると、考えるスピードが遅くなる（**思考鈍麻**）、何をするのも面倒で意欲がなくなる（**アパシー**）、抑うつ、注意力が低下して集中力を欠く（**注意障害**）、記憶が悪くなる（**記憶障害**）といった認知障害や精神症状が現れます。さらに、からだの動きが遅くなる、手足の筋肉が硬くこわばる、足が出にくいといったパーキンソン病の症状（パーキンソニ

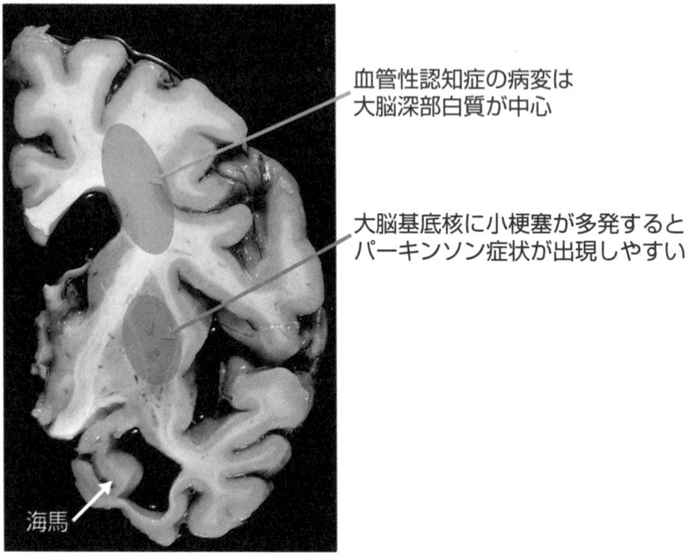
血管性認知症の病変は
大脳深部白質が中心
大脳基底核に小梗塞が多発すると
パーキンソン症状が出現しやすい
海馬

図 2-9　血管性認知症の病変部位（大脳半球の断面）

ズム）、手足の筋が麻痺する（**運動麻痺**）、転びやすい（**バランス障害**）、飲み込みが悪くなる（**嚥下障害**）、言葉が不明瞭になる（**構音障害**）といった身体症状が出てきます。認知機能は変動しやすく、比較的頭がはっきりしていて理解や反応のよい時間や日と、ボーッとしている時間や日が交互に現れます。また、**夜間せん妄**という症状が出やすくなります。これは、夜になると意識レベルが低下して、やや興奮状態になってわけのわからないことを言ったり、歩き回ったり、引き出しを開け閉めするなど同じ作業を繰り返すという症状です。**図 2-10** に血管性認知症の方が抱える困難を示しました。

血管性認知症は、動脈硬化を引き起こす高血圧症、糖尿病、脂質異常症などを高頻度に伴います。逆に言えば、こうした疾患をきちんと治療することが、血管性認知症の予防になります。

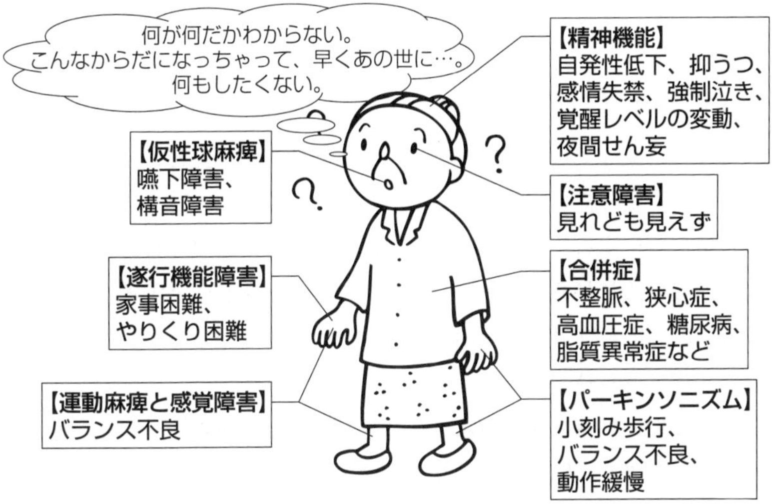
何が何だかわからない。
こんなからだになっちゃって、早くあの世に…。
何もしたくない。
【精神機能】
自発性低下、抑うつ、
感情失禁、強制泣き、
覚醒レベルの変動、
夜間せん妄
【仮性球麻痺】
嚥下障害、
構音障害
【注意障害】
見れども見えず
【遂行機能障害】
家事困難、
やりくり困難
【合併症】
不整脈、狭心症、
高血圧症、糖尿病、
脂質異常症など
【運動麻痺と感覚障害】
バランス不良
【パーキンソニズム】
小刻み歩行、
バランス不良、
動作緩慢

図 2-10　血管性認知症の方の抱える困難

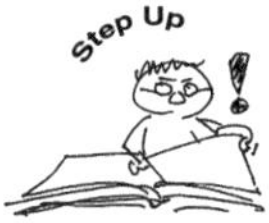

なぜ大脳の深部白質は弱いのか

どうして**大脳深部白質（図 2-9）**が血液不足（虚血）によってダメージを受けやすいのか、大脳の血液の流れと白質の関係から理解しましょう。

脳へ届いた動脈は、大脳の表面に顔を出すと、表面を走りながら脳の深部に向かって伸びる枝を次々と出して深部の白質に向かいます。つまり、動脈を川の流れに譬えると、皮質が上流域に、白質が下流域に相当します。これを酸素の供給という視点でみると、酸素をたくさん喰らう神経細胞がびっしりと集まる大脳皮質で先に酸素をたくさん放出するため、大脳の深いところ（下流）まで来る動脈血の中には酸素があまり残っていません。しかし、下流の白質は、回路網の電気信号を絶縁して混線しないよう守る細胞（グリア細胞）だけなので、通常の状態では酸素が少ない動脈血でも用が足りています。

ところが、高齢になって頸動脈〜脳内動脈の動脈硬化が進むと脳の血流量が減ります。こうなるとどうでしょう。運んできた酸素の大部分を大脳皮質で放出してしまい、大脳深部の白質に流れ着く頃には、動脈血中の酸素はぐっと減ってしまっています。いくら白質が小食といっても、これでは酸素が不足してさすがにやっていけません。

景気が悪化すると弱者にしわ寄せが来るように、脳でも、動脈硬化が進んで血液の流れが悪くなると、リッチな食生活を必要とする皮質が酸素を独り占めして、プアな深部白質の守人にしわ寄せが来る――。これが血管性認知症ストーリーです。

これに追い打ちをかけるような状態があると、血管性認知症の進行に拍車がかかります。例えば、動脈硬化がある程度進んでいる方では、心筋梗塞で血圧が急激に下がったときや、血圧が高いからと受診した病院で処方された強力な降圧薬によって血圧が急激に低下したときに、脳梗塞や血管性認知症になってしまうことがあるのです。80 歳を過ぎたら、血圧の下げ過ぎに要注意です。

3. レビー小体型認知症

レビー小体型認知症は、アルツハイマー型認知症と血管性認知症に次いで３番目に多いタイプの認知症です。この病気では、誰の脳にもあるαシヌクレインというタンパクが、レビー小体として大脳などの神経細胞に異常に大量に溜まり、認知機能が悪くなります。一方、このタンパクが脳幹部のドパミン神経細胞内に蓄積すると、パーキンソン病になります。手足の筋肉が硬くなって動きにくくなり、動作が緩慢になる病気です。このように、レビー小体型認知症とパーキンソン病は、どちらもαシヌクレインが異常に蓄積する病気であるがゆえ、レビー小体型認知症ではパーキンソン病の症状がしばしばみられます。逆に、パーキンソン病の方は、発病から何年も経過すると、大脳皮質などにもレビー小体が出て認知機能が低下します。

レビー小体型認知症の症状の特徴は、「壁に穴が開いている」「子どもが何人もいる」など、リアルな**幻視**（現実には存在しないものが見える）や錯視（見間違え）です。ただ見えるだけでなく、見えたものに反応するのが特徴です。「シッ、シッ」と犬を追い払おうとしたり、本人には見えている虫に殺虫剤をかけたりします。妻や夫など身近な人を別人だと言い出す誤認妄想も特徴的です。また、症状が変動しやすく、その日のうちでも頭がはっきりしている時間とボーッとしている時間が急に入

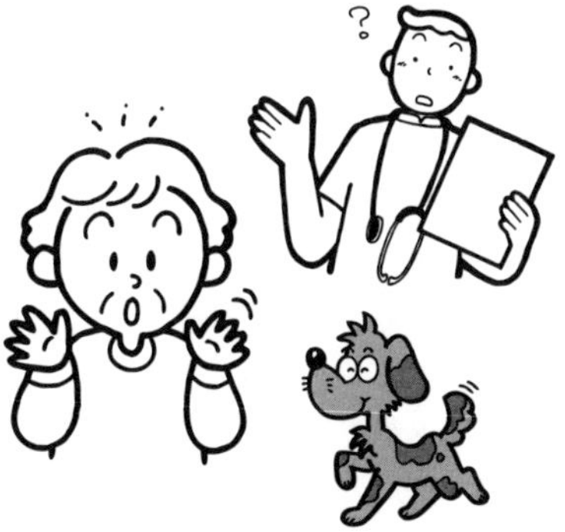

幻視「犬がいるからよけて！」

れ替わります。動作緩慢や小刻み歩行などの運動症状（パーキンソン症状）に加えて、失神しやすい（起立性低血圧）、便秘がちという自律神経症状もあります。

さらに、発症前にREM睡眠行動障害がみられることがあります。REM睡眠で夢を見ているとき、手足の筋肉は通常は弛緩して動かないのですが、この障害では夢の内容が行動に出てしまい、「逃げろー」など夜中の叫び声、隣で寝ている人への暴力、逃走などの行動がみられます。レビー小体型認知症の前駆症状として注目されています。

①リアルな幻視、②症状の大きな変動、③パーキンソン症状、④REM睡眠行動障害の四つのうちの二つ以上がみられたら、レビー小体型認知症が強く疑われます。

レビー小体型認知症の脳には、高頻度にβタンパク異常蓄積もみられます。そして、βタンパクの異常蓄積がαシヌクレインの異常蓄積を加速することもわかっています。よって、第３章以降に示すアルツハイマー型認知症の予防法の多くは、レビー小体型認知症の予防にも有効だと筆者は考えています。

4．前頭側頭型認知症

前頭側頭型認知症は稀な認知症ですが、アルツハイマー型認知症とは異なる特徴的な症状を示します。前頭前野が壊れる行動障害型では、「聞き分けのない、わがままな子どものような」行動をとり、「我が道を行く」行動（going my way）といわれ、介護が最も大変です。そして、以下のような特徴的症状が出現します。①**被影響性の亢進**――周囲の影響を受けやすくなり、見た動作や聴いた言葉・歌などを躊躇なく真似てしまいます。②**脱抑制**――例えば、診察室で１分と椅子に座っていられず、診察中でもスッと立ち上がり、興味を引いたもののほうへ行ってしまう（立ち去り行動）など、我慢がきかなくなります。③**常同行動**――例えば、周徊の経路は毎回同じルートをたどり、決まった場所でドアをガチャガチャするなどといった一定の動作をずっと繰り返します。④**食行動異常**――饅頭など甘いものを好んで多量に食べるようになったり、特定の食品に固執してそればかり食べるようになるなどの変化がみられます。⑤**ルール無視**――社会のルールを守れません。お店で欲しいものがあると、隠そうともせずに平然と持ち出して、万引きとして捕まることもあります。その場合も悪いことをしたという意識はないので謝らず、警察に通報されてしまいます。

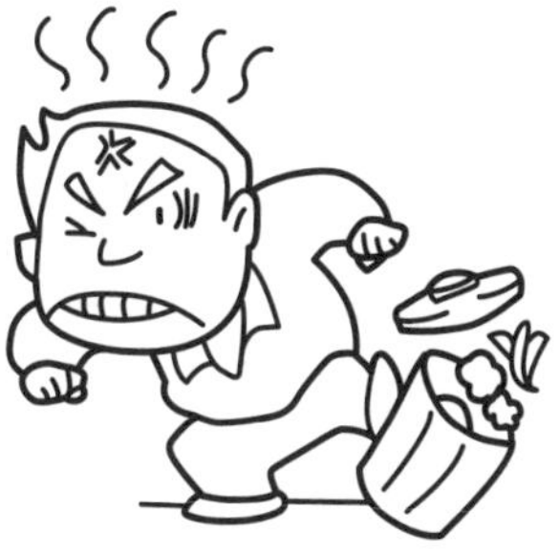

going my way
「そこのけ、そこのけ、俺が通る」
周徊の経路をふさぐものは暴力で排除

前頭前野は**“理性の座”**ともいわれ、社会の中で人間が人間らしい行動をとるのに必要な「社会脳」の機能をもつ、いわば脳の司令塔です。この場所が壊れると自己の管理や社会性が失われ、社会生活ができなくなります。「辛抱」「我慢」「抑制」「理性」といった能力が失われます。

前頭側頭型認知症で側頭葉の萎縮が中心のタイプは、物の名前が言えない、名詞の意味がわからないなど語義失語という症状や、顔を見ても誰だかわからないという相貌失認と呼ばれる特徴的な症状を示し、意味性認知症といわれます。

前頭側頭型認知症の脳に異常蓄積するタンパクは２種類あります。アルツハイマー型認知症でも溜まる**タウタンパク**と、2006 年に新たに発見された TDP-43 というタンパクです。

5．高齢者では重複病変が当たり前

アルツハイマー病の老人斑（βタンパク異常蓄積）が脳の老化現象であることを述べましたが、脳動脈硬化も老化現象です。ですから、これらの病変が共存するのは高齢者では当たり前のことです。したがって、アルツハイマー型認知症の半数近くの方の脳には、小さな脳梗塞や大脳深部白質のダメージなど、何らかの脳血管障害が見つかります。そして、この脳血管障害の合併が、アルツハイマー型認知症の発症を早めています。わかりやすい言い方に変えましょう。加齢とともにアルツハイマー病の病変が徐々に拡大して、10の規模まで達したら認知症を発症するとしましょう。ここで、深部白質に虚血ダメージが３の規模ある場合は、アルツハイマー病変の広がりが７の規模でも、合計で10になり、アルツハイマー型認知症を発症してしまうわけです。すなわち、アルツハイマー型認知症の発症が脳血管障害の合併によって早まるということです。

アルツハイマー病と脳血管障害の両者が認知症発症に関与していると混合型認知症とされます。ホノルル・アジア加齢研究では、臨床的に混合型と診断された割合は16％でしたが、解剖して脳組織を調べると40％が混合型でした[4)]。血管に起因する因子がアルツハイマー型認知症

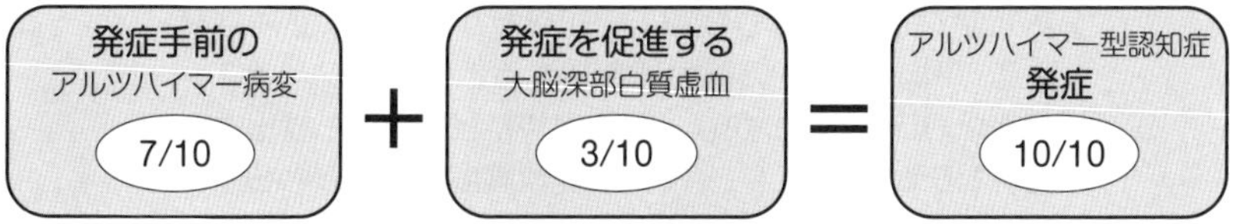

相乗効果で認知症

など多くの認知症に深く関わっていますので、血管を守るライフスタイルはとても重要です。このことについてはあとで詳しく述べます（110ページと195ページを参照）。

逆に、血管性認知症と診断された場合でも、高齢であればすでに老人斑が出現していることがしばしばです。そして、このアルツハイマー病変合併が血管性認知症の発症を加速します。高齢になればなるほど、多様な原因が重なって認知症となります。したがって、アルツハイマー型認知症の予防と脳動脈硬化の予防は、同時に行うことが望まれます。

これまで述べたように、高齢者の脳にはアルツハイマー病変や脳血管障害などがあって当たり前です。例えば、米国の平均84歳の高齢者を対象にした病理研究では、19種の神経心理テストで認知機能がまったく正常と診断された134名の脳を死後に調べました。すると、9割以上で老人斑や神経原線維変化などのアルツハイマー病変が見つかり、

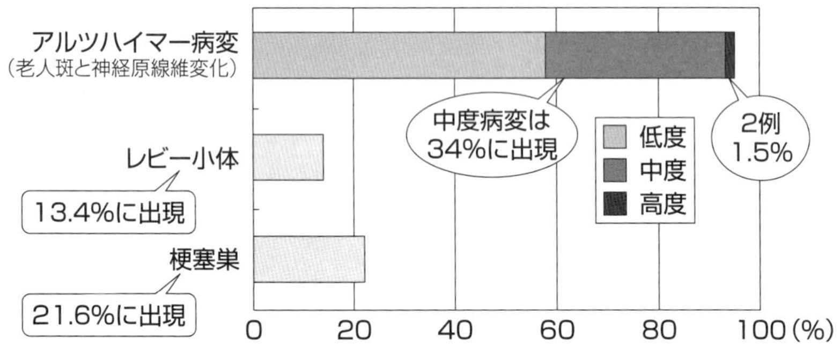

図2-11　正常高齢者の脳病理
認知症でもMCIでもなく、認知機能がまったく正常な高齢者（平均84歳）の脳病理を調べると、アルツハイマー病変が95%に見つかり、脳梗塞やレビー小体も検出された。1.5%はアルツハイマー病変が高度にもかかわらず、認知機能がまったく正常だった。
（Bennettら 2006[5]より作成）

13％ではレビー小体が、22％では脳梗塞を伴っていました（**図2-11**）[5]。これが高齢者脳の脆弱性にも関係しています。そして、伴侶の死や骨折・入院などのストレスが認知機能を低下させ、認知症発症の誘因になることがあります。これらのストレスが認知症の原因ではありません。背景に認知症を起こすような病変があるところにストレスが加わると、認知症やせん妄（詳細は250ページの「急激に認知機能が低下したとき……せん妄かな？」を参照）という認知症に似た症状を引き起こすのです。

米国の修道女研究からわかったこと

米国の修道女（nun）678名（調査開始時75〜102歳）に、1991年から毎年認知テストを行って長期間経過観察し、亡くなると必ず解剖して脳を調べるナン・スタディー（Nun Study）から次のことがわかりました[6]。

まず、死後に顕微鏡で見つかる脳病変の程度が、必ずしも認知症の発症とは一致しないことです。つまり、脳にアルツハイマー病変が多量に出現しても、認知症を発症しない例が数％ですが存在しました。修道女の一人シスター・ベルナンデット（Sister Bernandette）は、28年間教職を務め、高い認知機能を保っていましたが、85歳のときに心筋梗塞で亡くなりました。死後に顕微鏡で脳を調べると、動脈硬化が軽く、アルツハイマー病変が高度にもかかわらず、最期まで認知機能が正常レベルでした。あと数年長く生きたら認知症を発症したでしょう。「認知症からうまく逃げおおせた例」として紹介されています。

脳病変の程度と認知障害の程度は基本的には一致するものですが、病変が強いのに症状を伴わない例外的なケースが数％あったのです。修道女のように毎日規則的で、自分の役割を演じながら生活することが、脳のアルツハイマー病変に打ち勝って認知機能を維持できた要因ではないかと考えられます。

脳アルツハイマー病変が高度でも、一部のケースではアルツハイマー型認知症を発症しないと上記しましたが、そのようなケースでは脳血管障害（梗塞など）がいっさい見つかりませんでした。一方、アルツハイマー病変に加えて、たとえ小さくても脳血管障害を併発していると、確実にアルツハイマー型認知症を発症していました。よって、アルツハイマー病変で低下した認知機能に、脳血管障害が追い打ちをかけて、認知症を発症させると考えられます。このことから、アルツハイマー型認知症の予防には、脳血管を守ることも同時に重要だといえるでしょう。脳血管を守れれば、ある程度アルツハイマー病が進んでも、認知症を発症せずにいられるのです。そうするためには、規則正しい生活や脳を活かす生活が同時に必要になります。

6. 脳にはよくなる力（可塑性）がある

脳の中では、たくさんの神経細胞の長い突起がネットワークを作って情報をやり取りし、いろいろな機能を生み出しています。しかし、いったん壊れてしまうと再生が難しいという一面も抱えています。例えば、手足の動きをコントロールする領域の神経細胞が脳梗塞で壊れると、半身に運動麻痺が起こりますが、リハビリテーションを行うと徐々に麻痺の回復がみられます。このとき、障害された領域で神経細胞が生き返るのではなく、障害を免れた別の部位で新たなネットワークが作られて、失われた機能が代償されます。このように、脳は障害を受けやすい特徴とともに、障害を受けてもよくなる力（可塑性という**回復力**）を秘めています。脳科学の分野で使われる「可塑性」とは、状況に応じて粘土のようにいろいろな形を作れる性質を表す言葉です。脳には可塑性があり、脳を使うことでいろいろな能力を発揮できるのです。

脳の神経連絡網は、シナプスという装置で神経突起がつながって作られます。このつながりは永続的なものではなく、その状態が日々変化しています。使われる回路は強化され、使われない回路は退化するという変化です。ですから、シナプス結合は毎日少しずつ変わります（シナプスの可塑性）。何ごとに対しても前向きに脳を使うと、その回路のシナプス結合が強化され、機能が向上します。いろいろなことを学習したり体験したりすることで、知識が増えたり、考え方が変わるとき、脳の回路が少し変化するのです。こうやって、脳は日々進化していきます。

一方、逆に回路を使わないでいると、シナプス結合が失われ、機能が退化します。脳も、骨や筋肉と一緒で、使わないと萎縮するのが基本です。ですから、認知症予防には脳を活性化することが有効です。特に、

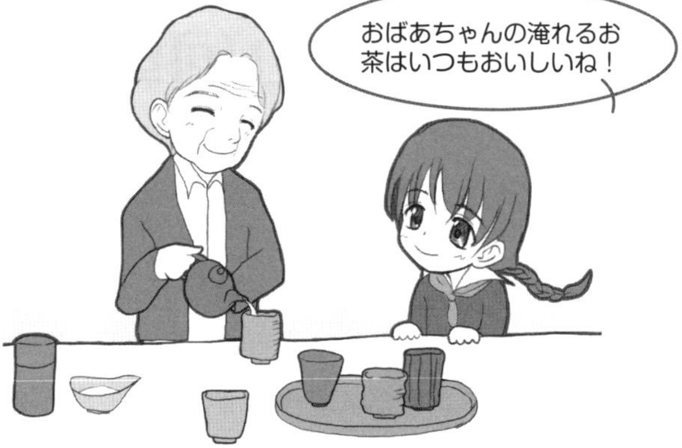
おばあちゃんの淹れるお
茶はいつもおいしいね！

図 2-12　役割が生きがいを生み、会話が安心を生む
孫の世話で能力を発揮して元気になる高齢者は多い。
（山口 2016[8)]）

アルツハイマー病の無症状期や発症早期であれば、脳活性化の取り組みが発症遅延や進行防止に役立ちます。

筆者らは、脳活性化リハビリテーションをアルツハイマー型認知症初期の高齢者に試みています。これは、「**快刺激で笑顔を、褒められてやる気に、楽しい会話で安心を、役割を演じて生きがいを生み、失敗を防ぐ支援を行う**」を５原則としています[7)]。高齢者は、日頃の生活で、「楽しいこと、褒められること、役割を演じること、楽しく会話すること、成功体験」が少なくなっています。ですから、「楽しいことをする、褒められる、役割を演じる、楽しく会話する、成功体験を積む」ことで、脳を活性化するのがとても有効です（**図 2-12**）。このようなライフスタイルは第５章で詳しく説明します。

Use it or lose it !

（能力は）使わないと消えちゃうよ！

7. 包括的な取り組みが望まれる

以上、脳の中でどのようなことが生じると認知症になるのかを説明してきましたが、いかがだったでしょうか。たくさんのことが複雑に絡み合っていましたね。ですから、認知症対策も、何か一つやればよいという単純な戦略ではうまくいきません。

アルツハイマー病の脳βタンパク異常蓄積を予防するには、食事、運動、前向きな生活などを組み合わせた対応が必要です。さらに、高血圧症や高血糖、脂質異常症などがあれば治療も必要です。しかも、これらを短期的に行えば効果が上がるというものではなく、予防法を生活習慣として身につけることが大切です。そうした予防法が「本当に大切なんだ」と理解していただくために、次章からは科学研究の成果を盛り込んで、いわば証拠を突きつけて、実践のための具体的な予防法を示します。是非マスターしてください。

さて、いよいよ次章から、お待ちかねの具体的な認知症予防法が始まります。

引用文献

1） Rasmussen MK, Mestre H, Nedergaard M：The glymphatic pathway in neurological disorders. Lancet Neurol 17(11)：1016-1024, 2018.

2） Tomiyama T, Nagata T, Shimada H, et al：A new amyloid β variant favoring oligomerization in Alzheimer's-type dementia. Ann Neurol 63(3)：377-387, 2008.

3） 山口晴保・編著：認知症の正しい理解と包括的医療・ケアのポイント－快一徹！ 脳活性化リハビリテーションで進行を防ごう－，第３版．協同医書出版社，東京，2016，p.38.

4） White L, Small BJ, Petrovitch H, et al：Recent clinical-pathologic research on the causes of dementia in late life；update from the Honolulu-Asia Aging Study. J Geriatr Psychiatry Neurol 18(4)：224-227, 2005.

5） Bennett DA, Schneider JA, Arvanitakis Z, et al：Neuropathology of older persons without cognitive impairment from two community-based studies. Neurology 66(12)：1837-1844, 2006.

6） Snowdon DA：Healthy aging and dementia；findings from the Nun Study. Ann Intern Med(5 Pt 2) 139：450-454, 2003.

7） 山口晴保・編著：認知症の正しい理解と包括的医療・ケアのポイント－快一徹！ 脳活性化リハビリテーションで進行を防ごう－，第３版．協同医書出版社，東京，2016，pp.167-253.

8） 山口晴保・編著：認知症の正しい理解と包括的医療・ケアのポイント－快一徹！ 脳活性化リハビリテーションで進行を防ごう－，第３版．協同医書出版社，東京，2016，p.193.

第3章
認知症を防ごう―生活上の一工夫―

☑ 生活習慣病っつーんが、よく新聞に出てくらいな。認知症を防ぐんも毎日の飯が大事なんだと。

→「1. 食事のときの心がけ」をお読みください。

☑ 年取るっつーと、あんましからだ動かさねんだよな。家のもんも「危ねーからじっとしてろや」っつーし。

→「2. 運動のススメ」をお読みください。

☑ 周りにゃぁ引きこもっちまう年寄りが多いやなぁ。あれじゃ、自然とボケちゃうだんべ。心配だいな。

→「3. ストレスとうつ」をお読みください。

☑ やることねーしさー、一日中、ウツラウツラしてるんだいねー。朝もえれー早く目ぇ醒めるし、しっこも近くなって困らいなぁ。

→「4. 睡眠と就寝前の注意点」をお読みください。

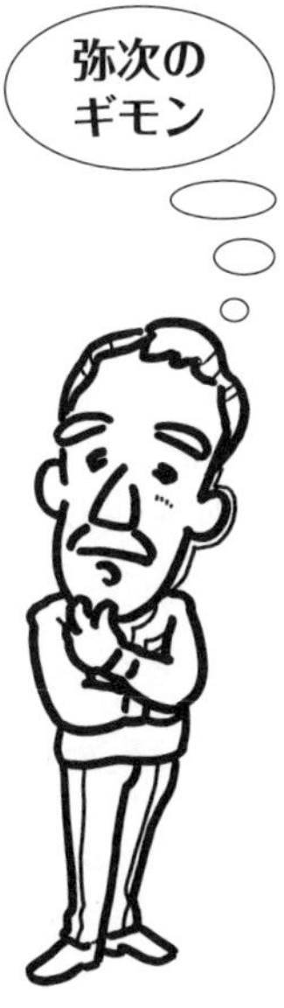

☑ おめえ、タバコまだやめねえんきゃ？

→「5. 喫煙について」をお読みください。

☑ 歯ぁ磨くんがかったるくって、なっからさぼってらい。もの忘れと関係するんかねぇ？

→「6. よく噛む」をお読みください。

☑ 年取るっつーと、おーか目がかすむし、耳も遠くなるだんべぇ。困ったもんだいなぁ。

→「7. 目と耳のお手入れ」をお読みください。

認知症にだけはなりたくない――これが多くの方の本心ではないでしょうか。しかし、長生きすれば誰でもいつかは認知症になる可能性が高いわけです（**図 1-1** ならびに 2 ページを参照）。たとえ認知症になっても、楽しく生きることは可能なので必要以上に悲観することもありませんが、予防できるものなら予防したいと思うのが人情でしょう。ただ、そうはいっても、なかなか具体的な方策が頭に浮かばないというのが、現実だと思います。

前章では、アルツハイマー型認知症と血管性認知症の発症メカニズムを解説し、ライフスタイルが影響すると述べましたが、まさに、そこに予防の可能性が示されています。そこで本章では、すぐにでも実践していただきたい予防法を、まずは食事に関することを皮切りに、日々の生活シーンに応じてまとめてみました。もちろん、書かれてある通りにしても絶対に認知症にならないわけではありませんが、先送りは可能です。きちんとした根拠や確証をもって効果が期待できるものを紹介していますので、是非、前向きな気持ちで取り組んでみてください。

なお、アルツハイマー型認知症の予防策の多くは、レビー小体型認知症や血管性認知症の予防策でもあります。

ライフスタイルが認知症の発症に大きく影響

本章で示すライフスタイルへの包括的な取り組みの必要性をしっかりと理解していただくために、興味深い論文を一つ紹介します。

アフリカのナイジェリアに住むヨルバ（Yorba）族の高齢者 2,459 名と、米国のインディアナポリスに在住するアフリカ出身の高齢者 2,212 名を比較検討した研究です。

どちらも同様な遺伝的背景をもつ人々なのに、生活環境の違いが種々の疾患の発症に大きな違いをもたらしていました。米国在住者ではアフリカ在住者に比べて高血圧症が約３倍、糖尿病が約 10 倍、脳卒中が約８倍に増えています（**表 3-1**）。

そして、認知症の有病率（全体の中での患者の割合）は米国在住者で約４倍、アルツハイマー型認知症でも約４倍に増えていました。米国在住者の教育レベルはヨルバ族よりもずっと高く、本来ならば米国在住者のほうが発症リスクが低いはずなのに４倍高いことから、生活習慣がリスクを高めていることがわかります。

食べ物を確保するために一日中動き回る生活、贅沢な食べ物のない生活、でも、少ない食べ物を家族が囲んでの温かな会話のある食事、そして暗くなったら眠る――これが何万年も続いてきた人間の本来の生活です。その生活を、100 年にも満たない短期間に急速に変えてしまったために、アルツハイマー型認知症をはじめとする生活習慣病が急増しています。人間本来の生活が、認知症予防の秘訣ですね。

表 3-1　ライフスタイルで有病率が変わる―同じ遺伝的背景をもつアフリカのヨルバ族と米国在住アフリカ人との比較研究―

居住地	Ibadan（ナイジェリア）	Indianapolis（米国）
対象者数	2,459 名	2,212 名
認知症有病率	2.29%	8.24%
AD 有病率	1.41%	6.42%
高血圧症履歴	19%	61%
糖尿病履歴	2.5%	24%
脳卒中履歴	1.3%	11%
BMI（肥満度）	21.4（痩）	28.9（肥）

AD４倍
高血圧 ３倍
糖尿病 10 倍
脳卒中 ８倍

AD：アルツハイマー型認知症
BMI：Body mass index

（Ogunniyi ら 2000[1)]）

1. 食事のときの心がけ

まずは、朝・昼・晩ときちんとバランスよく食べて、からだの健康に気をつけることが大切です。こうした習慣に加えて、認知症予防に効果のある食生活を送ることが望まれます。紹介する食材・成分の中には普段から口にしているものも多いと思いますが、その効能を十分に理解すると、予防に取り組む気持ちもだいぶ違ってくると思いますので、日頃の食生活に照らしながら読み進めていってください。

1-1　ポリフェノールのチカラ

筆者が期待を寄せている、手軽で副作用の少ないアルツハイマー型認知症を予防する成分が、**ポリフェノール**です。ゴマのセサミン、大豆のイソフラボン、ブドウのアントシアニンといった名称をときどき耳にすることがあるかもしれませんが、これらはすべてポリフェノールなのです（**図 3-1**）。ポリフェノールは植物が光合成を行うときに作られるので、ほとんどの野菜や果実に含まれます（**表 3-2**）。一方、動物は光合成を行わないので肉や魚には含まれていません。もちろん、人間はポリフェノールを作れないので、植物を食べて補っています。

ポリフェノールを多く含む野菜汁は苦みや渋みが多く、あまり美味しいものではありません。特に若い人にとっては飲みにくいと思います。筆者は若い頃は赤ワインが苦手で、こんなまずいものは人間の飲む物ではないと思っておりました。しかし 40 歳を過ぎると、赤ワインの渋みが旨く感じるようになりました。今では、渋み・苦みが強くないと物足りないと感じます。シソやパセリのような香りの強い野菜も子どもの頃

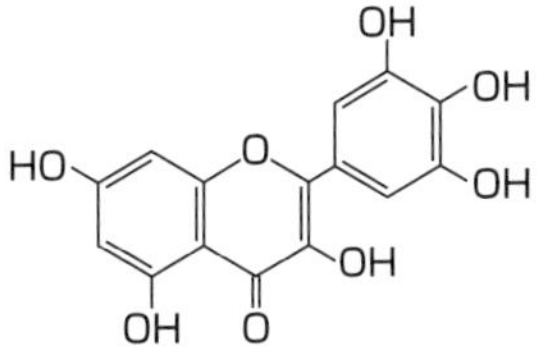
ミリセチン(Myricetin)

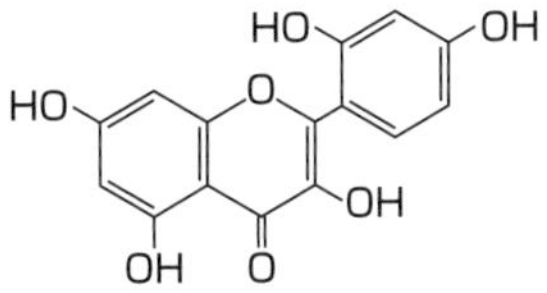
モリン(Morin)

ワインに含まれる

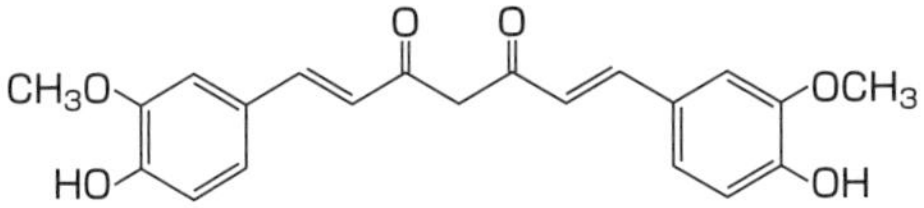
クルクミン(Curcumin)

カレーに含まれる

図 3-1　代表的ポリフェノールの構造

は食べられませんでしたが、最近では何の抵抗もなく食べてしまいます。加齢とともに舌の味センサー(味蕾)の働きが悪くなった影響もありますが、嗜好が変わってくるようです。今では「苦いほどうまい」に変わりました。

では、なぜ、ポリフェノールがアルツハイマー型認知症を予防する成分として期待できるのでしょうか。第２章で述べたように、アルツハイマー型認知症は、βタンパク分子がいくつか重合したオリゴマーや、何千・何万ものβタンパク分子が折り重なるように重合したβアミロイド(不溶性となったタンパク塊)が、神経細胞に対する毒性を発揮することで引き起こされると考えられています(47 ページの「1-2 βタンパクの異常蓄積」を参照)。こうした発症原因の究明が進む一方で、実は、試験管内という限られた範囲の実験成果ではありますが、このポリフェノールの中に、βタンパクの重合を阻害したり、βタンパクが重合してできたβアミロイドをバラバラに分解する(脱重合)働きをもつものが見いだされているのです。中でも、赤ワインのミリセチンやウコン

表 3-2　ポリフェノールの分類

大分類	中分類	名　称	食　品
フラボノイド系	イソフラボン	ゲニスチン	大豆
	フラボノール	ルチン	ソバ・タマネギ
		ケルセチン	トマト・リンゴ果皮・ブドウ
		ミリセチン	クランベリー・ブドウ・赤ワイン
		ケンフェロール	ブロッコリー・ダイコン
	フラバノン	タキフォリン	柑橘果物・ピーナッツ
	アントシアニン	シアニジン	ブドウ、イチゴ
		デルフィニジン	ナス
	フラバノール	エピガロカテキン	緑茶
		エピカテキン	カカオ
	フラボン	アピゲニン	パセリ・セロリ
		クリプシン	果物の果皮
ノンフラボノイド系	クロロゲン酸系	クロロゲン酸	コーヒーの渋み
	エラグ酸系	エグラ酸	ユーカリ、ラズベリー
	リグナン系	セサミン	ゴマ
	クルクミン系	クルクミン	秋ウコン
	クマリン系	クマリン	パセリ、ニンジン、桃

のクルクミンなどには、強い**βタンパク重合阻害作用**が認められています（91 ページの**表 3-3** を参照）。

試験管内実験

試験管の中にβタンパクを溶かした液を入れて温めておくと、やがてβタンパク同士が重合して不溶性の塊（アミロイド線維）を形成します。ところが、この液の中に、あるポリフェノールを初めから混ぜておくと、βタンパクの重合が起こらないケースが出てきます。こうした実験を繰り返すことで、多数のポリフェノールの中から重合阻害作用をもつポリフェノールを見つけられます。また逆に、試験管の中で先にβタンパクを重合させてβアミロイド線維を作ったあとに、あるポリフェノールを加えると、βアミロイド線維が壊れていきます。こうしてβタンパク重合阻害作用（アミロイド線維分解作用）、つまり予防・治療効果をもつポリフェノールがわかります（91 ページの**表 3-3** を参照）。

試験管内実験は、生体内のことを正確に再現するわけではありませんが、多数の化合物の中から有効なものを絞っていく際に、体内に潜む未知の因子の影響を排除して、濃度や反応時間といった単純化した条件で検討できるというメリットがあります。

1）カレーはアルツハイマー型認知症を予防する?

香辛料や黄色の着色料、そして生薬としても知られるウコン（鬱金、秋ウコン、英語名ターメリック、沖縄ではウッチンとも）は、カレーなどの食品に古くから使われていますが、**クルクミン**というポリフェノールをたくさん含んでいます（**図 3-1**）。カレーの黄色は、このクルクミン由来です。クルクミンは強い抗酸化作用をもち、秋ウコンにたくさん含まれますが、春ウコン（正式名はキョウオウ）にも少量含まれています。ウコンには肝臓保護作用があることがわかっており、二日酔い防止などに用いられてきましたが、最近では、アルツハイマー型認知症のβアミロイド沈着を減らす効果が注目されています。

ウコン入りの健康飲料が二日酔い防止に飲まれているようですが、カレーなら昼食のメニューにでも組み入れていけますね。でも、香辛料程度に入っているような成分が、果たして本当にアルツハイマー型認知症を予防することになるのか、チョット疑問に感じる方もいると思います。そこで、クルクミンに関する研究成果に目を向けてみましょう。

まず疫学研究では、65 歳以上でのアルツハイマー型認知症の発症頻度が、カレーをたくさん食べるインド人は米国人に比べて約 1/3 という報告があります[2]。ただし、人種もカレー以外の食生活も医療環境（診断の正確さ）も異なるので、これだけでは定かではありません。またシンガポールでの研究では、2003 年に 60～93 歳だった高齢者 1,010 名を対象に調査し、カレーをたくさん食べると認知機能低下の頻度が少ないことが示されています（**図 3-2**）。しかし、この調査は横断調査なので、信頼性は高くありません。

クルクミンを投与した 6 臨床試験（対象者 289 名）のメタ分析では、高齢者に投与した場合は、標準平均差が 0.33（数値が＋（プラス）のため有効）、95％信頼区間が 0.05-0.62（0 をまたがず有意）となっており、認知機能改善効果の確かな有効性が示されています[4]。なお、この分析では、アルツハイマー型認知症患者へのクルクミン投与は、むしろ認知機能を悪化させる結果となりました。

クルクミンをサプリメントで一日に 1～4 g 摂取する臨床試験（ランダム化比較対照試験）を行った結果が報告されていますが、健常高齢者に投与した場合も、アルツハイマー型認知症患者に投与した場合も、6 か月以上の長期投与で認知機能への効果は示せませんでした[5]（6 時間・4 週間という内服後の短時間・短期間の認知機能改善を示す研究はありますが）。クルクミンを含む食品を食事として食べるのはよいです

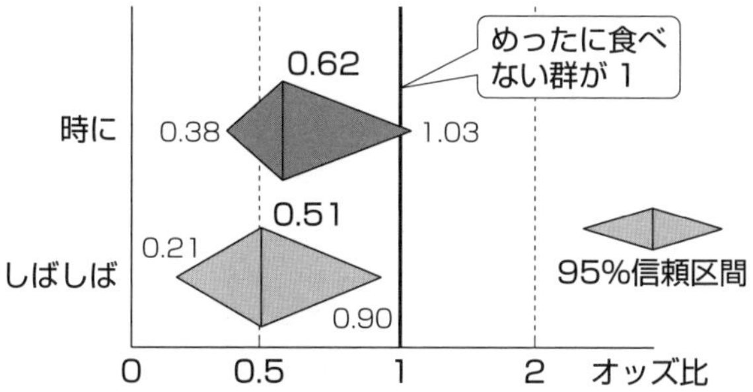

図 3-2　カレー食が認知機能低下を防ぐ
シンガポールの 60～93 歳の 1,010 名を対象に、認知機能低下（MMSE23 点以下）とカレー食の関係を横断調査した。カレーをめったに食べない群に比べると、時に食べる群ではオッズ比が 0.62 とリスクが低減しているが、95%信頼区間（0.38-1.03）が 1 をまたいでいるので信頼性は確実ではない。しばしば食べる群は、オッズ比が 0.51 とリスクが半減し、しかも 95%信頼区間（0.21-0.90）が 1 をまたいでいないので、統計学的に 95%以上の確率で信頼できる。
（Ng ら 2006[3]より作成）

が、サプリメントとしてクルクミンをとることはお奨めできません。

次に動物実験ですが、加齢とともにβタンパクが蓄積するトランスジェニックマウスの餌にクルクミンを混ぜて投与する実験で、脳βタンパク異常蓄積が減少することが報告されています（**図 3-3**）。その一方で、減少しないという論文もありますが。また、餌に含まれたクルクミンが、腸で吸収されて血液を巡って脳に入り、脳内の老人斑アミロイドに結合することが確認されています。クルクミンは、食べると脳に“効く”わけです。脳には「血液脳関門」という番人がいるために何でも脳内に入っていけるわけではありませんし、薬剤でも脳に入れるものと入れないものがありますので、このことは非常に重要です。ちなみに、筆者も脳の切片をクルクミン含有液で染める実験をしてみたことがありま

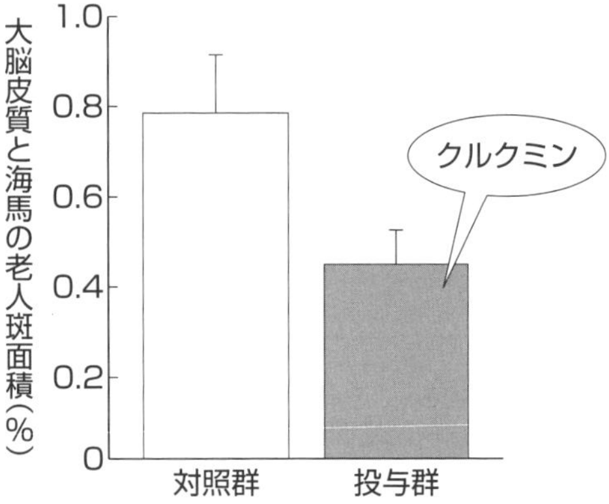

図 3-3　トランスジェニックマウスでのクルクミンの抗βタンパク蓄積作用(抗βアミロイド作用)

脳βアミロイド沈着を生じる APP トランスジェニックマウスで、クルクミン経口投与 6 か月間でアミロイド沈着(老人斑)が有意に減少した($p<0.05$)。
(Lim ら 2001[6])

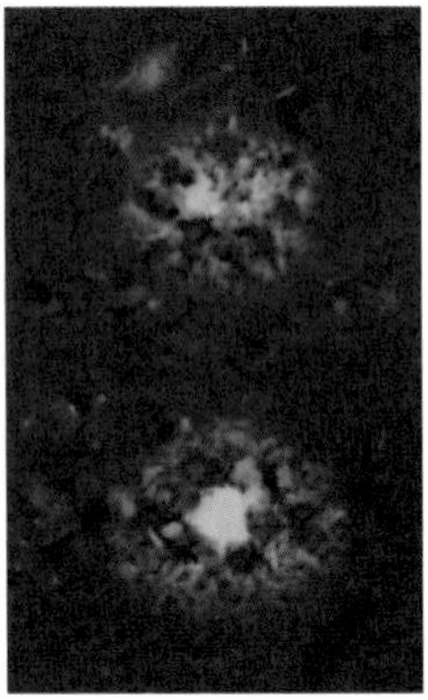

図 3-4　クルクミンは脳の老人斑に結合する

アルツハイマー型認知症脳を 0.001%ウコン抽出液で染めて、蛍光顕微鏡で観察した。

す。確かにウコン抽出液は、濃度 0.001%でも老人斑βアミロイドに結合し、老人斑をきれいに染めました(**図 3-4**)。「これなら有効かも」と実感できました。なお、先の動物実験では、クルクミンを投与すると、βアミロイド沈着だけでなく、組織の酸化ダメージと炎症をも低減するとされています[6)]。クルクミンの抗酸化作用でしょう。もちろん試験管内実験でも、クルクミンはβアミロイド線維を崩壊させることが示されています(**図 3-5**)。

このように、クルクミンの効果については疫学研究、介入研究と複数の動物実験で

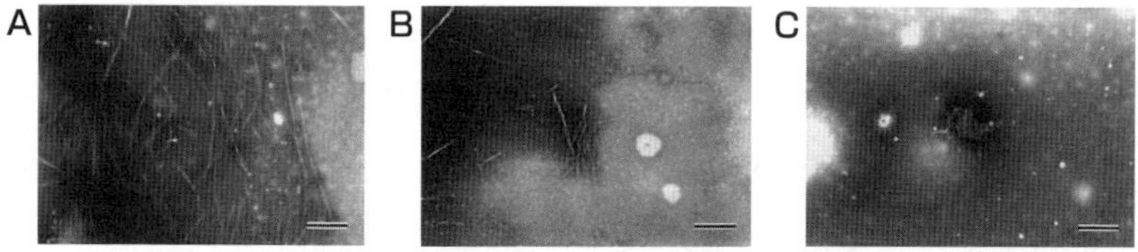

図 3-5　クルクミン試験管内抗 β アミロイド作用
アミロイド線維（A）にクルクミンを添加すると、線維が徐々に崩壊し（B）、消えてしまう（C）。
（Ono ら 2004[7)]）

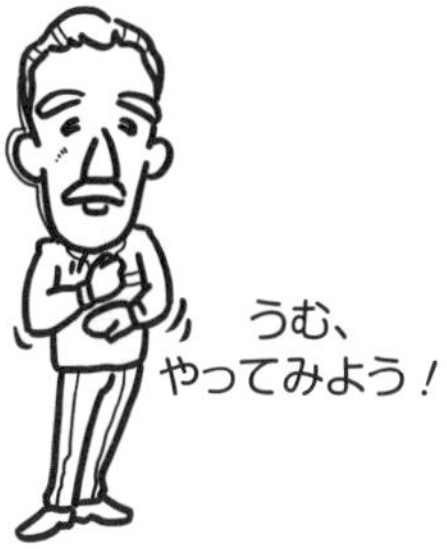
うむ、
やってみよう！

有効性が示されていますので、アルツハイマー型認知症の予防法として食事での摂取は「**推奨レベル B**」です。ウコンは食材として広く使われているので、カレーなど食べ物として摂取する分には副作用の心配がなく、お奨めです。しかし、マウスに多量投与すると肝臓の障害を引き起こします。ウコン末（または錠剤）はサプリメントとして簡単に入手できますが、肝障害を起こすことがあるので注意が必要です。アルツハイマー型認知症の予防法としてウコンのサプリメントを摂取することは推奨できません。

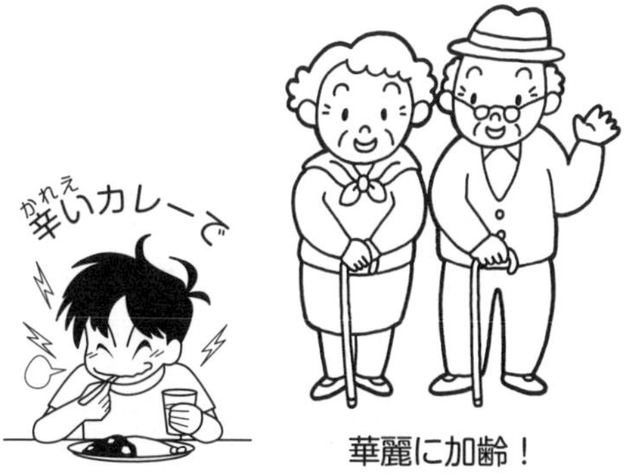
辛いカレーで
かれえ
華麗に加齢！

なお、血液のLDLコレステロール（いわゆる悪玉コレステロール）や中性脂肪が高いメタボな方は、ウコン・クルクミンにそれらを下げる作用があることが7研究のメタ分析[8]で示されていますので、食事をするときに意識するとよいかもしれません。

2）お酒とアルツハイマー型認知症の深い関係

適度な飲酒は、食欲も増してくれますし、楽しい語らいにも不可欠ですよね。そこで注目したいのが、ワインポリフェノールです。**ワイン**には、**ミリセチン**をはじめとする何種類ものポリフェノールが含まれています。ブドウの種を噛むとすごい苦みが口に広がりますが、これがポリフェノールの味です。実は、ポリフェノールはブドウの皮や種にたくさん含まれています。赤ワインは皮も一緒に発酵させますので、ポリフェノールは白ワインよりも赤ワインに多量に含まれます。ビールは、苦みを出すために加えられるホップにポリフェノールが含まれますが、ホップがβタンパク重合に及ぼす効果は不明です。また、焼酎は蒸留酒なのでポリフェノールはほとんど含まれていません。よって、お酒に強い方なら、ワインを飲んでおくと、アルツハイマー型認知症予防に役立つというわけです。しかし、毎日飲み過ぎるとアル中（チュー）ハイマー病（!?）になるのでご注意を。

フランス人は肉や脂肪をたっぷり食べるのに心筋梗塞や脳卒中の死亡率が他のEU諸国に比べて著しく低いのは、ワインをたくさん飲むからだと考えられています。不健康な生活なのに長寿――これがフレンチパラドックス（フランスの逆説）です。フランス人の好む赤ワインには、老化防止作用があるポリフェノールがたくさん含まれています。これがパラドックスを生み出しているようです。

飲酒とアルツハイマー型認知症の頻度を調べたいくつもの疫学研究で、赤ワインはアルツハイマー型認知症のリスクを半減するという結果

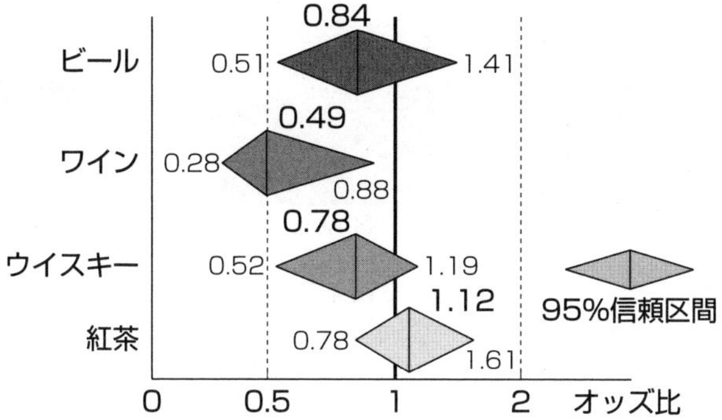

図 3-6　嗜好品と認知症リスク
カナダでの 65 歳以上の高齢者 6,434 名を対象に調査を開始した。5 年間追跡できた 4,615 名でアルツハイマー型認知症の危険因子を分析すると、ワイン飲用がリスクを 0.49（0.28-0.88）と有意に半減していた。
（Lindsay ら 2002[9]より作成）

が出ています[9,10]（**図 3-6**）。一方、ビールやウイスキーなどでは弱い防止効果があったりなかったりとまちまちの結果ですが、まじめで酒づきあいもしない人間よりも、仲間と楽しく飲む人間のほうがアルツハイマー型認知症になりにくいといえそうです。お酒をたくさん飲んでアルツハイマー型認知症を発症する前に胃がんや肝硬変に倒れてしまえば、確かにアルツハイマー型認知症にはなりませんが、そうした病気の末期は大変なので、飲み過ぎには十分に注意しましょう。米国の食品医薬品局（FDA）は、男性はワインを一日にワイングラス２杯、女性は１杯程度にしようと推奨しています。マグカップやビアジョッキでイッパイ、などと考えてはいけませんよ。

試験管内実験では、ミリセチンなどのポリフェノールにβタンパク重合阻害作用やβアミロイド分解作用が見つけられています（**図 3-7**）。動物への投与実験では、精製したポリフェノールではなく、赤ワインそのもので有効性が示されています。ボルドー産の濃厚・芳醇な味わいをも

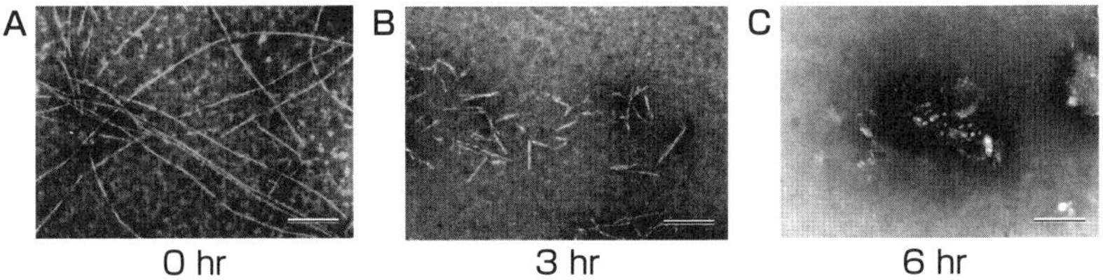

図 3-7 ワインの抗βアミロイド作用
βアミロイド線維（A）に、ミリセチンを添加すると、3 時間後には線維が短くなり（B）、6 時間後にはほぼ消えた（C）。
（Ono ら 2003[11)]）

つ赤ワインの多くは、カベルネ・ソーヴィニヨン（Cabernet Sauvignon）種のブドウで作られています。このカベルネ・ソーヴィニヨン種の赤ワインをエタノール濃度が6％になるように薄めて、飲料水の代わりにTg2576 トランスジェニックマウスに与えました。対照群には水または同濃度のエタノールが与えられました。すると、赤ワイン投与群のみで、脳のβアミロイド沈着（老人斑）が減少していました（**図 3-8**）。また赤ワイン群では、βタンパクの産生を減らすように代謝が変化したことも示されました[12)]。

さらに、**ブドウの種**から熱湯で抽出したポリフェノールが、試験管内でβタンパクの重合・オリゴマー形成を阻害することが示されました[13)]。しかも、これをTg2576 トランスジェニックマウスに経口投与すると、脳内の可溶性βタンパクオリゴマーが非投与群より少なく、認知障害が軽いことが示されました。この研究グループは、ブドウの種抽出ポリフェノールがタウの重合阻害作用をもつことも報告しています。ブドウの種を噛むとすごく苦く、「苦虫を噛みつぶしたような顔」になりますね。種にはたくさんのポリフェノールが含まれていて、脳の健康によいようです。

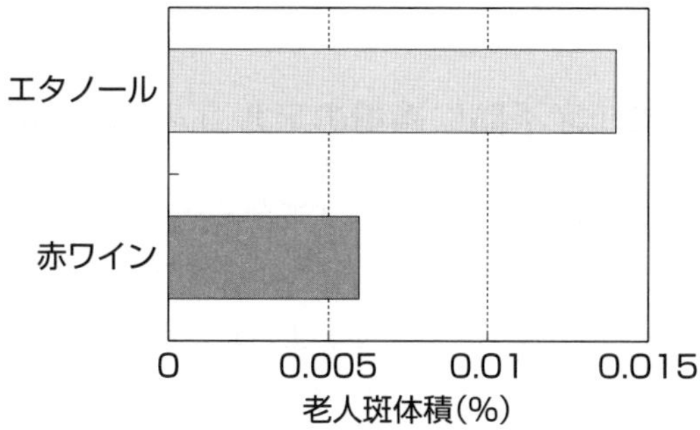

図 3-8　赤ワインのβタンパク異常蓄積抑制効果
カベルネ・ソーヴィニヨンという種類のブドウから作られた赤ワインをトランスジェニックマウスに飲料水に代えて飲用させると、βタンパク異常蓄積（βアミロイド沈着）が抑制された。対照群は同濃度のエタノールを飲用した。
（Wang ら 2006[12]）

動物実験の結果も示されたので、アルツハイマー型認知症の予防法として、赤ワインは「**推奨レベル A**」です。

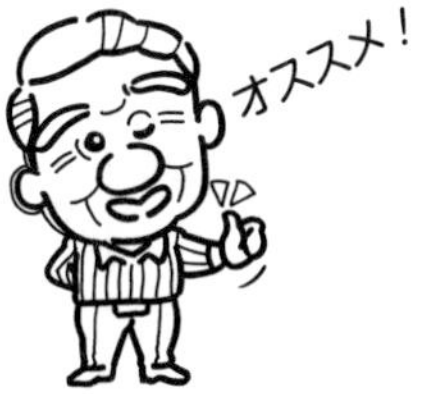

ただし、フランス人は全員がアルコールから生じる二日酔いの成分アセトアルデヒドを分解する酵素の活性が高いのですが、モンゴル系である日本人は、これを分解する酵素（アセトアルデヒド脱水素酵素）の活性が低いタイプの遺伝子をもつ方（アルコールに弱い体質の方）が半数います。ですから、アルコールに弱い方は、ブドウジュースやカシスジュースなどで代用してください。アントシアニンやフラバノールを含むブドウジュースで記憶障害のある高齢者の記憶が改善したという研究[14]がありますので。

認知症予防に適量のアルコールはどのくらい?

基本的には、アルコール(正確にはエタノール)は神経細胞の突起を萎縮させる毒物です。しかし、少量のアルコールは認知症のリスクを低下させることをメタ分析が示しています。まったく飲まない群に比べて、週に4ドリンクの飲酒で認知症リスクが約1割減と最低値を示しますが、それ以上に飲酒すると徐々にリスクが上がり、いわゆるJカーブを描きます(**図3-9**)[15)]。このようなJカーブを描く理由について、少量のアルコールはグリンパティックシステム(47ページを参照)を活性化させてβタンパクの除去に働き、大量のアルコールは逆にグリンパティックシステムの働

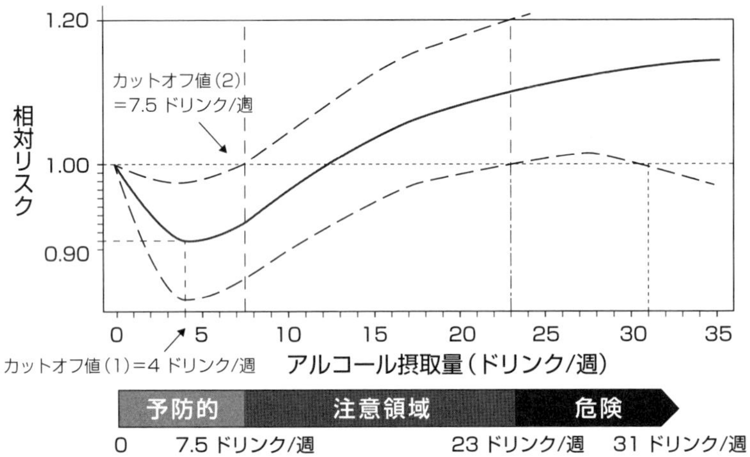

図3-9　アルコール摂取量と認知症リスクはJカーブ
合計7万人を対象とした11研究のメタ分析から、認知症リスクとアルコール摂取量はJカーブを描くことが明らかになった。まったく飲まないをリスク1とすると、4ドリンク/週が最低で相対リスクが0.91、7.5ドリンク/週までは予防的、7.5～23ドリンク/週までは注意領域、それ以上はリスクが確実に増える。
(Xuら 2017[15)])

きを悪化させてβタンパクの蓄積に働くことが、マウスへの投与実験で示されています[16]。

１ドリンクはアルコール摂取の単位で、米国では 14 g、日本では 10 g のエタノールに相当します。週に 4 ドリンク（日本基準だとエタノール 40 g）は、毎日約 6 g に相当し、ビールなら 120 ml/日、日本酒なら 40 ml/日、ワインなら 50 ml/日程度です。チョット寂しいですね。この３倍量（毎日缶ビール１本程度）まではまったく飲まない人のリスクと同程度なので、酒量はそのくらいにしておきましょう。なお、この研究で酒の種類との関係を見ると、ビールは酒量が増えるとリスクが相当高くなるのに比べて、スピリッツ（ウイスキーや焼酎などの蒸留酒）はやや高くなり、ワインはあまり高くならない傾向でした[15]。多量に飲酒する方は、ビールよりもワインやスピリッツのほうがよいかもしれません。

3）緑茶を飲んで、野菜中心の食生活を

お酒なら赤ワイン、アルコールが駄目ならブドウジュースということは理解できても、食事のときにジュースは合わないし、糖分のとり過ぎが心配だと考える方もいるかと思います。それなら、日本人の生活とともにあるといっても過言ではない緑茶はどうか、その効果のほどをみていくことにしましょう。

コホート研究ではないので信頼性には欠けますが、仙台市で行われた疫学研究があります。緑茶を一日２杯以上飲む群で、あまり飲まない群に比べて認知機能低下者の割合が半分に減っていたとされています。紅茶やウーロン茶、コーヒーにも種々のポリフェノールがたくさん含まれていますが（**表 3-2**）、緑茶のような予防効果がみられませんでした。この研究で興味深かったのは、緑茶を多飲する群で食道がんのリスクが高くなる傾向がみられた点です。お茶をたくさん飲むとよいといっても、熱いお茶は食道の粘膜を傷つけてがんを生む可能性があるようで

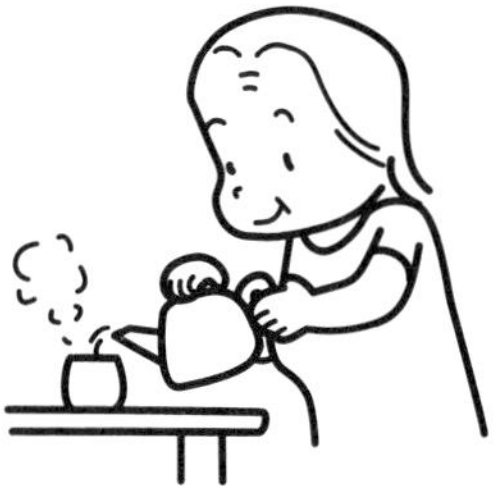

無茶はしないで有（う）茶の生活！
ぬるめでね

す[17]。日本で約４万人の中高年を対象にしたコホート研究で、緑茶には脳梗塞による死亡を低減する効果も示されています。女性では、一日５杯以上飲む群は、１杯以下の群に比べて脳梗塞死が約６割も減少していました[18]。さらに、石川県七尾市中島町のコホート調査（なかしまプロジェクト）では、約５年後の２回目調査を終えた 490 名で緑茶飲用習慣と認知機能低下（MCI と認知症を含む）のリスクを解析すると、緑茶をまったく飲まない群を１としたとき、１〜６日/週の頻度で飲む群はオッズ比 0.47 で、毎日飲む群はオッズ比 0.32 とリスクが 2/3 に減っていました（**図 3-10**）[19]。一方、コーヒーにはこのような予防効果はみられませんでした。

動物実験では、緑茶に含まれる**エピガロカテキン・ガレート**の投与

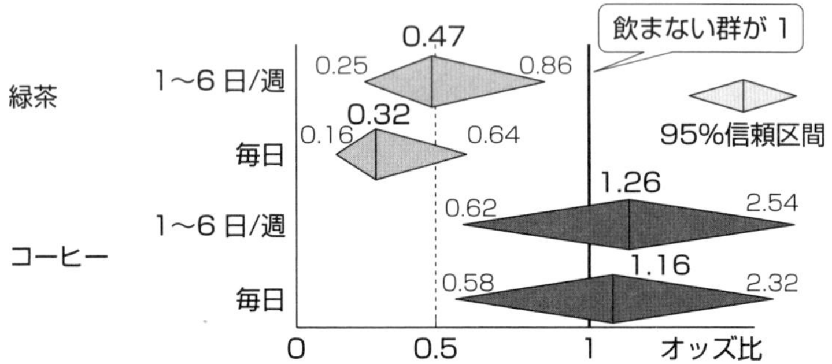

図 3-10　緑茶の認知障害防止効果
中島町の 50 歳以上の高齢者 490 名の認知機能障害（MCI＋認知症）発生リスクと緑茶飲用習慣との関係を解析すると、毎日の緑茶飲用で認知機能障害リスクが低減することが示された。
（Noguchi-Shinohara ら 2014[19] より作成）

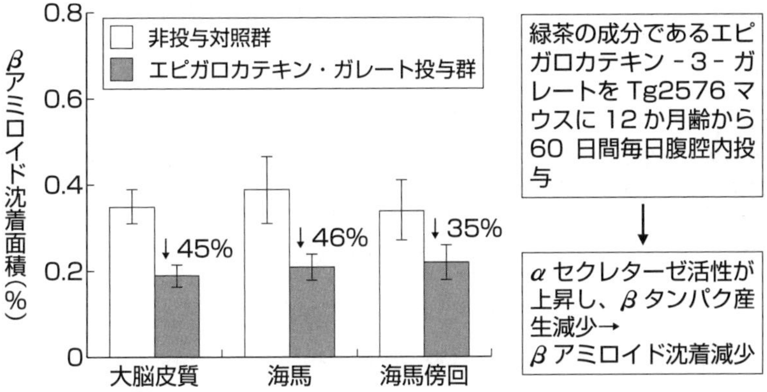

図 3-11　緑茶成分のβアミロイド沈着防止効果
(Rezai-Zadeh ら 2005[20])

で、トランスジェニックマウスの脳βアミロイド沈着を35～46％抑制することが報告されています（**図 3-11**）[20]。筆者がかつて一緒に研究していた埼玉医科大学の森隆博士は、エピガロカテキン・ガレートとフェルラ酸（米糠やふすまなどに含まれるフェノール化合物）をトランスジェニックマウスに同時投与すると、どちらかの単独投与よりもさらに有効だと報告しています[21]。

このエピガロカテキン・ガレートはとても強力な抗酸化作用をもっています。茶葉からエピガロカテキン・ガレートを効率よく抽出する方法が水出し緑茶です。熱湯を使って短時間で淹れるとカテキンがたくさん出て渋いお茶になります。一方、水に長時間つけておくと、渋みが出ないでまろやか、しかも、強力な抗酸化作用で動脈硬化など老化を防ぐ健康効果が高いお茶になります。

このように、動物実験における結果は良好で、疫学研究もありますので、アルツハイマー型認知症の予防法として、緑茶はレベルＡに近い「**推奨レベルＢ**」です。

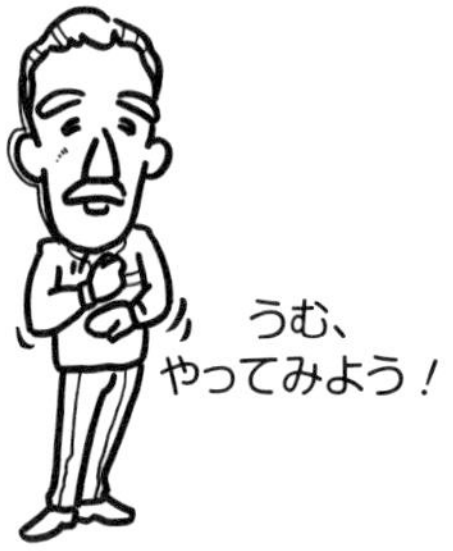

なお、金沢大学の山田正仁教授らは、数あるポリフェノールの中でも、ローズマリーやレモンバームにたくさん含まれるロスマリン酸がアルツハイマー病のβアミロイド沈着防止や毒性の低減に有効だとする自らのグループの研究結果から、先に紹介した「なかしまプロジェクト」において、地域の高齢者がロスマリン酸を多量に含むレモンバーム抽出物を摂取することで認知症発症リスクを低減できないかと研究に取り組んでいます。

4）ココアの効果

筆者の大好物、ココアの有効性を調べてみると、健常高齢者の認知機能を高めるという論文がいくつも見つかりました。ココアの原料となるカカオ豆には、エピカテキンなどのフラバノールが含まれています（**表 3-2**）。ココアを飲んだり、ココアフラバノールのサプリメントの内服を 1～3 か月続けた 5 研究で、遂行機能の改善などが示されています[22)]（1 研究では効果がみられませんでしたが）。5 研究の中には、認知機能だけでなく、海馬神経細胞を育てるホルモンである脳由来神経成長因子（brain-derived neurotrophic factor：BDNF）の血中濃度が上昇したり、高血圧が改善したり、耐糖能が改善する（糖尿病になりにくい体質になる）といった効果もみられました。

ココアが脳に効くメカニズムとして、βアミロイドやタウに働きかけるという研究はありませんが、脳血流を改善し、BDNF を介して海馬神経細胞を増やす方向に働くなど、神経保護作用が報告されています[22)]。

アルツハイマー型認知症の発症を予防する効果を調べた疫学研究がないので、推奨レベルはつけられませんが、今後、疫学研究がなされてレベル B になることを期待しています。なんといっても好物なので。

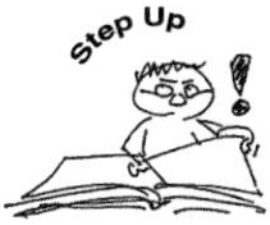

万能ポリフェノール発見！

試験管内実験では、いくつかのポリフェノールで、βアミロイドだけでなく他のタンパクの異常蓄積を抑える作用が見つかっています。東京都精神医学総合研究所の長谷川成人博士らは、アルツハイマー型認知症脳でβアミロイド沈着に引き続いて生じるタウタンパクの異常蓄積（重合）を防止するポリフェノールを見つけました。さらに、レビー小体型認知症（59ページを参照）の原因として脳に蓄積する**αシヌクレイン**の重合を抑制するポリフェノールも見つけ出しています（**表3-3**）。一口にポリフェノール

表3-3　試験管内での各種ポリフェノールの認知症原因タンパク重合阻害作用

ポリフェノールなど	食　材	重合阻害効果を示す濃度（μM）*		
		βタンパク	αシヌクレイン	タウ
カテキン	紅茶	40以上	80以上	200以上
クロロゲン酸	サツマイモ	40以上	80以上	200以上
クルクミン	ウコン	1.7	80以上	200以上
デルフィニジン	ナス	3	6.5	6.9
エピガロカテキン・ガレート	緑茶	2	9.8	9.6
ケンフェロール	ブロッコリー	8	80以上	200以上
ミリセチン	ワイン	0.9	13.3	1.2
ケルセチン	トマト	5	20	200以上
ロスマリン酸	ローズマリー	12	4.8	16.6
ルチン	ソバ	32	80以上	200以上
テアフラビン	紅茶	2	5.8	7.9

＊…数値が小さいほど低濃度で働く、つまり効能が高いことを示す。

（Masuda ら 2006[23]より、一部改変）

といっても、様々な働きがあることがわかりますね。さらにみていきましょう。例えば、アルツハイマー型認知症予防にお奨めのクルクミンは、脳βアミロイドに対して強い重合阻害作用をもちますが、タウや**αシヌクレイン**の重合には効果がありません。ところが、ワインのミリセチンやお茶のエピガロカテキン・ガレート、ハーブである花のローズマリーに含まれるロスマリン酸、ナスのテルフィニジンなどは、βタンパクもタウもαシヌクレインもすべての重合を阻害します。逆にカテキンなどは、いずれにもまったく効果を示しません。お茶のポリフェノールでも、カテキンは無効、エピガロカテキンは有効というように、ポリフェノールの種類によって、重合阻害作用(抗アミロイド作用)をもつものともたないものがあります(**表 3-3**)。

認知症に関与するタンパクの異常な重合を阻害する作用はいくつかの限

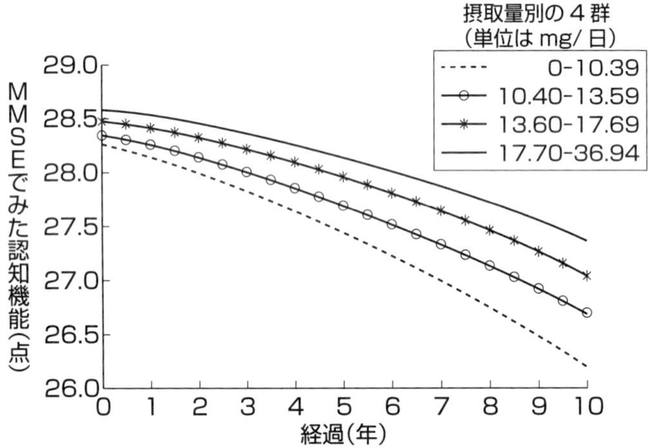

図 3-12　フラボノイド系の摂取量別４群の認知機能低下曲線

65〜75 歳での４群の経過を、年齢、喫煙、肥満度、野菜と果物摂取量などで補正すると、摂取量が少ないほど認知機能が低下していた。
(Lettenneur ら 2007[24])

られたポリフェノールにだけ認められましたが、ポリフェノールは、強い抗酸化作用（151 ページを参照）をもつものが多く、がん予防などの老化防止作用があります。野菜をたくさんとると健康によい理由の一つが、ポリフェノールの老化防止作用です。ポリフェノールは苦いものが多いので、まさに「良薬は口に苦し」です。ポリフェノールをたくさん含む春の山菜、タラの芽やフキノトウなど苦いですね。

最後に、ポリフェノールの主流派であるフラボノイド系（**表 3-2**）の摂取量が多いと高齢者の認知機能低下速度が遅くなるという疫学研究を紹介しましょう。フランスで 65 歳以上の高齢者 1,640 名を対象に食生活を調べて、フラボノイド系ポリフェノールの摂取量によって 4 群に分け、2～3 年おきに認知機能をチェックしました。そして年齢、喫煙、肥満、野菜や果物の摂取量で補正すると、**図 3-12** に示すように、フラボノイド摂取量が少ない群ほど認知機能低下が大きいという結果が示されました[24)]。特定のポリフェノールにこだわらずに多種類のポリフェノールをとる、つまり、いろいろな野菜を食べるように心がけましょう。

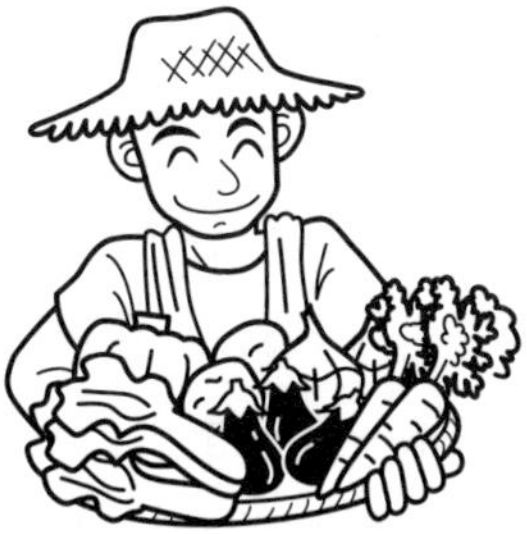

抗酸化作用で老化も降参か

1-2　お肉・揚げ物ばかりがよくないワケ

皆さん、肉料理と魚料理、どちらが好きですか？　年齢を重ねるとだんだんさっぱりしたものが好みになってくるとは思いますが、まだまだ「肉のほうが好き」という方も意外に多いのではないでしょうか。一昔前まで、日本人は魚介類中心の食生活だったわけですが、コレステロール値を上げる動物性脂肪の摂取が増えてきていることが、厚生労働省の国民健康・栄養調査結果からも見て取れます。

チョットここで、本項の話題の中心となる「脂質」について、整理しておきましょう。脂質は少量で大きなエネルギーを生み出しますが、脂質の構成成分である脂肪酸は飽和脂肪酸と不飽和脂肪酸とに分けられます。飽和脂肪酸は、主に牛脂や豚脂、乳製品などの動物性脂肪に多く含まれています。常温で固形となるので、血液をドロドロにする性質に加え、血中のコレステロール値を上げ、脂肪組織に溜まりやすいという性質をもっており、摂取過剰になると動脈硬化や脳卒中を引き起こす可能性が高くなります。不飽和脂肪酸は二つに分けられます。牛肉や豚肉などの動物性油脂では n-6（ω-6）系多価不飽和脂肪酸が主体で、炎症を引き起こし、動脈硬化や血栓形成を促進する性質があります。一方、魚油や一部の植物油に多く含まれている多価不飽和脂肪酸は n-3（ω-3）系で、リノレン酸、DHA（ドコサヘキサエン酸）や EPA（エイコサペンタエン酸）などがあります。n-3 系多価不飽和脂肪酸は炎症を鎮めるとともに、いわゆる血液サラサラ効果が期待できます。さらに、DHA は脳細胞の膜の重要な構成要素で、脳の発達や補修・維持に必須な物質です。DHA が不足するとうつ病になりやすいという報告もあります。ところが、EPA や DHA は体内ではほとんど作られないので、脂の乗った魚などで摂取する必要があります。アルツハイマー型認知症では脳や血中の DHA 濃度が低下していますので、不足にならないようにしましょう。

こうやって整理してみると、何だか、肉料理、特に脂の乗った肉料理は控えめにしておいたほうが身のためという感じがしますね。さて、認知症と脂質の関係については、どのようなことがわかっているのでしょうか。

まずは疫学研究からいきましょう。2016 年に、それまでに調査された 21 研究（対象者総数 18 万人）のメタ分析が行われました。その結果、週に 1 回魚を食べることで認知症の相対リスクが 0.95 と 5％減ること、アルツハイマー型認知症の相対リスクが 0.93 と 7％減ることや、DHA の一日摂取量が 0.1 g 増えるごとに認知症の相対リスクが 0.86 と 14％減ること、アルツハイマー型認知症の相対リスクが 0.63 と 37％減ることが示されました（**図 3-13**）。いずれも 95％信頼区間は 1 をまたいでおらず、統計学的にも信頼できます。魚パワー、凄いですね。

ちなみに、魚油 DHA の効果もトランスジェニックマウスで調べられ

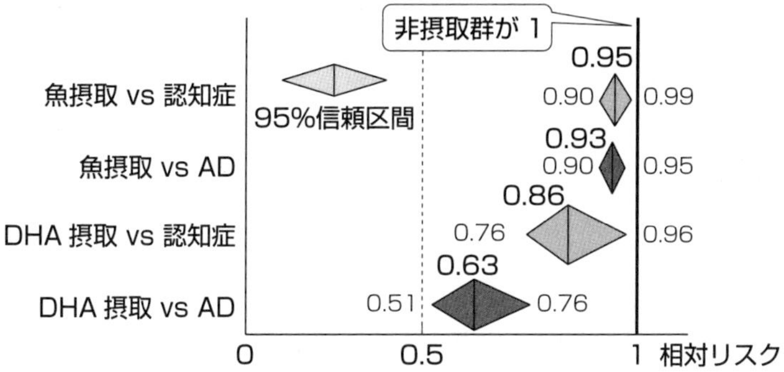

図 3-13　魚・DHA 摂取は認知症リスクを低減
合計 18 万人を対象とした 21 研究のメタ分析から、魚摂取と DHA 摂取が認知症とアルツハイマー型認知症（AD）の相対リスクを低減することが示された。
（Zhang ら 2016[25] より作成）

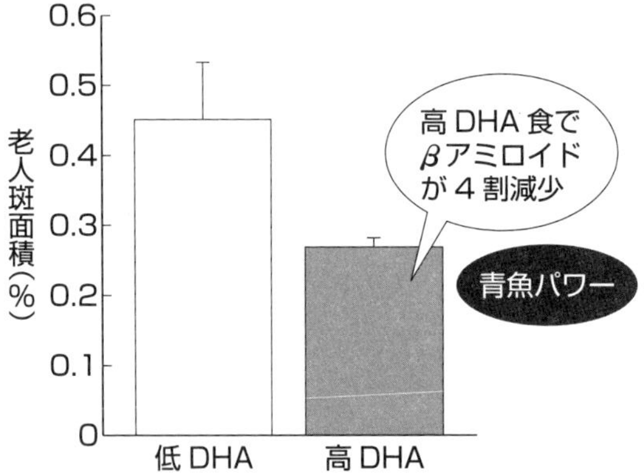

図 3-14　高 DHA 食で老人斑減少
高 DHA 食(0.6%含有)でトランスジェニックマウスを飼育すると、低 DHA 食(ほぼ 0%含有)に比べて老人斑が4 割少なかった。
(Lim ら 2005[26])

ています。高 DHA 食(0.6%含有)では、低 DHA 食(ほぼ 0%含有)に比べて、アルツハイマー病変である脳βアミロイド沈着量が 4 割減少していたという報告などがあります(**図 3-14**)。

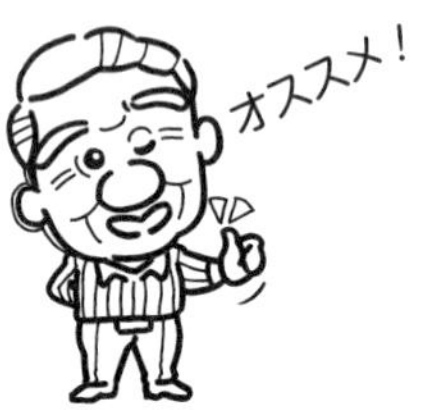

DHA は、脳βアミロイド沈着抑制作用に加えて、脳の炎症を抑える作用、抗酸化作用、神経新生促進作用などのメカニズムで認知症予防効果が期待されます。青魚の摂取は「**推奨レベル A**」でよいと思います。

次に、実際の患者と健康なグループとを比較した研究をみてみましょう。アルツハイマー型認知症 194 名と健康高齢者 1,790 名の食生活を対比した米国の症例対照研究では、穀類・果物・野菜・豆類・ナッツ・魚が豊富で**オリーブオイル**を多用する「**地中海食**」(**図 3-15**)で認知症のリスクが半減することが示されています[27]。

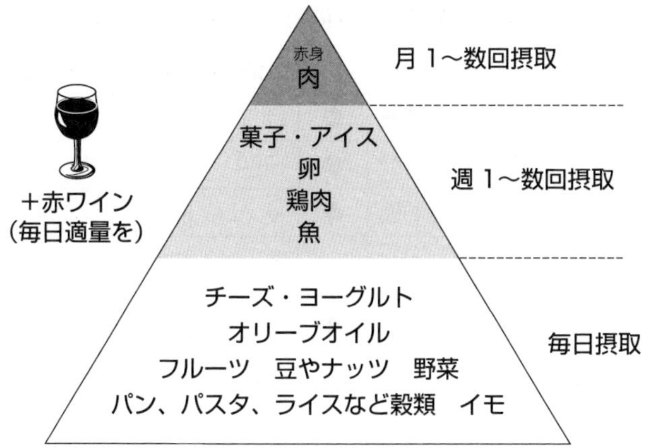

図3-15　地中海食ピラミッド
1960年代の南イタリアやギリシャの食事がベースとなる。

このように疫学研究からは、**肉ばかりでなく魚も食べる**食生活がアルツハイマー型認知症を予防するという調査結果が、いくつもの国で示されています。血管性認知症のほうは、大脳深部白質のダメージや多発性脳梗塞が背景にありますので、血栓を予防して、いわゆるサラサラ血にするEPA（魚）や納豆などを積極的に摂取することが、予防策として推奨されます。魚をたくさん食べるエスキモーは、脳梗塞や心筋梗塞を起こさないといいます。魚油に多く含まれるn-3（ω-3）系多価不飽和脂肪酸では、EPAが血栓を予防し、DHAが認知機能を改善します。

一方、肉に多く含まれるn-6（ω-6）系多価不飽和脂肪酸の一つである**アラキドン酸**は、脳の炎症や血栓形成を促進する物質の原料となります（**表3-4**）。アラキドン酸を含むサプリメントが市販されていますが、アラキドン酸は食事からの摂取で十分であり、①炎症性物質となりアルツハイマー型認知症を促進する可能性があること、②動物実験で発がんを促進する研究があること、③血小板の凝集が亢進して血栓ができやす

表 3-4　認知症リスクに関連する脂質のまとめ

リスク	分　　類	必須	油脂の名称	多く含む食品
低下（安心）	n-3 系多価不飽和脂肪酸	●	DHA	魚
	n-3 系多価不飽和脂肪酸	●	EPA	魚
	n-3 系多価不飽和脂肪酸	●	リノレン酸	シソ油、エゴマ油
	一価不飽和脂肪酸		オレイン酸	オリーブ油
上昇	n-6 系多価不飽和脂肪酸	●	リノール酸	コーン油、ベニバナ油、ヒマワリ油
	n-6 系多価不飽和脂肪酸	●	アラキドン酸*	牛肉、豚肉
	飽和脂肪酸		ステアリン酸	豚脂、牛脂、パーム油、ヤシ油
	コレステロール		コレステロール	獣肉、乳脂肪
	トランス脂肪酸		（総称）	マーガリン、ショートニング

多価不飽和脂肪酸（●）は体内で合成されないため、食事からの摂取が不可欠。コレステロールも、細胞膜の形成・補修に必要である。血中コレステロール値は低過ぎても死亡率が上昇する。最近は、高齢者ではコレステロール値は少し高めでよいという報告もある。認知症リスクが上昇する脂質でも、必要量はとる必要がある。リスクを低下するものを多めに、上昇させるものを少なめにというのがコツ。「○○は絶対食べない」というような極端な食事制限は避けるべきである。

＊…アラキドン酸には、記憶力向上など、認知機能を保護する（リスクを下げる）働きがみられるという報告もある。

くなる可能性があること、④記憶への効果を示す大規模な臨床研究はないこと、などが指摘されています。アラキドン酸をサプリメントで摂取することは危険だという意見もあります[28)]。

では、サプリメントで DHA や EPA を摂取することは認知症予防になるでしょうか？　英国で 70 歳代の 867 名を 2 群に分けて、DHA と EPA を含む魚油サプリメントを内服した群とプラセボ群を 2 年後に比較しましたが、認知機能に差がみられず、認知症予防効果は示せませんでした[29)]。次は日本人男性を対象にした研究です[30)]。55～64 歳の 115

名をランダムに２群に分けて、介入群には一日に DHA 300 mg・EPA 100 mg・アラキドン酸 120 mg のサプリメントを、対照群にはオリーブオイルの偽薬を４週間にわたって内服してもらい、P300 という脳波の反応時間で評価したところ、反応時間に有意差がみられ、対照群の反応時間が延長（悪化）し、介入群はほぼ変わらないという結果でした。サプリメントに効果があるのかもしれません。また、アルツハイマー型認知症を発症してから DHA や DHA＋EPA を投与しても認知機能は上がらないという報告が多いのですが、発症手前の軽度認知障害（MCI）のレベルであれば、認知機能を改善するという報告もあります。

DHA や EPA のサプリメント単独で認知症を予防することは難しいようです。WHO（世界保健機関）もサプリメントで摂取することは推奨していません。

以上より、アルツハイマー型認知症を防ぐ食事は、脳動脈硬化の合併がアルツハイマー型認知症の発症を促進することからも、肉ばかりでなく魚もとり、腹八分目にカロリーを制限し、よく嚙んで（169 ページを参照）食べることがよいでしょう。こうしたバランスのよい食生活を送ることは、アルツハイマー型認知症の予防法として、堂々の「**推奨レベル A**」です。ただ、血管性認知症の予防法としては、厳密には「**推奨レベル B**」になってしまいます。動物実験ではその予防効果が示されてい

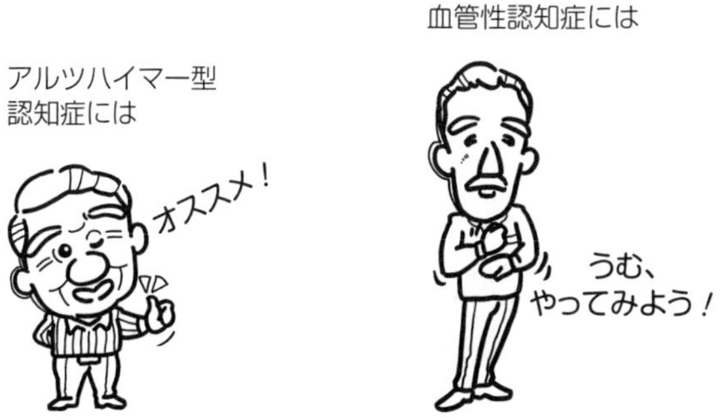
アルツハイマー型
認知症には
オススメ！
血管性認知症には
うむ、
やってみよう！

ないからです。もちろん、これらは動脈硬化や脳梗塞の予防に関してはレベルＡになりますので、血管性認知症の予防策としても、限りなくレベルＡに近いレベルＢということになります。

なお、魚介類にはメチル水銀が微量含まれており、厚生労働省が、妊婦はキンメダイ、本マグロ、メカジキなどを週80g以上食べないよう通達を出しています（2010年）。魚ばかりを多量に食べ続けることは避けたほうが無難でしょう。残念ですが地球規模で海が汚染されています。

ちなみに、肉には**セロトニン**の原料になるトリプトファンが多く含まれています。セロトニンは心を和ませる重要な神経伝達物質です。ですから、大事なのは**バランス**。何でも食べる中で、海のものもとるようにすることが大切です。肉はまったく食べないというような偏った食生活をしないでください。

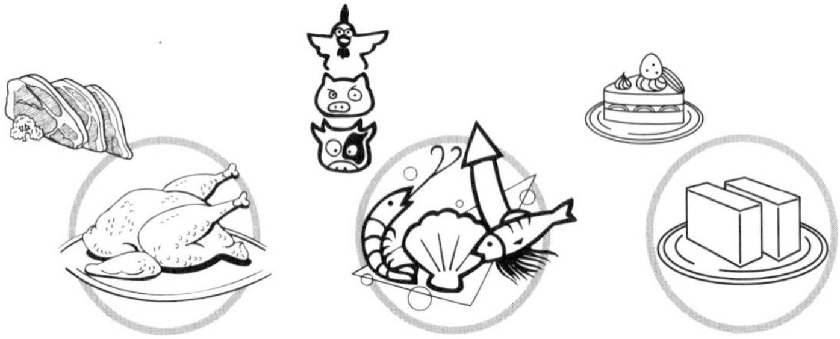

霜降りよりモモ肉、肉より魚、生クリームケーキより芋ようかん

トランス脂肪酸

天ぷら油などたいていの油は、不飽和脂肪酸が多いので常温で液体になっています。ところが、マーガリンは飽和脂肪酸を多く含むため固形です（**表 3-4**）。マーガリンやショートニングなど固形の油脂（飽和脂肪酸）は、コーン油などの不飽和脂肪酸（液体）を原料に、水素を人工的に添加して作られます。この作業の過程で、多くの水素はシス型（天然型）の位置に添加されますが、一部はトランス型（人工的な型）に水素が添加されて**トランス脂肪酸**になります（**図 3-16**）。天然の脂肪酸は基本的にすべてシス型です。ところが、トランス脂肪酸は天然には存在しない物質なので、分解酵素が働きにくく、体内に蓄積して**動脈硬化**を引き起こすと指摘されています。さらに、神経細胞の細胞膜にトランス脂肪酸が取り込まれると、細胞膜が固くなって（表面に突き出す各種受容器の流動性が悪くなる）、神経細胞の働きを阻害するといいます。

このため、欧米各国でトランス脂肪酸含有量の規制や表示の義務づけが行われています。ちなみに、ニューヨークではレストランに対して、料理に含まれるトランス脂肪酸の量を表示し、1 食あたり 0.5 g 未満に減量するよう、2007 年から規制しています。一方、わが国の厚生労働省は、「日本人は脂質をあまりとらないので心配ないだろう」という考えで、何ら規制をしていません。パン、フライドポテト、クッキー、アイスクリーム、レトルトカレーなど、トランス脂肪酸を

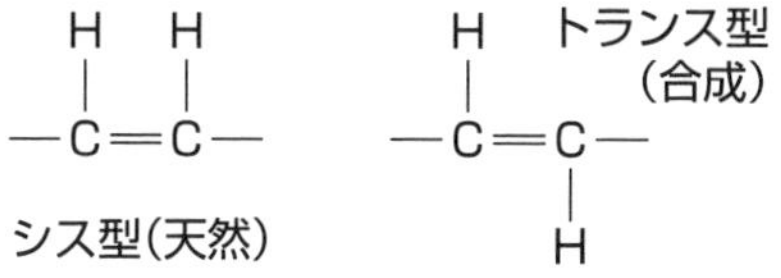

図 3-16　トランス脂肪酸

多く含んでいる可能性が高い食品は、多量に食べないほうが無難と思います。通常の天ぷら油やサラダ油にも、トランス脂肪酸が含まれています。これは、油を精製する過程で 200°C 以上に加熱することで形成されるようです。食用油の中では、加熱処理をしていないバージンオリーブオイルがトランス脂肪酸を含まず、お奨めです。オリーブオイルは n-6 系のリノール酸（アラキドン酸の原料）含有量が少ないという点でもお奨めです。

油も質が求められる時代になりました。日本でも食品の包装にトランス脂肪酸の含有量が表示されるとよいですね。余談ですが、チョット興味をもってネットショップを検索したら、トランス脂肪酸を含まないマーガリンやスプレッド（ペースト）が日本でも手に入りますね。

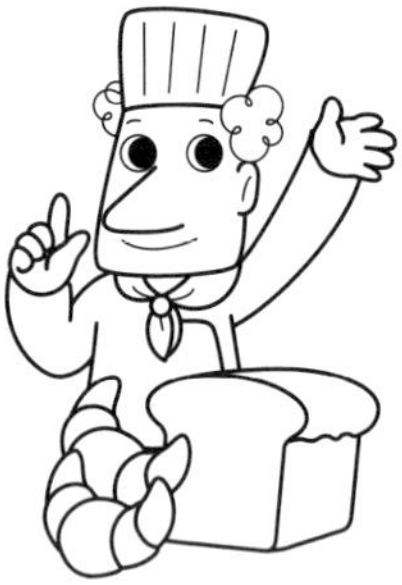

トランスフリーが
トレンディー

トランス脂肪酸摂取量と認知症リスクを調べた疫学研究の結果は一定ではありませんが、シカゴの研究でアルツハイマー型認知症のリスクを高めるという報告があります[31)]。またWHOは、トランス脂肪酸を 2023 年までに世界中の食品から一掃することを目指した戦略を 2018 年に発表しました。やはり、トランス脂肪酸は避けるのが無難でしょう。

1-3　肥満とカロリー制限

肥満は万病のもといわれます（肥満よりも、肥満の背景にある運動不足がもっといけないことを後述しますが…）。昨今の健康指向の流れの中で、内臓脂肪やメタボリック症候群など話題には事欠きませんが、認知症との関係もちゃんと調べられています。わざわざ研究成果を示さなくとも、肥満が認知症の危険因子であることは容易に想像がつきますが、具体的な数値でみると、「明日から、いや、今日からダイエットだ！」となること、請け合いです。

なお、本項での主役は、皮下脂肪ではなく、もっと奥の内臓の周りにある脂肪、内臓脂肪です。腸管や腎臓などの周り、そして腸を覆う網のような大網という組織に多量の黄色脂肪組織が付着します。本来、脂肪は飢餓に備えて栄養を蓄える組織です。北海道のクマは秋にサケをたくさん食べて脂肪を増やし、冬眠に備えます。人間は美味しいもので脂肪を増やしても使う機会がない（運動しない）と、脂肪を貯めたまま肥満状態となってしまうわけです。脂肪率の高い食品で死亡率上昇――なんてことにならないように気をつけたいものです。

まず、疫学研究の結果からみていきましょう。スウェーデンで20年をかけて行われた調査では、中年期の**肥満**が認知症の発症リスクを２倍に高めることが報告されています[32)]。１万人を40歳代から平均36年間にわたって追跡調査した米国の研究では、中年期のBMI（body mass indexの略で、体重（kg）÷身長（m）÷身長（m）で表します）が18.5～24.9の人を適正体重群とすると、BMIが30以上の肥満群ではアルツハイマー型認知症のリスクが3.1倍に、血管性認知症のリスクが5.0倍にと著しく上昇していました（**図3-17**）。また、BMIが25～30の過体重群でも、アルツハイマー型認知症、血管性認知症ともにリスクが２倍に上昇していました。中年期の肥満が30～40年後の認知症の

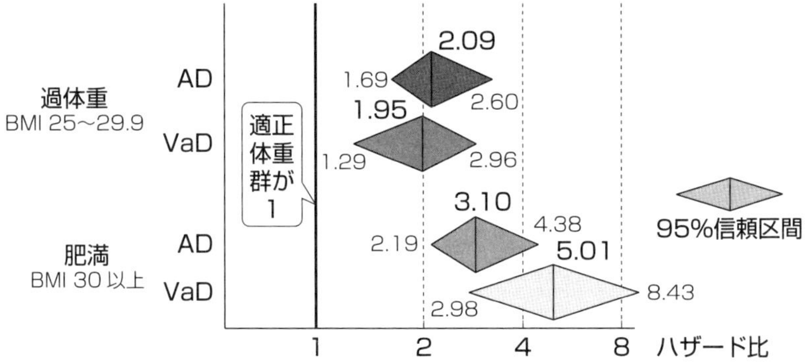

図 3-17　肥満と認知症リスク
米国の 10,136 名を平均 36 年間追跡して、中年期のBMI と認知症発症リスクを検討した。BMI18.5～24.9 の適正体重群と比較すると、肥満（BMI30 以上）でアルツハイマー型認知症（AD）リスクが 3 倍に、血管性認知症（VaD）リスクは 5 倍になっていた。
（Whitmer ら 2007[33]より作成）

リスクになる――怖い話ですね。この研究では BMI というからだ全体の肥満度を指標にしていますが、内臓脂肪の増加のほうが認知症発症とより深く関係していると、筆者は推測しています。内臓脂肪細胞の放出するアディポネクチンなどの物質（サイトカイン）が動脈硬化に深く関係しているからです。

また、980 名の高齢者を 4 年間観察した縦断研究で、高カロリーの食事摂取群（上位 1/4）では、低カロリー群（下位 1/4）に比べて、アルツハイマー型認知症のリスクが 1.5 倍高いことが示されています[34]。

各国の国民栄養指標とアルツハイマー型認知症有病率の関係を国レベルで検討すると、日本を除く先進 8 カ国では、総エネルギー摂取量と動物性脂肪（飽和脂肪酸）摂取量が増えると、15～20 年遅れてアルツハイマー型認知症の有病率が上がる相関がありました。日本では、アルコール摂取量、肉類、動物由来カロリー、肺がん有病率（喫煙）の増加と米消費の減少から、15～25 年遅れてアルツハイマー型認知症が増える相関がありました[35)]。この研究から、過剰のカロリー摂取（肥満）や動物性脂肪の摂取が 15～20 年のタイムラグをもってアルツハイマー型認知症をもたらすことがわかります。よって、中年期の肥満がリスクになるという点を強調しておきます。認知症のない高齢者 2,798 名（平均 75 歳）を 5.4 年間にわたって経過観察した縦断研究では、50 歳時に肥満（BMI が 30 以上）だと認知症リスクが 1.39 倍に高まりますが、高齢期に肥満だと認知症リスクが 0.63 倍と低下し、逆に高齢期の痩せが 1.62 倍にリスクを高めることが示されました（**図 3-18**）[36)]。また、英国で 65 歳以上の 25.8 万人を 15 年間フォローしてデータを分析した結果、認知症発症前の 10 年間で 2.5 kg 以上体重が減少した人が 54％と多く、やはり認知症発症前の 10 年間は痩せ（BMI が 20 以下）よりも体重過多・肥満（BMI が 25 以上）のほうが、認知症発症リスクが低い結果でした[37)]。高齢期では、逆に痩せていること（低栄養）がリスクを高

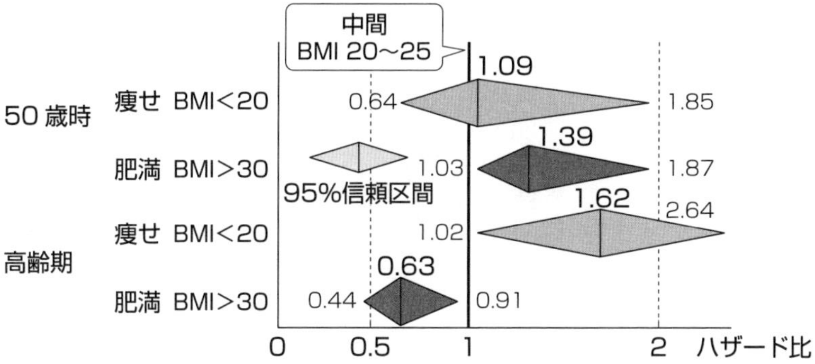

図 3-18　肥満の認知症リスクは高齢で逆転
50 歳時の BMI と認知症の関係は肥満でリスクが有意に高いが、高齢期（平均 75 歳）では肥満はむしろリスクを下げ、痩せがリスクとなる。
（Fitzpatrick ら 2009[36)]より作成）

め、肥満はむしろリスクを低下させるといわれています。年齢に応じた食事が必要です。

次に動物実験に目を向けてみましょう。動物ではカロリーを制限すると、老化のスピードが遅くなることが示されています。サルを満腹群とカロリー制限群に分けて飼育すると、カロリー制限群は満腹群よりからだは小さいのですが、ずっと毛並みがよくて若々しく見え、動きもキビキビしています。そして何より、死亡率が低下したのです[38)]。動物は、食べ物が少なくなると代謝率を低下させ、老化のスピードを抑えて長生きを図ります。一方、食べ物がふんだんにあると、代謝率は下げないで子作りに励みます。つまり、食べ物が少ない環境では小食になって個体の延命を図り、食べ物が多い環境では大食で子孫を残し早死にする、というのが動物の大原則です。食事の摂取量が減ると、からだの代謝スピードを遅くするように遺伝子発現が変化します（例えば、SIRT1 遺伝子の活性化；下記を参照）。代謝スピードを遅くする「**飢餓遺伝子**」のスイッチがオンになり、酸素消費量が減り、老化の元凶である**活性酸素**の産生も減り、老化が遅くなります。自動車に譬えると、ガソリン価格

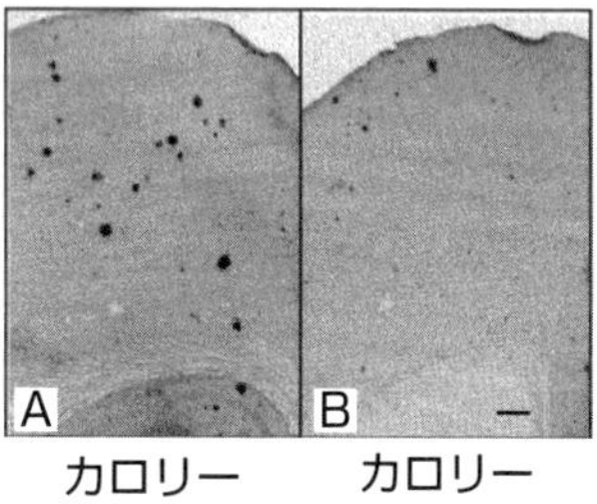

図 3-19　カロリー制限で β タンパク異常蓄積（老人斑）減少

摂取エネルギーが通常な群（A）に比べて、カロリー制限（4 割カット）群では老人斑が少ない（B）。
（Patel ら 2005[39)]）

が高騰したので、大型車（飽食状態）から燃費のよい小型車（飢餓状態）に乗り換えるようなものです。そうすると、有毒排気ガス（活性酸素）も減りますね。具体的には、アルツハイマー病のモデルとなるトランスジェニックマウスを通常の 40％カロリーオフの餌（カロリー60％餌）で飼育すると、脳βタンパク異常蓄積が半減したという報告があります（**図 3-19**）。脳のβタンパク異常蓄積は脳老化の現れなので、老化のスピードを遅くするカロリー制限は、脳老化のスピードを緩めるのにも有効なようです。

まとめると、中年期の肥満（カロリーとり過ぎ）防止は「**推奨レベル A**」です。しかし、中年期のカロリー制限はあまりお奨めできません。バランスよくしっかり食べて必要な栄養素を十分とり、からだを動かすことが基本です。

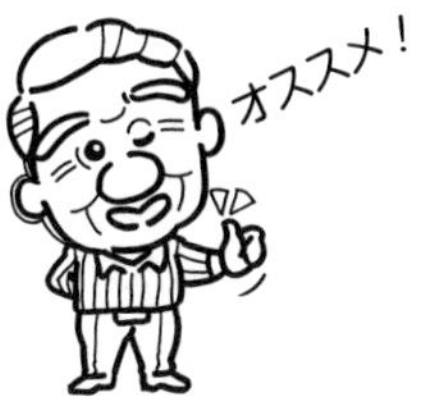

サーチュイン遺伝子と脳老化

生物の老化のスピードを遅くする長寿遺伝子として、サーチュイン（Sirtuin）遺伝子群が注目されています。このうちの一つ、SIRT1 遺伝子が人間の健康長寿のキーを握ります。SIRT1 遺伝子の活性化は、トランスジェニックマウスでの研究で、脳βタンパク産生を抑制し、βタンパク沈着を低減することが示されていますので、アルツハイマー型認知症予防効果があります[40]。

SIRT1 遺伝子の活性化はカロリー制限（動物実験では 30～40％カット）で起こります。金沢医科大学のグループが、肥満男性 4 名を対象に、カロリーを 25％制限した食事（標準量の 75％）を 3 週間続けるとサーチュイン遺伝子発現量が増加することを示しました[41]。そして、間食や夜食をしないで空腹時間を長くとることと、運動することが有効だといいます。

しかし、長寿のために間食・夜食禁止で運動するには、しっかりとした覚悟が必要ですね。そこで、別の方法でSIRT1遺伝子を活性化しようという試みがあります。ブドウに含まれるポリフェノールの一つ、レスベラトロールがSIRT1を活性化することが動物実験で示されています。ただ、ワインに含まれるレスベラトロールの含有量は微量なので、赤ワインを普通に飲む程度ではSIRT1は活性化されません。レスベラトロールはピーナッツの渋皮にも含まれています。苦みは健康によいポリフェノールなのですね。SIRT1遺伝子を活性化する薬剤で糖尿病やアルツハイマー型認知症を治療しようとする試みもあるようですが、まだ成果が出ていません。カロリー控えめで間食・夜食をせずにSIRT1遺伝子の活性化を目指す本道を選ぶしか方法がないようです。

なお、レスベラトロールには抗炎症作用があり、脳老化を防ぐことが期待されます[42)]。しかし、レスベラトロールは経口摂取しても体内での利用率が1%以下と低く、サプリメントとして活性を期待するには大量摂取が必要なようです。レスベラトロール摂取の効果を示そうと臨床試験が米国で行われていますが、アルツハイマー型認知症を予防するという報告はまだありません[42)]。

1-4　メタボ（内臓脂肪）

内臓脂肪型肥満（内臓肥満・腹部肥満）に、**高血糖・高血圧・脂質異常症**のうち二つ以上を合併した状態を**メタボリック症候群**（メタボ；114ページの**表3-5**を参照）といいます。メタボリック症候群がアルツハイマー型認知症発症に与える影響をフィンランドの住民で調査した結果では、メタボリック症候群ではアルツハイマー型認知症発症リスクが２倍以上に高まること、特に女性で影響が大きいことが示されています[43)]。

本章の冒頭で、ナイジェリア在住に比べて米国在住では肥満、糖尿病（高血糖）、脳卒中（高血圧症や脂質異常症が背景）が増え、アルツハイマー型認知症が４倍多いことを示しました。また、スウェーデンで、65～79歳の高齢者1,449名を平均21年間追跡し、1998年に再調査した疫学研究では、中年期の肥満、高血圧症、脂質異常症と老年期の認知症（大部分がアルツハイマー型認知症）の発症リスクを調べました。すると、**肥満**（BMI 30以上）で発症リスクが2.1倍に、**高血圧症**（収縮期140mmHg以上）で2.0倍に、**脂質異常症**（コレステロール251 mg/dl以上）で1.9倍に上昇していました（**図3-20**）。“肥満＋高血圧症＋脂質異常症”の三つが揃うメタボ状態では、発症リスクは6.2倍になるといいます。このほか、後述しますが、中年期の糖尿病や高血糖（糖尿病予備軍）が老年期の認知症リスクを３倍に増すという疫学研究もあります。ただし、これは中年期の話です。高齢者では、高血圧はむしろアルツハイマー型認知症の発症を減らすという報告や、コレステロール値が高いほうが長生きするという報告があります。17コホート研究のメタ分析で、中年期（40～60歳）の血清総コレステロールの高値はアルツハイマー型認知症の相対リスクを2.14倍に高める一方、高齢期（60歳以上）ではリスクにならないことが示されています[44)]。

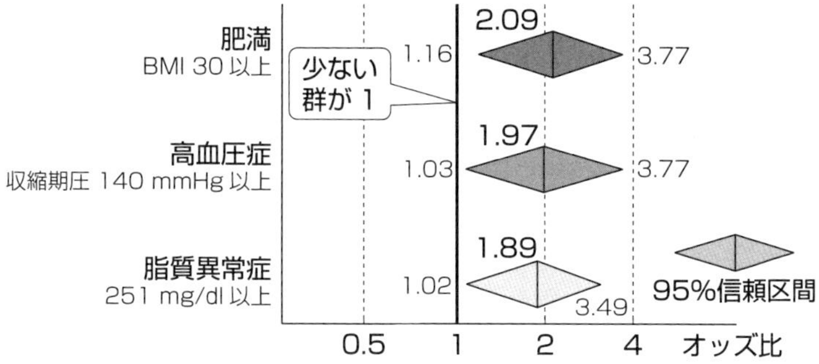

図 3-20　中年の状態と認知症リスク

1,449 名を対象にしたスウェーデンの調査で、中年期に肥満・高血圧症・脂質異常症があると、認知症（アルツハイマー型認知症）のリスクが倍増し、この 3 項目が揃っていると、リスクは 6 倍に上昇することが示された。
（Kivipelto ら 2005[32]より作成）

ここで、高血圧症と認知症の関係を詳しくみておきましょう。まず、高血圧症とアルツハイマー型認知症のリスクに関しては、メタ分析でリスクを高める報告と高めない報告が混在しています。その要因は年齢が影響しているようです。つまり、中年期の高血圧は 1.6 倍にリスクを高めますが[45]、80 歳以上での高血圧症発症はリスクを低減するという報告があり[46]、リスクは年代で異なるのです。

一方、高血圧症が血管性認知症のリスクを高めることが、いくつか報告されています。久山町研究（111 ページを参照）によると、高血圧症と糖尿病予備群では、血管性認知症の発症リスクが約 4 倍でした[47]。カナダでの疫学研究では、女性で高血圧症だと血管性認知症発症リスクが倍増していました[48]。高血圧症の治療は、血管性認知症の予防のために非常に重要です。国民全体では、収縮期血圧が 1mmHg 下がるだけで、脳卒中による死亡が 3%、心筋梗塞による死亡が 2%減少するといわれています[49]。血圧の力、恐るべし！

糖尿病やその予備群で、アルツハイマー型認知症のリスクが高いことも報告されています。福岡県の久山町で 1961 年から町と九州大学が共同し、40 歳以上の住民を追跡調査しています（**久山町研究**）。この調査では、1985 年の時点で認知症でない 826 名の高齢者（65 歳以上）を 2000 年まで 15 年間追跡すると、188 名が認知症を発症し、このうちの 93 名がアルツハイマー型認知症でした。また、**糖尿病**と糖尿病予備群（空腹時血糖が 115 mg/dl 以上など）では、アルツハイマー型認知症のリスクが 3.1 倍に上昇していました[50)]。この調査の特徴は、亡くなった方から脳を取り出して顕微鏡で調べていることです。ですから、アルツハイマー型認知症の診断に間違いはなく、この調査結果の信頼性は高いのです。近年、糖尿病が原因となって認知症を引き起こす「糖尿病性認知症」（116 ページ）という概念が提唱されています。

動物実験では、次のようなことがわかっています。トランスジェニックマウスに高脂肪食（総カロリーの 60％が脂肪）を投与すると、インスリン（膵臓から分泌され血糖値を下げるホルモン）が働きにくくなり、血糖値が上昇して糖尿病の状態になります。このマウスの脳 β アミロイド沈着量を通常食群（10％が脂肪）と比べると、高脂肪食群では倍増しました（**図 3-21**）。その後、高脂肪食を続けても運動を加えることで、β タンパクの異常蓄積が低減することが示されました。食事を通常食に戻すよりも、運動のほうが効果大でした[51)]。

また別の、トランスジェニックマウスを用いた高コレステロール食（5％含有）の投与実験では、高コレステロール食では脳 β アミロイド沈着量が 7 割増加し、血清および脳内のコレステロール濃度が高くなるほど β アミロイド沈着量が多くなるという正の相関を示しました[52)]。「**高脂肪や高コレステロール食→脳 β アミロイド沈着量が増加→アルツハイマー型認知症**」という、まさに魔のサイクルが見て取れます。

以上のように、中年期の肥満、特に内臓脂肪の増加は、アルツハイ

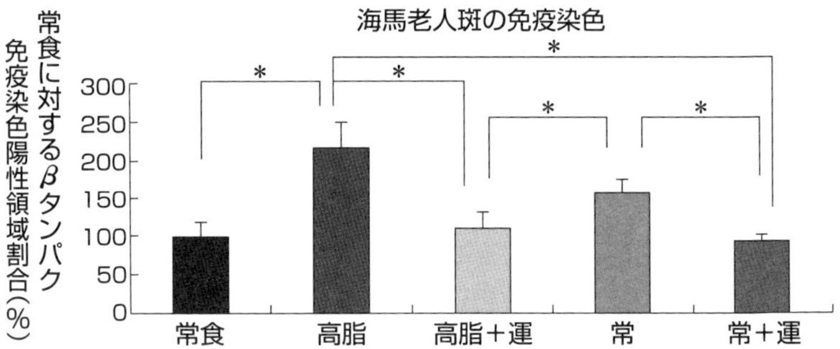

図 3-21　高脂肪食でβタンパク異常蓄積（老人斑）が増加するが運動で低減

アルツハイマー病モデルトランスジェニックマウスを2か月齢から10週間、高脂肪食（60%脂肪）で飼育、その後の10週間を、①高脂肪食（高脂）、②高脂肪食＋運動（高脂＋運）、③通常食（常；10%脂肪）、④通常食＋運動（常＋運）で飼育した。前半の高脂肪食でβタンパク異常沈着が増加するが、高脂肪食のままでも運動するとβタンパク異常蓄積は低減した。食事を通常食に戻すよりも、運動のほうが効果が強かった（＊…p<0.05）。
（Maesako ら 2012[51]）

マー型認知症と血管性認知症のリスクを高めることが疫学研究で示され、カロリー制限は脳βアミロイド沈着の減少を促すことが動物実験で報告されていることから、やはりバランスのよい食生活を送り、常に腹八分目の量に抑えておくことが肝要なわけです。アルツハイマー型認知症の予防法としては「**推奨レベル A**」に、血管性認知症の予防法としては「**推奨レベル B**」になります。ただし、高齢者では痩せ過ぎ（低栄養）に注意が必要です。

血中コレステロール濃度と寿命との関係については、最近新しい考え方になってきています。高齢者では、これまで悪玉コレステロールといわれてきたLDL-コレステロールが高いほうが総死亡率が低いことがわかりました。心血管疾患に関してはLDL-コレステロールが低いほうがよいようですが、がん死などは高いほうが少ないのです。コレステロールに関しては、第４章の「4．脂質異常症の治療」(200ページ)で詳しく述べます。

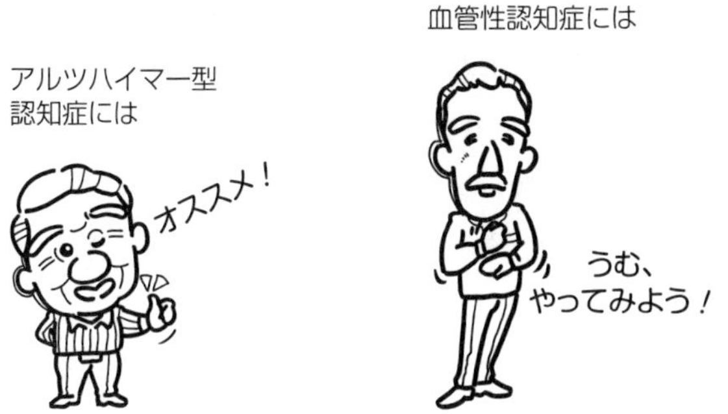
アルツハイマー型
認知症には
オススメ！
血管性認知症には
うむ、
やってみよう！

肥満を題材にリスクの意味を考えてみよう

中年期の肥満が老年期のアルツハイマー型認知症リスクを２～３倍に高めることを書きました。しかし、肥満がアルツハイマー型認知症の直接の原因だというわけではありません。中年期に肥満という状態があると、老年期にアルツハイマー型認知症になる率が高いことを意味しているに過ぎません。肥満の影には様々な背景があります。糖尿病が隠れているかもしれません。脂質異常症かも、メタボ(内臓脂肪蓄積による代謝障害)かもしれません。運動不足でも肥満になります。もしかしたら運動不足が原因で、アルツハイマー型認知症のリスクが高くなっているので、肥満でもリスクが高いという結果が出ているだけかもしれません。

実際、認知症の研究ではなく、肥満と死亡率との関係ですが、60～70歳代の方を対象にした疫学研究で、肥満になるほど死亡率が上昇する相関が示されています[53)]。ところが、運動持久力で補正すると、この相関は消えてしまいます。一方、運動持久力が高くなるほど死亡率が低くなるという相関は、肥満度（BMI）で補正しても消えませんでした。つまり、肥満が死亡率を上げる影響よりも、運動持久力の低下が死亡率を上げる影響のほうがずっと大きいことが示されました。言い換えると、「肥満防止」よりも「運動持久力向上」が有効ということです。ここで運動持久力と訳した英語は、「fit」です。そう、**フィットネス**（fitness）のフィットです。肥満防止は重要ですが、食事を減らして体重を減らすことよりも、運動で肥満を防ぎ体力を向上させるフィットネスが健康的ということです（149ページの「フィットネス」を参照）。

インスリンは、脳のβタンパク産生・分解系にも影響を及ぼします。βタンパクはネプリライシンなどの酵素で分解されますが、インスリンを分解する酵素（insulin-degrading enzyme）もβタンパクを分解する能力を

表 3-5　メタボリック症候群の診断基準

<table>
<tr><th></th><th>日　　本*</th><th>米　　国**</th></tr>
<tr><td>ウエスト周径</td><td>男性　85 cm 以上
女性　90 cm 以上
必須項目***</td><td>男性　102 cm 以上
女性　88 cm 以上</td></tr>
<tr><td>中性脂肪</td><td rowspan="2">150 mg/dl 以上
男女とも
40 mg/dl 以下
上記のいずれかを満たす</td><td>150 mg/dl 以上</td></tr>
<tr><td>HDL コレステロール</td><td>男性　40 mg/dl 以下
女性　50 mg/dl 以下</td></tr>
<tr><td>血　圧</td><td>130mmHg 以上
85mmHg 以上
のいずれか</td><td>130mmHg 以上
85mmHg 以上
のいずれか</td></tr>
<tr><td>空腹時血糖</td><td>110 mg/dl 以上</td><td>110 mg/dl 以上</td></tr>
<tr><td>診　断</td><td>必須項目＋３項目中の
２項目以上</td><td>５項目中３項目以上
（必須項目はない）</td></tr>
</table>

＊…日本内科学会などで 2005 年に決めた基準。
＊＊…National Cholesterol Education Program の Adult Treatment Panel Ⅲによる基準。
＊＊＊…腹部断面での内臓脂肪面積＞100 cm^2 の目安（CT スキャンなどで測定）。

もっているからです。このため、インスリンの増減がβタンパクの分解力にも影響を及ぼします。このことが、中年期の高血糖・高インスリン血症（若年者の糖尿病はインスリン分泌が不足して生じるが、中高年の糖尿病では、インスリンが効きにくくなって、このように血中インスリンが増えているタイプが多い）がアルツハイマー型認知症の発症リスクを高める一因と考えられています。実際、糖尿病ではアルツハイマー型認知症の発症リスクは３倍にもなると報告されています（前述）。

日本では、「メタボ」という言葉が、わかりやすいウエストサイズの基準で一人歩きしている感があります。しかし実際には、いくつかの基準を満たしたときに、**メタボリック症候群**と診断されます。参考として、日本の基準と、疫学調査でよく用いられる米国の基準を**表 3-5** に示します。日本では内臓脂肪面積 100 cm^2 以上の目安としてウエストサイズを設定し、これを必須項目としています。内臓脂肪が重要な役割を担っていることを重視しているからです。いわば「内臓脂肪が諸悪の根源」というスタンスです。

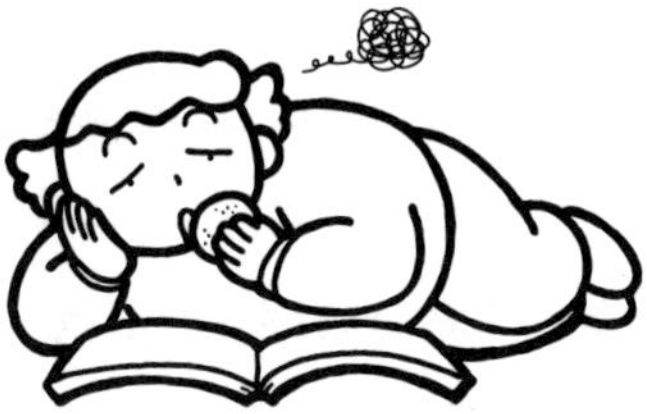

中年肥えやすく、記憶保ち難し

1-5　糖尿病性認知症と糖尿病になりにくい食事

糖尿病で認知症リスクが高まることは前項で触れました。糖尿病があると、動脈硬化が進んだり、βアミロイド沈着などのアルツハイマー型認知症の病変が促進されて、認知症が生じやすくなると考えられています。糖尿病はアルツハイマー型認知症や血管性認知症のリスク因子という考え方です。

しかし、最近、糖尿病そのものが認知機能低下を引き起こすという考えが生まれています。糖尿病による高血糖状態（糖毒性）や酸化ストレス、インスリンが働きにくい状態（インスリン抵抗性）と高インスリン血症などが認知機能を直接低下させるという考え方です。臨床的には、①高齢で、②Ⅱ型糖尿病の罹病期間が長く、③ HbA1c が高値で血糖コントロール不良、④インスリン治療中である例が多く、⑤近時記憶障害（もの忘れ）よりも注意・集中力障害（ボーッとしている）や遂行機能障害（段取りが悪い）が目立つ点がアルツハイマー型認知症と異なり、⑥アルツハイマー型認知症に比べて海馬萎縮が軽度で、⑦進行が緩徐、という特徴をもっていることから、**糖尿病性認知症**という独立したタイプがあると考えられています[54)]。アミロイド PET という特殊な検査でアルツハイマー型認知症には必発の脳βアミロイド沈着の有無を調べると、これがないことから、糖尿病性認知症はアルツハイマー型認知症とは独立したタイプだと考えられます[54)]。

これに関連して、**アルツハイマー型認知症は脳の糖尿病**だとする考えがあります。アルツハイマー型認知症の脳内ではインスリンが欠乏していて、アルツハイマー病変を加速していることから、鼻からスプレーでインスリンを噴霧すると、インスリンが海馬などに運ばれてアルツハイマー型認知症の症状が軽減するという報告もあります[55)]。

先にも紹介した久山町の長年にわたる研究から、糖尿病予備軍（耐糖能異常）の増加とともに認知症者数が増加していることが明らかにされています。認知症施策推進総合戦略（新オレンジプラン）では、この成果を元にして日本の認知症者数の将来推計がなされ、2025年には675万人、2060年には850万人と推計されています。しかし、2060年までに糖尿病が20％増加する場合は、認知症者数が2025年には730万人、2060年には1,154万人と大幅増になる推計です。たくさん運動し、食事に気をつけ、間食や夜食を避け、ストレスをためないといった、糖尿病になりにくいライフスタイルが大切ですね。

ちなみに、筆者の実践している食事は**玄米食**です。玄米と白米は食後の血糖値の上昇カーブが異なります。白米のほうが早く消化されて血糖値の上昇が急カーブとなります。一方、皮膜をかぶった玄米は、消化がゆっくりで、ゆるやかに血糖値が上昇して最高値も低くなります。炭水化物を50 g摂取後にどの程度血糖値が上がるかを比較する指数に、グリセミック・インデックスがあります。一番高いのがブドウ糖（グルコース）摂取時で100です。白米や白パン、ジャガイモ、コーンフレークなどは70以上の高い値になり、消化・吸収が早い食品です。玄米や豆類、ナッツ類、果物などは55以下の低い値になります。玄米はグリセミック・インデックスが低く、インスリン分泌量が少なくて済むので、膵臓にやさしく、糖尿病になりにくいのです。

玄米10 kgを精米すると白米9 kgになるといわれます。残りの1 kgは胚芽入りの米糠です。胚芽は芽や根を出す部分ですから、この米糠にはタンパク質や脂質（胚芽油）、ビタミン類などの栄養素が豊富に含まれています。そして、米糠は食物繊維で腸内細菌のエサになります。これらを捨ててしまうのはもったいない。捨てる部分にこそ、健康に必要な栄養素が豊富なのです。

1-6　野菜とビタミンは頼りになるか

活性酸素など老化の原因となる酸化物質が、抗酸化ビタミンに攻められて降参か！――威勢のよい書き出しにしてみましたが、果たして、抗酸化ビタミン（**ビタミンE、ビタミンC、βカロテン＝ビタミンA**）は、アルツハイマー型認知症の予防に役立つのでしょうか。手軽に栄養補給できるものとして、ビタミン関連のサプリメントはかなりの数が出回っていますので、食事から栄養素をとるのが基本だとしても、利用できるものがあれば利用していきたいと考える方も多いでしょう。確かに、ビタミンE、ビタミンC、βカロテンには抗酸化作用があることが知られていますので、老化防止に役立つと思います。脳は膨大な量の酸素を消費し、活性酸素がたくさん作られるので、抗酸化物質を多量に必要としています。しかし、ビタミンE製剤をアルツハイマー型認知症の方に投与して効果をみる臨床試験では、芳しい結果は得られませんでした。一方、食事の中のビタミンEが多いと、アルツハイマー型認知症の予防効果があるという報告と効果がないという報告があります。なお、ビタミンCとβカロテンに関しては、認知症予防効果は示されていません[56]。ビタミン類は、サプリメントとしてではなく、食事や果物から摂取するのが基本です。特に脂溶性のビタミンAとビタミンEは、サプリメントや薬剤としてとり過ぎに注意が必要です。ビタミンAはレバー、ウナギ、ニンジン、モロヘイヤなどに、ビタミンEはナッツ、カボチャ、枝豆、ナスなどに含まれています。βカロテンは水溶性です

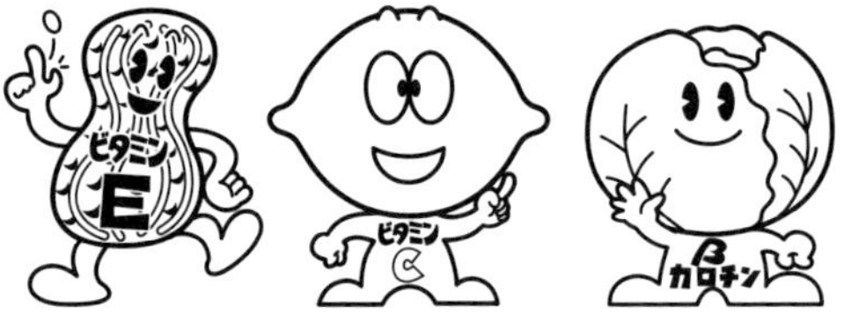

が、過剰摂取では皮膚が剝がれる副作用が出ることも報告されていますので、サプリメントではとり過ぎに注意が必要です。やはり、野菜をたくさん食べるのがよいようです。抗酸化ビタミンに関しては、疫学研究も動物実験も「これだ！」という研究がありませんので、アルツハイマー型認知症の予防法としては「**推奨レベル C**」ですね。

それでは次に、野菜などに含まれるビタミン B 群（B_1、B_2、B_6、B_{12}、葉酸）はどうでしょうか。**ホモシステイン**というアミノ酸の一種が血液中に増えると、動脈硬化が加速され、脳梗塞が増えるという疫学研究が多数あり、メタ分析（33 ページの「疫学研究」を参照）で確認されています。ホモシステインの増加はまた、アルツハイマー型認知症の危険因子でもあるとされています。**葉酸**や**ビタミン B_6**、B_{12} は、このホモシステインの分解を促進して血液中濃度を低下させ（**図 3-22**）、動脈硬化を抑えますので、認知症予防効果が期待されます。実際に、血中の B_{12} 濃度が高いとホモシステイン濃度の低下を介して認知症のリスクを低減するという報告があります[57)]。米国で 65 歳以上の 965 名を 6 年間追跡した疫学研究で、食事とサプリメントからの葉酸、B_6、B_{12} の摂取量との関係を調べると、**葉酸**を多く摂取している群では少ない群に比べてアルツハイマー型認知症のリスクが 0.5 と半減していました。しかし、B_6 と B_{12} ではこのような予防効果がみられませんでした[58)]。また、葉酸の血液中濃度が低いことが脳萎縮と関連するという調査があり[59)]、葉酸補給の大切さが示唆されていますが、動物実験はないので予防法としては「**推奨レベル B**」となります。ちなみに、葉酸というくらいですから、葉野菜にたくさん含まれて

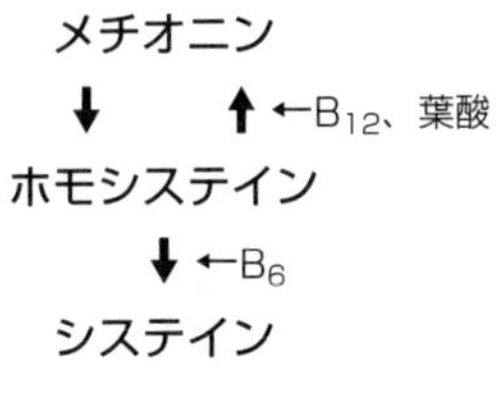

図 3-22　野菜で血中ホモシステイン（動脈硬化促進因子）濃度を下げよう

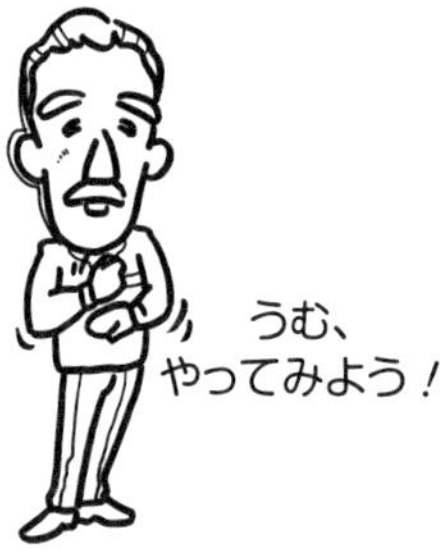

います。葉野菜を食べて葉酸の補給に努めれば、一緒にポリフェノールもとれますので、**野菜が豊富な**食生活をいつも心がけましょう。

B_6 や B_{12} は今のところ「**推奨レベル C**」です。なお、ビタミン B 群は水溶性のため体内に残留しませんので、毎日、食品から摂取することが必要です。一方、ビタミン A、D、E、K は脂溶性のため体内に蓄積するので、とり過ぎに注意が必要です（筆者は学生のとき、「油でベタベタはアベックではなくアデック（ADEK）」と覚えました）。

なお、胃粘膜からビタミン B_{12} の吸収を助ける因子が分泌されているので、胃潰瘍や胃がんで胃を切除した人は、ビタミン B_{12} 欠乏になりやすく、注意が必要です。手術から数十年を経て、貧血や手足のしびれ、足の麻痺、認知機能低下など B_{12} 欠乏症の症状が現れることがあります。欠乏の有無は血液検査でわかりますので、サプリメントを飲む前に受診してください。

血液中のカルシウム濃度を高めるように働くビタミン D が不足していると、高齢者の認知機能低下リスクが高まることが、メタ分析で示されています[60)]。さらに、5 研究のメタ分析で、血中ビタミン D 濃度が正常値以下に低いと認知症の相対リスクが 1.54 倍に高まると報告されています[61)]。ビタミン D は魚に多く含まれています。

ここでビタミンから少し離れて、野菜の効用について触れましょう。シカゴの高齢者 3,718 名を対象にして、認知機能の低下量（どれだけ認知機能が低下したかであり、認知症の発症頻度ではありません）を 6 年間にわたって調査した疫学研究では、対象者を野菜の摂取量によって 5 群に分けました。そして、摂取量最下位群に比べると、摂取量が最上位群と 2 番目の群で認知機能低下量が 40％くらい少なかった（最下位群の６割程度しか低下しなかった）ことがわかりました。すなわち、**野菜**に認知機能低下を防ぐ効能があるという結果でした。フルーツについても同様の解析を行いましたが、このような効果は示されませんでした[62)]。しかし、米国の日系人 1,836 名を対象に、果物と野菜のジュースを飲む頻度とアルツハイマー型認知症発症頻度を調べた研究では、週３回以上飲む群は、週１回以下の群に比べてハザード比が 0.24 と、リスクが 1/4 に低下していました[63)]。また、フランスの高齢者 8,085 名を対象として４年間にわたって調査した報告では、野菜と果物の摂取がすべての型の認知症のリスクを３割くらい低減しました。この報告では、毎週魚を食べることや n-3（ω-3）系多価不飽和脂肪酸の摂取でアルツハイマー型認知症のリスクが低減すること、n-6（ω-6）系多価不飽和脂肪酸（肉の脂）の摂取でリスクが増えることも示されています[64)]。

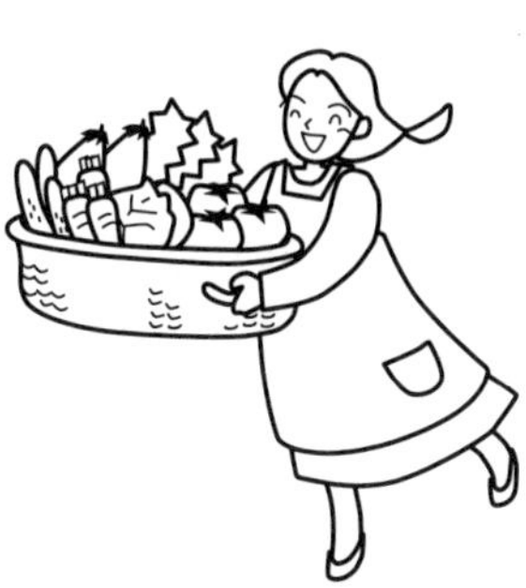

野菜、脳老化防止の
秘められたパワー

アルツハイマー型認知症患者で不足している栄養素は?

アルツハイマー型認知症患者の血漿中の様々な栄養素濃度を測定した計 80 論文のメタ分析の結果から、葉酸、ビタミン A、ビタミン B_{12}、ビタミン C、ビタミン E が明らかに低下していて、亜鉛とビタミン D が低下傾向にあることが示されました[65)]。ほかにも、アルツハイマー型認知症患者の血漿中の n-3 系不飽和脂肪酸（DHA など）とセレンが低下しているという報告があります。これらの栄養素が不足したのでアルツハイマー型認知症になったのか、それともアルツハイマー型認知症になったので濃度が低下したのかは不明ですが、ここに示した各種ビタミンなどの栄養素が不足しないように普段から気をつけておいたほうが無難でしょう。高齢期の痩せが認知症のリスク因子であることと合わせ、高齢期には野菜を含むおかずをたくさん食べるように心がけましょう。

ポパイとオリーブ

ポパイ（Popeye）といえば缶詰のホウレン草、これを食べて力100倍、恋敵をやっつける痛快ラブコメディー――懐かしいですね。筆者は小学生時代にこのテレビアニメを見て育ちました（1959～1965年に放映）。ホウレン草には認知症予防に有効な葉酸、抗酸化（老化防止）作用の強いビタミンAやルテイン（lutein；黄色い色素；カナリアの色の元）とビタミンC、貧血防止の鉄分などが含まれます。

ポパイの恋人オリーブの名字をご存じですか？　オリーブはオイル家の娘です。よってオリーブ・オイル（Olive Oyl）がフルネームです。この名前、この本に出てきましたね。でもそれは“olive oil”でしたが。**オリーブオイル**は、一価不飽和脂肪酸であるオレイン酸を多く含み、動脈硬化の防止に有効といわれます。地中海食（魚・豆・オリーブオイルなどが豊富；97ページの**図3-15**）で認知症のリスクが減ることを本項で触れましたが、オリーブオイルが効いているという考えがあります。しかもオリーブオイルはトランス脂肪酸含量やn-6系のリノール酸が少ないことをすでに触れました。ポパイのホウレン草と恋人オリーブ・オイルは、認知症予防の切り札……かも。

1-7　ミネラルと金属の話

「水には硬い水と軟らかい水があるんだって？」「へーそうかい。かてー水で泳いだら、さぞかし大変だろうねぇ。でも、かてー水だったら水面の上を歩けるだんべぇ」——決してそんなことはありません。硬水とはミネラルをたっぷり含んだ水、軟水とはミネラルに乏しい水で、日本の水は軟水といわれます。では、水に含まれるミネラル（無機質）とは何でしょうか。代表的なものはカルシウムで、そのほか、ナトリウムやカリウム、マグネシウム、鉄、銅、亜鉛、セレン、ヨウ素、リンなどです。

アルツハイマー型認知症になった方の食生活を調べると、**カルシウム**、**鉄**、**亜鉛**などの摂取が少ないという指摘があります。これらが不足しないように注意しましょう。ただし、根拠とすべき疫学研究や動物実験がありませんので、予防法としては「**推奨レベル C**」です。なお、亜鉛が欠乏すると、舌の味センサー（味蕾）の働きが悪くなって味覚が低下します。外食化や米離れも亜鉛欠乏の背景にあります。亜鉛は魚介類、特に牡蠣に多く含まれます。

ただし、サプリメントでとると過剰摂取になる危険性があります。鉄や銅の過剰摂取で認知機能が低下するという報告がありますので、これらを含むマルチビタミンなどのサプリメントにはご注意を。

なお、20 年ほど前、**アルミニウム**がアルツハイマー型認知症の危険因子だということが世間でだいぶ喧伝されましたが、実は、アルツハイマー型認知症との関わりはありません。

1-8 腸内細菌と脳は緊密

大腸の中にはたくさんの菌が住んでいます。内容物1gあたり何と1兆個もの菌がいるとか。この菌、ヒトに必要なビタミンを作ってくれるなど重要な役割を発揮して、ヒトと共存しています。近年、腸内細菌叢の状態（どんな種類の菌が多いか）が様々な病気に関与することが知られるようになりました。特にストレス関連の不安障害やうつ病に関係し、認知機能にも影響します。腸の炎症が脳の炎症を引き起こし、気分・感情・認知機能の障害につながるという腸・脳相関の考えです。しかし、残念ながら、例えば**ヨーグルト**の摂取が認知症リスクを減らすといった縦断研究は見つかりません。よって推奨度はつきませんが、筆者のヨーグルト生活から気づいた点を示したいと思います。

かつて家森幸男博士がブルガリアなどの長寿者を調査してヨーグルト摂取がよいと報告し、氏がコーカサス地方から持ち帰ったヨーグルトがカスピ海ヨーグルトとして流行りました。筆者も昔、カスピ海ヨーグルトのタネ（ヨーグルトそのもの）を頂戴して、自家製ヨーグルト作りをしばらく続けていました。当時は保温器を持っていなかったので、こたつの中でヨーグルトを温めていたのですが、足があたって容器が倒れ、こたつの中が異臭を放つようになったりといろいろなことが起こって、中断してしまいました。

しかし、2014年にヨーグルトメーカーを頂戴したのをきっかけに、自家製ヨーグルト作りを再開しています。牛乳1リットルに市販のヨーグルト大さじ3杯を混ぜて37℃で保温すると、一晩でヨーグルトが出来上がります。その一部をタネにすれば、次々とヨーグルトが作れます。筆者はビフィズス菌入りが好きですが、どんな市販ヨーグルトでもタネになります。このヨーグルト、便秘によく効きます。一度に200g以上を一気に食べると手応えを感じます（個人差が大きいと思いますが)。認知症予防に効果があるかどうかは、筆者がもう少し高齢になるまで経過を追わないとわかりません……。でも、ヨーグルト（動物性乳酸菌）や漬物・ピクルス（植物性乳酸菌）と、これらの菌の餌になる食物繊維をたくさん摂取して、いわゆる善玉菌をたくさん腸内で飼育することは脳の健康によいようです。今後、この方面の研究が進むと思います。

発酵乳製品ということでいえば、**カマンベールチーズ**がトランスジェニックマウスの脳βアミロイド沈着を低減するという日本の研究があります。さらに、このグループは乳清ペプチドに脳の炎症を沈める作用があることを見つけ、50～75 歳の健常者をランダムに 2 群分けし、この乳清ペプチドを 12 週間摂取してもらう研究を実施しました。すると、摂取群と対照群（非摂取群）で記憶テストの得点には差がありませんでしたが、視覚認知テストでは摂取群で改善がみられたと報告しています[66]。もう一つ、日本で行われた、MCI の 70 歳以上の女性 71 名を対象にした３か月間の介入研究を紹介します。対象者を、白カビ熟成チーズ（カマンベールチーズ）を毎日 33.4 g 摂取する群と、プロセスチーズを毎日同量摂取する群と、ランダムに 2 群分けしました。すると、血中 BDNF（海馬神経細胞を増やして記憶をよくするホルモン；90 ページと 134 ページを参照）の濃度が、プロセスチーズ摂取群と比べてカマンベールチーズ摂取群で有意に高いという結果でした[67]。白カビによる発酵で生じる成分に BDNF を増やす効果があるようです。今後の研究が期待されます。

女性ホルモンの効果についてはあとで触れますが、大豆イソフラボンの女性ホルモン様作用の有効性が期待されています（204 ページの「6. ホルモン補充療法と大豆イソフラボン・エクオール」を参照)。この作用は、大豆イソフラボンに腸内細菌が働いて作られる代謝産物エクオールに強くみられることがわかっています。しかし、エクオール産生菌をもっている日本人女性は約4割で、残りの6割はエクオール産生菌をもっていません。さらに、日本の若い女性でエクオール産生菌をもっているのは2割とか。若い世代は大豆などあまり食べないからでしょうか。

アンチエイジングドック受診者152名(平均69歳、男性61名・女性91名)でエクオール産生菌の有無と認知機能を評価すると、エクオール産生菌をもつ群はもたない群に比べて認知機能がより高く、MCIの有病率がより低い(もつ群8%に対してもたない群21%)という報告があります[68)]。また、アルツハイマー型認知症患者65名を2群に分けて、大豆イソフラボン100 mg/日で6か月間介入する研究を行ったところ、投与群と対照群(非投与群)で認知テストに有意差はなかったものの、血中エクオール濃度が高いほど言語流暢性と巧緻性が高いという結果でした[69)]。エクオール産生菌を有する人が大豆イソフラボンのサプリメントを摂取すると効果があるかもしれないという研究結果です。エクオール産生菌を腸に届けるようなサプリメントが開発されると、誰でも大豆イソフラボンの恩恵を受けられるようになりそうですね。

味噌や醤油、漬物といった発酵食品の効果についても、今後、研究が進んでほしいと思っています。

1-9　まとめに代えて－久山町研究からわかった日本人向けの認知症予防食－

日本で唯一、長期間にわたって町ぐるみで疫学調査を続けてきた福岡県久山町のコホート研究から、日本人向けの認知症予防食が明らかにされました。海外では地中海食が有名ですが、日本では食べ慣れない人もたくさんいますよね。そこで、真打ちの登場です。

1988 年に久山町の健診で食事調査を受けた認知症のない 60 ～ 80 歳の 1,006 名を長期間追跡し、長年続けた食習慣と認知症の発症との関係が調べられました。その結果、「**大豆・大豆製品、緑黄色野菜、淡色野菜、海藻類、牛乳・乳製品の摂取量が多く、米の摂取量が少ない食事パターン**」が認知症予防に有効なことが示されました[70)]。また、果物・果物ジュース、芋類、魚の摂取量が多く、酒の摂取量が少ないことが認知症予防に有効である傾向がみられました。そして、このパターンの食事摂取のハザード比は 0.66 と認知症リスクが約 2/3 でした。アルツハイマー型認知症、血管性認知症の発症リスクもともに有意に低下しました。

なお、米の消費が少ないほうがよいという点については、米単品の消費量と認知症リスクとの関係を調べると相関はみられなかったことから、米が悪いのではなく、米を多くとって副食が少ないことがリスクになるのではないかと推測されています。ですから、食事は「副食の割合を多く、主食である米の割合を少なくすることが大切」という意味であって、米食自体が認知症リスクになるのではありません。一方、摂取量を増やすと認知症、アルツハイマー型認知症、血管性認知症のリスクが減る食品として、牛乳・乳製品が明らかになりました。この結果から、日本人には「**主食（米）に偏らない、野菜が豊富な日本食に牛乳・乳製品を加えた食事**」が推奨されるとしています[70)]。

アルツハイマー型認知症を防ぐ食事（food）とライフスタイルのガイドライン

栄養と脳の国際会議（2013 年、ワシントン D.C. で開催）で 7 項目のガイドラインがまとめられました。本書で述べた食生活のまとめとしても適切なので**表 3-6** に示します。

表 3-6　アルツハイマー型認知症を防ぐ食事（food）とライフスタイルのガイドライン

1. 飽和脂肪酸とトランス脂肪酸の摂取を極力減らす。
2. 肉や乳製品に代えて、野菜、豆類、果物、全粒穀類[注1)]を主にする。
3. ビタミン E はサプリメントではなく、食事（種、ナッツ、緑色葉野菜、全粒穀類）から摂取する。一日量を 15 mg 以下とする。
4. 強化食品やサプリメントなど、ビタミン B_{12} 源の信頼できるものを摂取量の上限（成人で 2.4 μg/日）を超えない範囲でとることを、日々の食事の一部とする。高齢など様々な要因で吸収が悪化するので、ときどき血液中の B_{12} 濃度を調べる。
5. もしマルチビタミンを選ぶなら、鉄と銅を含まないものを選ぶ[注2)]。鉄欠乏と医師に言われたら、鉄単独のサプリメントを用いる。
6. アルミニウムがアルツハイマー病にもたらす影響は不明だが、アルミニウム摂取を最小限にしたい人はアルミ鍋を避け、制酸剤やベーキングパウダーなどアルミニウムを含むものを使わない。
7. 週 3 回・40 分間、速歩に相当する程度のエクササイズを生活習慣とする。

注 1…米なら玄米のように精米せず胚芽を含むもの。
注 2…鉄と銅の過剰摂取にならないようにするため。

（Barnard ら 2014[71)]）

あなたの　あなたによる
あなたのための食事！

リンカーンの教え（!?）より

2. 運動のススメ

人間は動物です。からだを動かすことで脳を含めた全身の機能が維持されます。身体活動が、脳を守る一番の方法です。

また、これまでみてきたように、脳血管障害はアルツハイマー型認知症の危険因子の一つです。動脈硬化があれば、もちろん血管性認知症になる確率が高まりますし、アルツハイマー型認知症を合併する可能性も大きくなります。しかし、日頃からからだを動かしておけば、心臓や脳の血管の状態を良好に保つことにつながりますので、認知症の予防に効果てきめんです。

2-1　運動の認知症予防効果

皆さんも、早朝や夜中に黙々と歩いている方を見かけたり、休日などに軽快にジョギングしている方の姿を見たことがあることと思います。ダイエットや健康増進など、人によって目的はいろいろでしょうが、そんな姿に自分を照らし合わせると、着替えをして運動靴を履いて準備運動をして――正直なところ、途端に億劫に感じてしまう方も多いのではないでしょうか。でも、そんなに身構える必要はありません。例えば家事でも、床の雑巾がけをするだけでも、よい運動になります。日中ボーッと過ごすのではなく、積極的に地域のイベントやボランティア活動に参加することでも、十分にからだを動かしていることになります。ただし欲を言えば、少し汗をかく程度、心臓が少しドキドキするような強さの身体活動も加えるとよいでしょう（149ページの「フィットネス」を参照）。そこで、最も手軽に取り組めそうで、なおかつ有酸素運

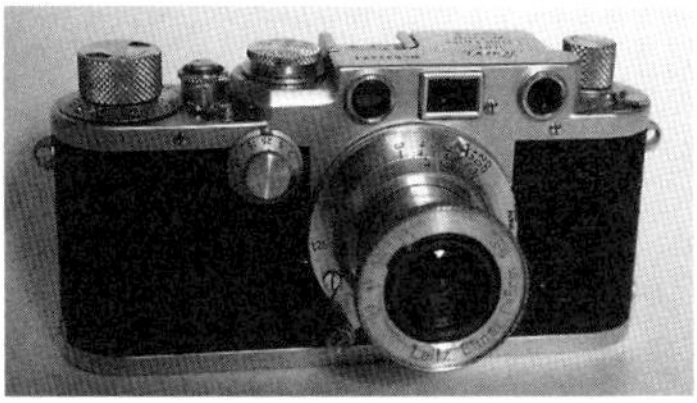

筆者のかつての散歩カメラ
―ライカⅢf 1952年製―

動としての効果も引き出すことのできる、少し長めの「散歩」(できれば早足で)がお奨めです。まずは週に1～2回、できる範囲から始めてみて、徐々にからだを慣らしていきましょう。高齢になると骨も筋もだんだん失われていき、使わないでいるとさらに拍車がかかりますが、急な激しい運動は逆効果です。もう一つ、キツイ肉体労働も効果があまりないようです。季節ごとに移りゆく景色に目をやりながら(カメラ片手にというのもよいですね)、あるいは気の合う仲間と語らいながらなど、楽しく活動することが大切です。

それでは、運動(身体活動)が認知症予防に効く理由について、まずは疫学研究からみていきましょう。実は、運動(身体活動)がアルツハイマー型認知症の予防に有効という疫学研究は数多く、複数の調査を総合評価したメタ分析でも、高齢者の認知機能維持やアルツハイマー型認知症予防への有効性が明確に示されていますので確実です。Guure ら[72]による45研究(11.7万人)のメタ分析では、認知症リスクがオッズ比0.79、アルツハイマー型認知症のリスクがオッズ比0.62でともに運動が有効との結果が出ましたが、血管性認知症のリスクはオッズ比0.92であるものの95%信頼区間が0.62-1.30と1をまたぐため有意差なしとなり、運動の有効性を示せませんでした(**図3-23**)。運動(身体活動)の効果は、血管性認知症よりもアルツハイマー型認知症へのほうが大きいようです。

Rovio ら[73]は、フィンランドで1,449名を対象に、中年期からの運動習慣の効果を検討しました。その結果、中年期から週2回以上、少し汗をかく程度の運動を20～30分間行うことで、20年後の高齢期でのアルツハイマー型認知症発症リスクが0.38と約1/3に低減していまし

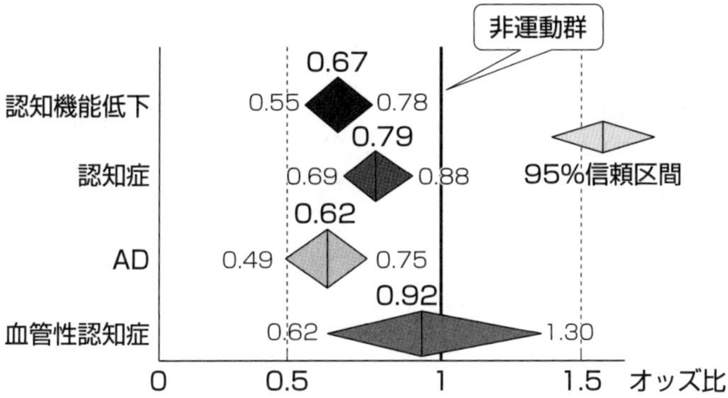

図 3-23　運動の認知症リスク低減効果
合計 11.7 万人を対象とした 45 研究のメタ分析から、認知症・アルツハイマー型認知症（AD）のリスク低減が示されたが、血管性認知症では有意な低減効果が示されなかった。
（Guure ら 2017[72]より作成）

た（**図 3-24**）。高齢期になってからの運動だけでなく、中年期からの運動の継続が、高齢期のアルツハイマー型認知症予防に有用だという研究です。この研究で示された「少し汗をかく程度で 20～30 分間、週 2 回以上」が脳の健康を守る運動の目安です。

では、一週間にどの程度の運動量がよいのでしょうか？　Xu ら[74]によるメタ分析の結果では、1 週間に 500 kcal または 10 メッツ・1 時間のレジャー活動で、認知症リスクが 10％低減（相対比 0.90）、アルツハイマー型認知症のリスクが 13％低減（相対比 0.87）することが示されています（いずれも 95％信頼区間は 1 以下に収まっているので確実な因子です）。ここでメッツ（METs：Metabolic equivalents）を説明しておきます。1 メッツは安静時のエネルギー消費で、2 メッツならその 2 倍のエネルギー消費です。ボーッとテレビを見ているのが 1 メッツ、台所で立って調理しているのが 2 メッツ、通勤・通学時の少しせわしい

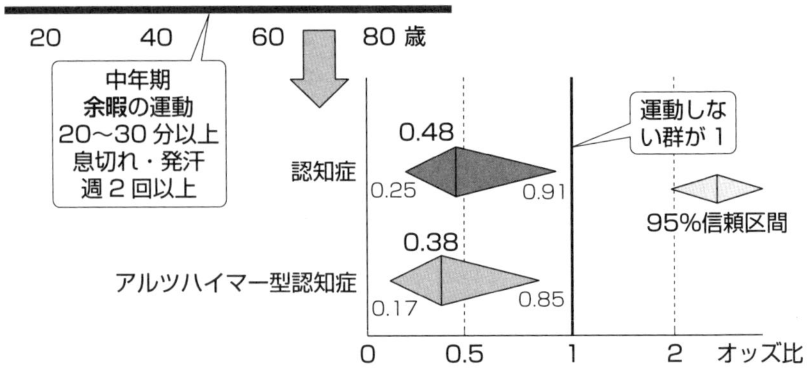

図 3-24 中年期の余暇運動がアルツハイマー型認知症を防ぐ

中年期の運動状況を調べ、20 年後に認知症発症について 1,449 名を再調査したフィンランドの CAIDE 研究による結果を示す。
(Rovio ら 2005[73])

歩行が 4 メッツ、軽いエアロビクスダンスなら 5 メッツ、ランニング（時速 10 km）や平泳ぎが 10 メッツです。よって、早歩きなら週に 3 時間、軽いエアロビなら週に 2 時間、ランニングなら週に 1 時間で 10 メッツ・1 時間となり認知症リスクが 1 割減、この 2 倍の運動量なら認知症リスクが 2 割減となります。

次に、動物実験の成果をみてみましょう。脳にβタンパク異常蓄積を生じるトランスジェニックマウスを用いた動物実験で、住環境や運動（身体活動）も脳βタンパクの異常蓄積に影響を及ぼすことが示されています。トランスジェニックマウスの飼育環境を変えて、広い飼育箱で廻り車やトンネルを設置し、楽しく遊び回れるようにして運動量を増やすと、脳βアミロイド沈着が減少しました（**図 3-25**）。楽しく運動（身体活動）することが、βタンパク分解酵素の活性を高めたと考察されています。同様な実験結果がいくつか報告され、βタンパク異常蓄積が減

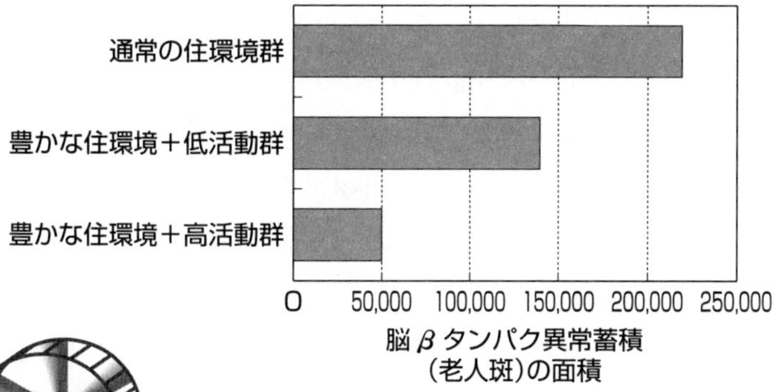

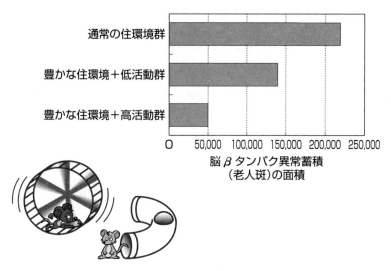

図 3-25　豊かな環境での楽しい運動が老人斑を減らす
加齢により脳βタンパク異常蓄積（老人斑）をきたすトランスジェニックマウスを、廻り車やトンネルなどのある環境で飼育し、活動量を高くすると、βタンパク異常蓄積が少ない。
（Lazarov ら 2005[75]）

るという研究が多いのですが、その一方で減らないという研究もあり、結果は一定していません。しかし、いずれの研究でも、記憶や認知機能は改善しています。広くて遊び道具がたくさんあったらマウスが楽しいかどうかはわかりませんが、自発的な運動量が増えることは、アルツハイマー病変の進行を抑えて、その予防策として有効と思えます。また、これまでのアルツハイマー型認知症モデル動物（トランスジェニックマウスなど）での実験結果をまとめた研究では、①豊かな環境（広いケージに遊具がたくさん）条件のほうが運動条件よりも認知機能向上効果が大きい傾向にあり、②両者ともに特に空間記憶が向上するものの、③脳βアミロイド沈着やタウの蓄積への低減効果は一定ではなく、④神経細胞新生やシナプス可塑性などへの効果は豊かな環境条件のほうが確実な傾向にあり、⑤脳の炎症は豊かな環境条件よりも運動条件のほうがより確実に抑えられる、などの結果が示されています[76]。

からだの細胞には寿命があり、絶えず新しい細胞と入れ替わっています。しかし、脳の神経細胞は例外で、入れ替わることなく一生にわたって働き続ける細胞だと長い間考えられてきました。ところが、海馬という記憶に関係する部位では、神経細胞が少しずつ新しく生まれて入れ替わっていることがわかりました。実は、この海馬神経細胞の新生に、運動（身体活動）が関係しています。マウスでの実験ですが、たくさん運動したマウスの海馬では、神経細胞の分化や生存に必要な栄養ホルモンの BDNF がたくさん分泌されて、新しく生まれる神経細胞が増え、記憶がよくなります（**図 3-26**）。BDNF は新しく生まれた神経細胞を育てる肥料のような効果をもっています。120 名の高齢者をランダムに有酸素運動群とストレッチ群に分け、1 年間の海馬体積変化を MRI で計

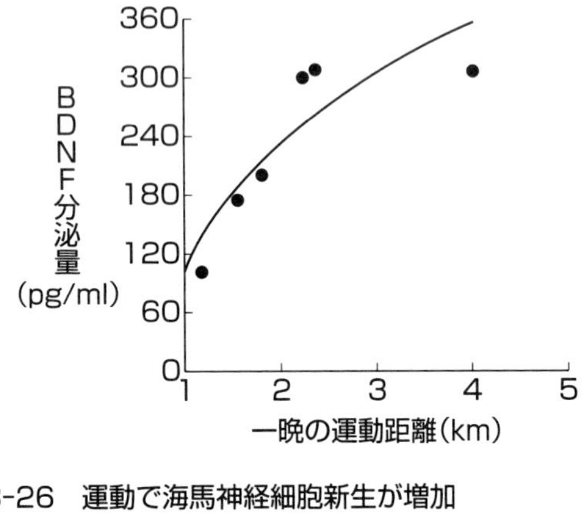

図 3-26　運動で海馬神経細胞新生が増加
自発的に運動すればするほど、海馬神経細胞（記憶担当）が育つのに必要な栄養ホルモン（BDNF）分泌量が増加する。強制運動では増加しない。
（Cotman ら 2002[77]）

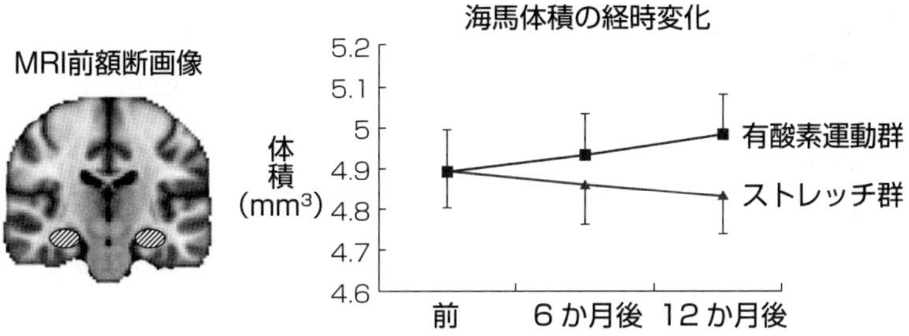

図 3-27　運動の海馬増大・記憶力アップ効果
海馬（斜線部）の体積が、有酸素運動群では 2%増加し、ストレッチ群では 1%低下した。そして、血中 BDNF 濃度が高いほど海馬体積が増大し、記憶力が高まっていた。（Erickson ら 2011[78]）

測しました。すると、ストレッチ群では海馬体積が約 1％減少したのに対して、有酸素運動群では海馬体積が約 2％増えました（**図 3-27**）。有酸素運動群では血中の BDNF が高値を示すほど海馬体積が増大し、記憶も向上していました[78]。ダンスやジョギングなどの有酸素運動で脳が大きくなるというのです。

運動は BDNF を増やすだけでなく、シナプスを強化する IGF-1 や FGF-2、血管透過性を高める VEGH などのホルモン分泌も増やすことで、認知機能の向上に貢献します。『脳を鍛えるには運動しかない！』（ジョン J. レイティ／日本放送出版協会）という題名の本があるくらい、運動は認知機能の維持向上に不可欠なのです。

一方、恐れなどのストレスが加わると、副腎皮質ホルモンの作用を介して神経細胞がダメージを受けて海馬神経細胞数が減り、記憶が悪くなります（156 ページを参照）。また、うつ状態が続くと海馬で新しい神経細胞が作られなくなり、神経細胞数が減ってきます。これに対し、運動はセロトニン濃度を高めて抗うつ効果を発揮します。

このように、運動（身体活動）は、アルツハイマー型認知症の予防策

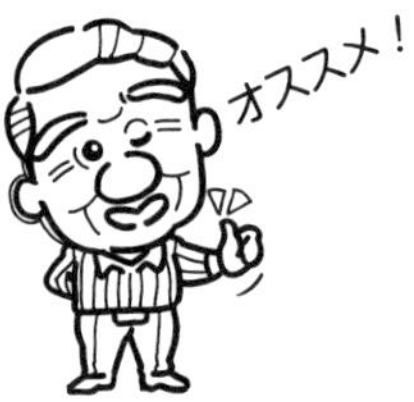

として「**推奨レベルA**」の方法です。

一方、血管性認知症に対する運動（身体活動）の予防効果は、どうなのでしょうか。運動（身体活動）は、血管性認知症の危険因子である高血圧、脂質異常症、糖尿病を予防しますので、理論的には有効と思われます。Hébert ら[79]の研究では、男性では効果が明らかでなかったものの、女性では運動で発症リスクが半減したと報告されています。欧米では血管性認知症が少ないことから、疫学研究や動物実験もあまり行われていないため、科学的根拠という点からすれば、血管性認知症に対する運動の予防効果は「**推奨レベルC**」となってしまいます。しかし、運動が悪いという報告はありませんし、動脈硬化予防効果や血栓予防効果などのよい効果が多数報告されていますので、運動（身体活動）は血管性認知症対策としても是非行ってください。

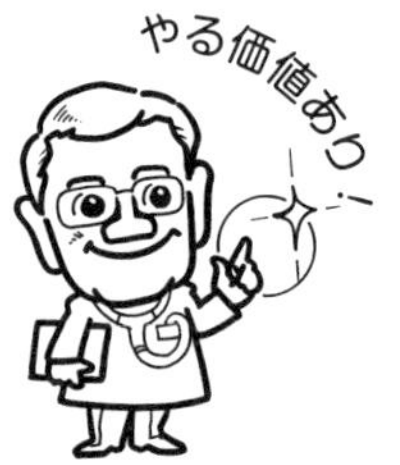

2-2　具体的な運動方法

どんな種類の運動をどの程度の強さで、どれくらいの頻度で行ったらよいのか気になりますね。そこで、認知症予防に有効な運動を検討したメタ分析の結果を紹介します。Northey ら[80)]は、50 歳以上を対象とした 39 研究・12,820 件のデータを分析し、①運動が認知機能（記憶、ワーキングメモリー、注意・遂行機能）の改善に有効であることに加えて、②種別は有酸素運動、筋トレ（筋力増強）、それらの複合、または太極拳のどれもが有効、③持続時間は 45～60 分間が有効、④頻度は週何回でも有効、⑤強度は中等度～強度で有効であり、⑥期間は短期（4～12 週）・中期・長期（26 週以上）のいずれでも効果があると示しました。どんな運動でも、少し汗が出る・少し息が切れる程度の運動を、週に数回継続するのがよいようです。別なメタ分析の結果も、① 1 回 30 分以上よりも以下のほうが、②週 2 時間以上よりも以下のほうが、③週 3 回以上よりも以下のほうが、より有効でした[81)]。頻度はあまり影響しないようです。

もう一点、自分は仕事でたくさんからだを動かすから運動は必要ないと思っている方へ。仕事関連の運動よりもレジャー関連の運動のほうが、アルツハイマー型認知症の予防効果が高いようです[82)]。

以下、具体的な運動例をいくつか示します。

1）筋トレ・筋力増強・持久力増強

スロースクワットが有効です。道具もいらないので手軽です。筆者は電車の待ち時間に駅のホームでやっているので、きっと「変なじいさん」です。両足を肩幅よりも少し広げてつま先を少し外向きに。そして、ゆっくりと数えながら腰を落としていきます。両手を前に突き出し、膝をなるべく前に出さないようにして、お尻をなるべく後方に突き出す姿勢になります。8秒かけてゆっくり沈み込み、そこで2秒静止、それから8秒かけてゆっくり立ち上がります。これを10回繰り返すと1セット。この運動を週3回以上行いましょう。

上肢に関しては腕立て伏せがよい運動です。腹筋も使います。ゆっくりと20回くらい行うとよいでしょう。10回から始め、慣れてきたら回数を増やしましょう。これでは負荷が強過ぎる場合は、膝を床につけた腕立て伏せにすると楽です。

2）有酸素運動

お奨めは**ステップ運動**です。有酸素運動であると同時に筋トレ・筋力増強効果があります。普通に平地を歩いているだけでは筋力はアップしません。階段や坂道を上ることで筋力がアップします。そこで、階段を1段上って、そのまま後ろ向きに1段降りる。上る足を左右変えながらこれを繰り返すのです。ステップ運動なら筋力がつき、有酸素運動で持久力がつき、しかも膝にやさしいのです。段差を後ろ向きに降りるので、アキレス腱のバネを使ってつま先から先にソフトランディングです。チョット息が切れるまで続けましょう。手すりに手を添えると安全です。

もう一つ、「**朝ドラその場ウオーキング**」も紹介しましょう。NHK総合の朝8時から15分間の連続ドラマをボーッと見ている人、チコちゃん（！）に叱られます。テレビを見ながら、その場でウオーキングしましょう。まずは、椅子に座ったままで両足を交互に持ち上げる運動で大丈夫です。これでは物足りなくなったら、立ってその場で15分間歩きましょう。前には進みませんよ。なるべく膝を高く上げてのその場歩行です。さらに、これでも物足りなくなったら「朝ドラその場ジョギング」です。前に進まず、その場でジョギングしてみましょう。その場ジョギングは、足がつま先から接地するので、アキレス腱がバネになって膝にやさしいのです。外で大股のジョギング（踵接地になる）をするよりも、裸足でその場ジョギングが膝や腰への負担がずっと少なくてよいのです。こうして、月～金まで週５日、一汗かいたら素晴らしいです。

屋外で歩く場合は、速歩がお奨めです。速く歩くことで負荷がかかり、筋力とバランス能力がアップし、心肺機能（持久力）も向上します。きっと認知機能も向上します。

3）骨を丈夫にする運動

骨には、衝撃が加わるとオステオカルシンというホルモンが分泌されて丈夫になる仕組みがあります。ですから、丈夫な骨を維持するには原料となるカルシウムやタンパク質を摂取するだけでは不十分で、身体活動で骨に衝撃やねじれなどの力が加わることが必要です。この衝撃を加える簡単な方法が「**かかと落とし**」です。両足を揃えた直立姿勢で、両足の踵を持ち上げ、ストンと一気に踵を落とします。すると、頭蓋骨にまで衝撃が伝わります。一日に 30 回が目安です。オステオカルシンはインスリン分泌を促進するので、かかと落としは糖尿病予防にも有効かもしれません。

この運動、家の中では素足なので衝撃が伝わりますが、屋外では靴を履くので、その靴の種類によって効果が変わります。衝撃を発生させることが目的なので、踵にクッションの入っていない革靴などが効果的です。ただし、衝撃が膝・股関節や脊柱に伝わるので、関節がすでに変形している方や痛みのある方は注意してください。踵にクッションが入ったスニーカーなどでは、衝撃効果が薄れます。筆者は、走るときや旅行でたくさん歩くときはスニーカーで膝を守る、通勤程度のときは踵の硬い靴を履いて衝撃を与える、というように使い分けています。

高崎ひらめきウオーキング教室

群馬県高崎市では、高齢者の認知症予防教室として、ひらめきウオーキング教室を開催してきました。市町村の介護予防事業は通常３か月間で終わります。そうすると、３か月間歩いて筋力や持久力が向上しても、教室が終わってしばらくすると元の状態になってしまう方が多いのです。そこで、教室の目的は、単に歩くことではなく「歩行を習慣化すること」としました。３か月間の教室を終えたあとも、歩行習慣を獲得した参加者が歩き続け、筋力や持久力が向上し続け、さらには認知機能も維持することを目的としたのです。そのため、教室にはいろいろな工夫をしました。例えば、単に歩くのではなく課題をもって楽しく歩くことにしました。ある人は俳句を作りながら、ある人はきれいな庭を見つけながら、ある人は挨拶をしながらなど、いろいろな課題をもって歩きました。そして、週１回の教室ではその成果を報告し合い、褒め合いました。日々の歩行数も万歩計で記録して、積み上げグラフで成果を褒め合いました。このように、課題や役割をもって、楽しく交流しながら歩き、褒め合って意欲が向上し、歩行が習慣化しました。その結果、認知機能の一部が向上するという成果も示せました。さらに、このウオーキング教室終了６か月後では、85％の方が週１回以上の歩行習慣を身につけていました[83]。

読者の皆さんも、散歩を習慣化できるよう工夫をしてみてください。ご褒美は、今日は散歩したから好物の○○を食べる、でもよいと思います。

「歩く習慣を楽しく身につけること」の認知機能低下予防効果が実証されたことを受け、2012 年４月からは、全国の市町村が行う介護予防事業で歩行習慣化プログラムが取り入れられました。興味のある方は、お住まいの市町村の地域包括支援センターに介護予防事業についてお尋ねください。

認知症になってからも運動が有効

認知症になってからも有酸素運動が有効なことを示す研究を紹介します。ランダム化比較 18 研究（認知症患者 802 名を対象）をメタ分析して運動の効果を検証すると、全体では標準平均差 0.42 と認知機能に有意によい効果がありました[84)]。運動の種別で比べると、有酸素運動（標準平均差 0.41）または有酸素運動と無酸素運動の複合（標準平均差 0.59）が認知機能によい効果があり（いずれの数値も＋（プラス）のため有効）、無酸素運動（標準平均差－0.10）は効果がないという結果でした（**図 3-28**）。認知症をアルツハイマー型認知症とアルツハイマー型認知症以外に分けても、効果は同様でした。たとえ認知症になっても、からだを動かすこと、できれば家事など役に立つ仕事を行ってからだを動かすことが、認知症の進行抑制（三次予防）に役立つといえます。

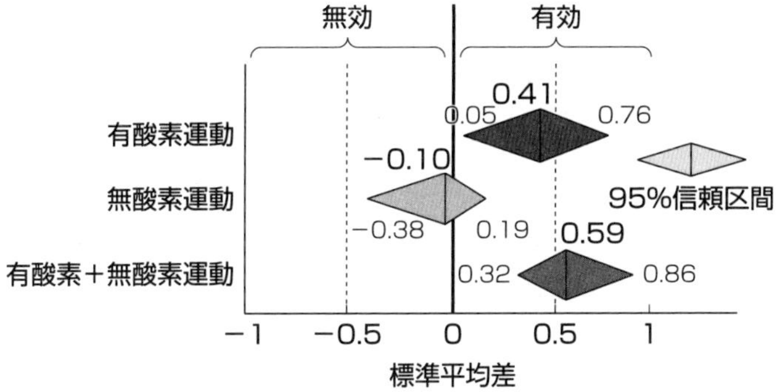

図 3-28　認知症患者の認知機能への運動の効果
ランダム化比較 18 研究（対象者 802 名）で運動効果を検証すると、有酸素運動または有酸素運動＋無酸素運動の複合が認知機能によい効果をもたらすことがわかった。
（Groot ら 2016[84)]より作成）

2-3　MCIへの運動効果

まず、MCIの段階でどのような要因があると認知症に移行しやすいかを、イタリアでの5年間の追跡調査から示します[85)]。この調査から、年齢が高く、女性で、認知テストの点数が低く、虚弱（**フレイル**[注)]）であるほど、MCIから認知症への移行リスクが高まることがわかりました。年齢や性別は変えられませんが、努力で変えられるのはフレイルですね。「MCIになったら運動でフレイル対策」ということで、運動の効果を示していきましょう。

MCIへ運動介入したランダム化比較11研究のメタ分析で、運動群は対照群に比べて全般的認知機能によい効果をもたらすことが示されました[86)]。運動の種類ではやはり有酸素運動が確実でした。しかし、このメタ分析では、記憶機能に対する運動の有効性ははっきりと示せませんでした。

わが国では国立長寿医療研究センターの研究グループが、大府市でMCIの人たちに運動介入を行っています。運動（エクササイズ）しながらしりとりや計算などの認知課題を同時に実施する**コグニサイズ**を行うと、記憶を含めた認知機能が向上し、さらに脳萎縮も防げると報告しています[87)]。コグニサイズを小さなグループで行うと、失敗を笑い合ったりして楽しく実施できるので、運動の継続につながります。

コグニサイズの具体例を示しましょう。椅子に座って足踏み、または立って足踏みを続けながら、声に出して数を数えます。ただし、このとき、3の倍数は声を出さずに拍手です。1、2と声を出し、3は言わずに拍手、4、5、拍手（6）、7、8、拍手（9）……と、100まで続けま

注）加齢とともに心身の活力（運動機能や認知機能など）が低下し、生活機能が障害され、心身の脆弱性が出現した状態を指す。その一方で、適切な介入・支援により生活機能の維持向上が可能である。

しょう。チョット間違えて照れ笑いになりますね。こうして楽しく一汗かきましょう。

このような、認知課題と運動の複合プログラムによるMCIへの介入研究のメタ分析で、認知機能によい効果を与えることが示されました（標準平均差 0.39）[88]。もちろん、認知症になってからでも有効でした（標準平均差 0.30）。いずれの数値も 95％信頼区間が 1 をまたいでいないので、統計学的にも確実な因子です。運動は、楽しく行い、できればコグニサイズがよいようです。

運動時 頭のけがには 要注意

頭にパンチをたくさん浴びたプロボクサーが晩年、認知症になると、ボクサー脳症・慢性外傷性脳症などといわれます。はたして頭部外傷が認知症のリスクを高めるでしょうか？　32 研究（対象者総数 200 万人／高齢者を対象にした研究が多いが青年期からを含む）のメタ分析で、頭部外傷の既往がある人は、認知症の相対リスクが 1.63 倍、アルツハイマー型認知症の相対リスクが 1.51 倍と高くなることが示されました[89]。転んで頭をぶつけないように注意しましょう。そして、サイクリングや激しいスポーツではヘルメット着用を。

2-4 転びそうになったら運動

英国で35〜55歳の1万人を27年間追跡調査した研究から、認知症を発症する9年前から運動量が低下し始めることがわかっています[90]。また、日本で285名の高齢者を対象にした横断研究では、健常・MCI（MMSEが24点以上）・軽度アルツハイマー型認知症（同21〜23点）・中等度アルツハイマー型認知症（同20点以下）の4群を比較すると、**図3-29**に示すように、認知機能が低下している群ほど歩行スピードが低下し、**サルコペニア**（筋量減少）が増えることが示されました[91]。運動量が減ったり、歩行スピードが低下するのは、認知症の前兆かもしれません。実際、メタ分析で、高齢者の歩行スピードが時速0.36 km（秒速10 cm・分速6 m）低下するごとに、認知症リスクが

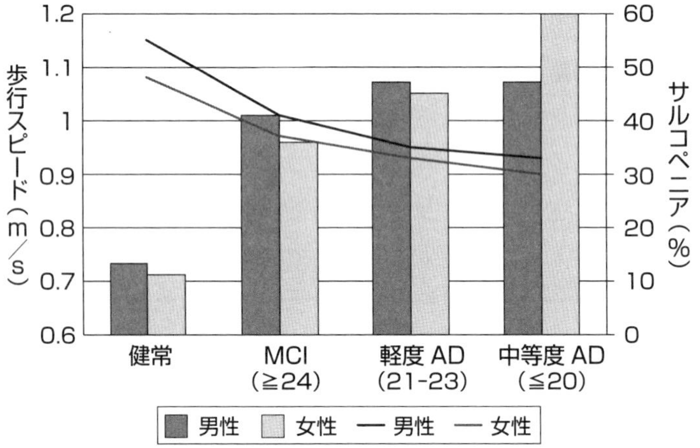

図3-29　認知機能低下の程度と歩行スピード・サルコペニア（筋量減少）の関係

健常群、MCI群、軽度アルツハイマー型認知症（AD）群、中等度AD群で比較すると、認知機能が低下するほど歩行スピードが遅くなり、サルコペニアが増える。

（Ogawaら 2018[91]より作成）

13％増加する関係（相対リスクが 1.13 倍で 95％信頼区間も 1 以上のため確実なリスク増大因子）が示されました[92)]。「早歩き」で認知症を予防したくなりますね。

歩行が不安定になって転びそうになったとき、杖にしようか、歩行車にしようか、それとも安全策をとって車椅子にしようか考えがちですが、リハビリテーションの考え方はこれとは逆の発想です。歩行が不安定になってきたら、運動することで筋力をアップし、バランスを改善しようと考えます。ランダム化比較 15 研究（53～85 歳の 3,136 名を対象）のメタ分析から、運動により筋力がアップし、バランスが改善し、転倒が 14％減り、骨折が 4 割減ることが報告されています（**図 3-30**）[93)]。片足立ちが 10 秒できない人は、運動が必要です。「高齢者が転倒→骨折→入院→認知症の発症」というパターンを筆者はたくさん見てきました。転びそうになったら、まず運動です。

転びそうになったら、安全策よりも転ばないように鍛えるという考え方が、本人の意に添っていると筆者は考えます。日本の介護施設では、歩行が危うくなってくると歩行させないように対処して、歩く能力を奪うことにつながります。歩かなくなれば転倒はなくなるので、よかったと。日本では、転ぶと転倒事故として扱い、骨折して家族が訴えると裁判所は施設に賠償金を払えと命じるので、能力を奪う対応になりがちです。これが日本の文化です。でも欧米は異なります。本人が自分の意思で歩いて転倒したなら自己責任で、施設の責任を問いません。だから自由に動き回れ、歩行機能が維持されます。読者の皆さんは、自分が高齢になったとき、どちらの対応を望みますか？

筆者は、ヒトが二足歩行を選んだときから「**転倒は必然**」と考えています。四つ足で歩いていれば転びません。でも、二本足で歩けば必ず転びます。ヒトはものすごいバランス能力で転倒しないように微調整をしているから立っていられるだけで、少しでも調整が狂えば転んでしまう

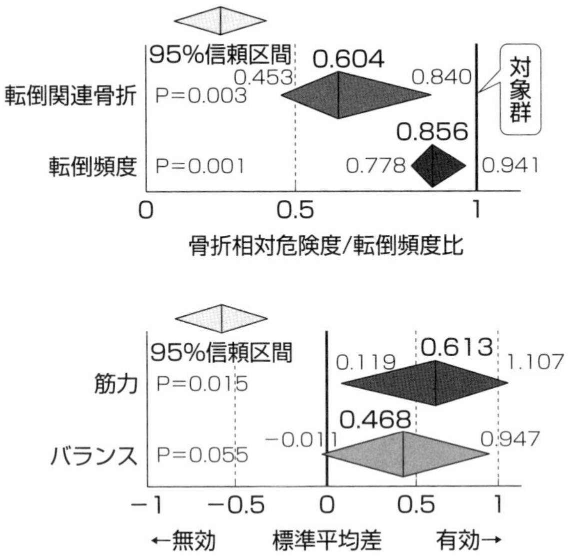

図 3-30　運動介入は高齢者の転倒骨折を減らす
合計 3,136 名を対象としたランダム化比較 15 研究のメタ分析から、運動介入が転倒関連骨折の低減、転倒頻度の低減、筋力増強効果があることが示された。バランスは改善傾向を示した。
(Zhao ら 2017[93]より作成)

のです。それでも、ヒトは二足歩行を選んだおかげで、手で道具を使えるようになり、脳を大きく発達させることができました。その代償が転倒です。自分で歩くことは人間の原点です。それを奪うことは、人間の尊厳を奪う行為だと思います。

2-5　運動（身体活動）の全身効果

運動（身体活動）にはたくさんの全身的な老化防止効果があります。運動により筋力がアップし、平衡感覚などのバランスもよくなり、からだを動かすことが上手になります。運動は、筋だけでなく全身の諸臓器にもよい影響を及ぼします。運動で骨が丈夫になり（水に浮かぶので骨に体重負荷がかからない水泳は除く）、心肺機能が向上し、基礎代謝率（エネルギー消費）が上昇して肥満を防ぎ、細胞のブドウ糖取り込みを促進して糖尿病を防ぎ、コレステロール値が下がり、動脈硬化が予防できます。免疫力がアップしてがんを減らし死亡率が低下するという効果も期待できます（**表 3-7**）。

筋肉の細胞は、インスリンに反応して GLUT4 というブドウ糖取り込み機能をもつタンパクを細胞内から細胞表面に移動させブドウ糖を細胞内に取り込み、血液中の糖は減少します。運動によっても、インスリンの場合と同様に GLUT4 が筋肉細胞の表面に出て、ブドウ糖の筋肉細胞内取り込みが増えます。つまり、運動にはインスリンと同様の血糖下降作用があるわけです。GLUT4 はブドウ糖を取り込むのに必要な装置ですが、刺激がないと細胞の中でお休みして

表 3-7　運動の全身的効用

1．筋力増強
　＊最大筋力アップ（瞬発力）
　＊持久力アップ（持続性）
2．運動の上達
　＊巧緻性向上（動作が上手に）
　＊バランス改善（転倒予防）
　＊姿勢の矯正（よい姿勢に）
3．全身への効果（老化防止）
　＊心肺機能向上、血圧低下
　＊骨が丈夫に（骨折予防）
　＊基礎代謝アップ（肥満に有効）
　＊耐糖能向上（糖尿病に有効）
　＊コレステロール低下（脂質異常症に有効）
　＊動脈硬化予防（心筋梗塞の予防）
　＊免疫能向上（結腸がんの減少）
　＊死亡率低下

います。そして、インスリンや運動でよく働くように細胞表面に場所を移し、細胞内にブドウ糖をどんどん取り込むようになります。このインスリンが働かないと糖尿病になり、アルツハイマー型認知症のリスクが高まるので（111ページを参照）、この点だけを見ても、運動はアルツハイマー型認知症の予防に効果があるといえます。

江戸川柳に「法眼は薬の中に鞠を入れ」という句があります。法眼とは本来は高僧の階級ですが、江戸時代には大名に雇われるような位の高い医師や絵師などに授けられました。大名の治療にあたった医師が薬箱に鞠を入れておき、運動不足の大名に対してメタボ対策として蹴鞠を指導したようです。当時から運動が薬と同等に重要だと考えられていました。

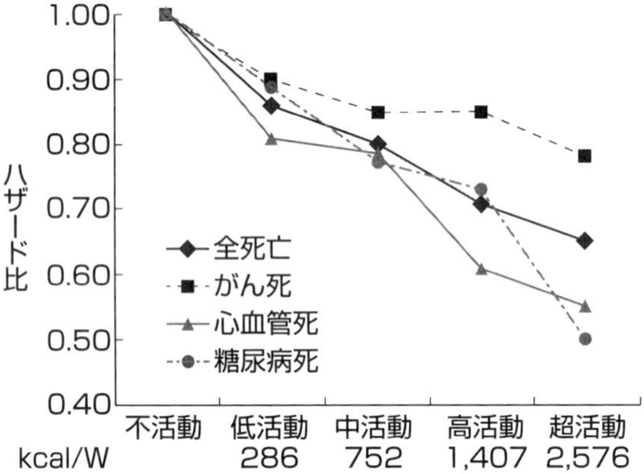

図 3-31　運動で寿命延長
台湾で、20歳以上の41.6万人のコホートを、平均8年間経過観察した。低活動（一日15分）でも不活動に対して死亡率が14%低下し、30歳での余命が3年延長した。推奨は週150分（一日30分、5日／週）の運動だが、週90分（一日15分）でも寿命を延ばすには有効だった。
（Wenら 2011[94]）

運動は健康によいので、がん・心筋梗塞・脳卒中などの予防にも役立ち、寿命が延びます（**図 3-31**）。一日 15 分でも運動すると、まったく運動しない人よりも寿命が少し延びます[94]。寿命が 5 年延びることは、認知症の発症リスクを２倍に高めるので、効果が打ち消され、運動すれば発症時期を遅らせることができるのですが、一生の間発症しないという意味の予防法とはなりません。

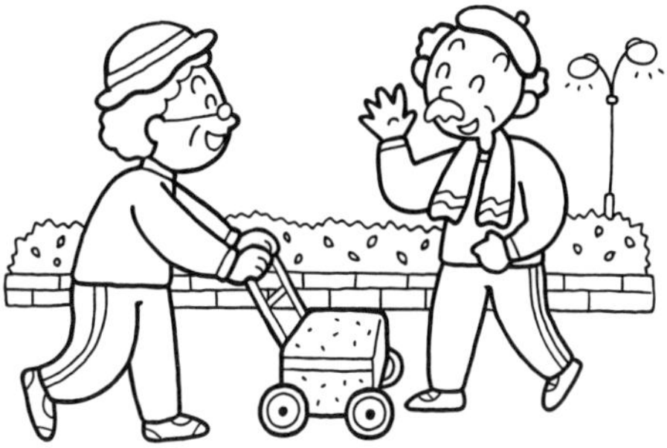

運動習慣の第一歩、三歩でなくても散歩

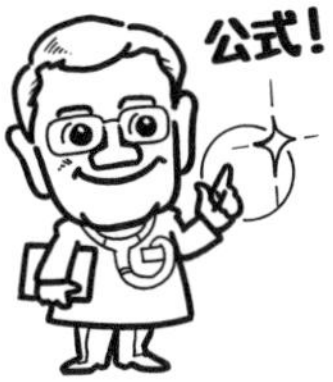

遺伝的素因＋運動＝認知症発症遅延

フィットネス

欧米では fitness という言葉がよく使われます。ここで、米国医学会の高齢者向けフィットネス指導を紹介しましょう[95]。フィットネスというと、フィットネスクラブやスポーツジムでと身構えてしまいますが、狭い意味での運動だけではなく、散歩、ガーデニング、子どもと遊ぶ、犬と遊

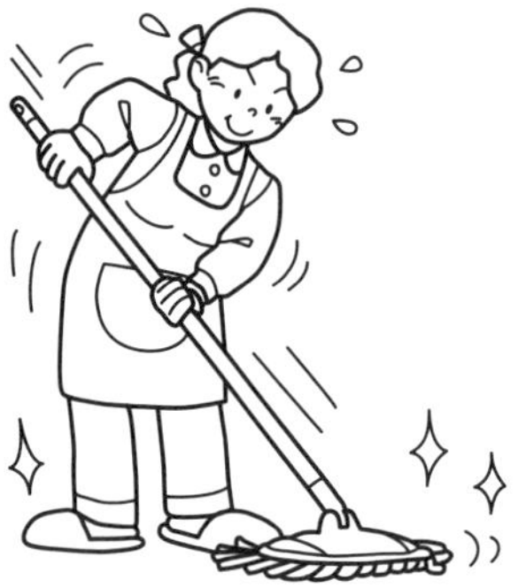

フィットネス！
ウエストサイズは減ったかな

ぶ、ハイキングやサイクリング、さらには家の中の雑巾がけなど日常生活の一部として行うアクティビティーまで含めてフィットネスです。これらを楽しく行います。①有酸素運動——歩く、サイクリング、水泳など持続的な軽い運動、②筋トレ——負荷をかけて筋肉の収縮を繰り返す運動で、例えば立位で腰をゆっくり落として立ち上がる動作の繰り返し（137 ページのスロースクワット）、③ストレッチ——立位で一方の手のひらを天井に着けようと一直線にグーッとからだを伸ばすなど、ヨガの姿勢もよい、④バランス——片足立ちや、ゆっくりとした運動で、例えば太極拳のポーズなど、と複合的なアクティビティーを 30 分以上行えればよいでしょう。19,458 名の中年者を対象として平均 25 年間フォローした疫学研究で、心肺機能、すなわち運動持久力（体力；フィットネスはこの意味でも用いられる）の高い人ほど認知症になりにくいという研究もあります[96)]。運動を持続して持久力を高めることも大切です。

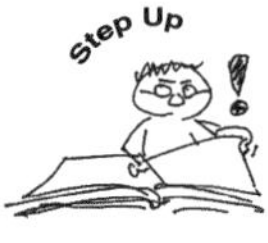

運動と活性酸素の害

運動（身体活動）を行うと酸素消費が高まり、老化の原因となる**活性酸素**も多く産生されるのに、運動が有効なのはなぜでしょうか？　それは、運動により活性酸素を取り除く酵素（例えば、**スーパーオキシドディスムターゼ**（superoxide dismutase：SOD）；**図 3-32**）の活性が高まり、活性酸素の害をむしろ少なくするからです。

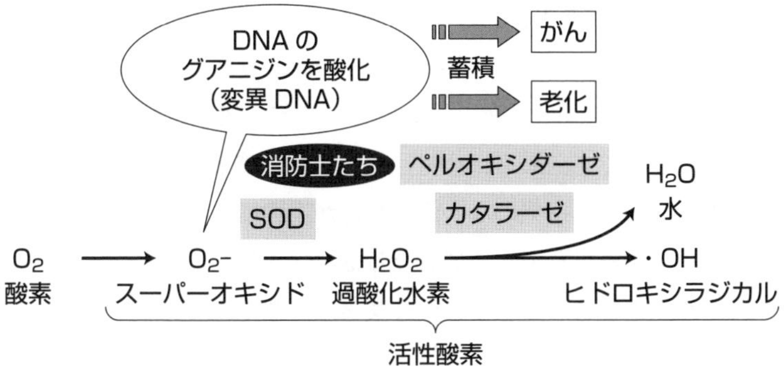

図 3-32　活性酸素の分子種とその害
酸素から生まれる活性酸素は、消去酵素によって水に代謝される。

活性酸素と抗酸化物質

ヒトは酸素を利用して、体内でブドウ糖や脂肪を燃やしてエネルギーを得ます。このとき、スーパーオキシドなどのとても反応性の強い活性酸素が、わずかですが発生します（**図 3-32**）。この活性酸素は、周囲にある物質に取りついて相手を酸化します。発生源の近くにある遺伝子（DNA）が酸化されると、遺伝情報が変わってしまいます（変異DNA）。また、細胞の膜脂質が酸化して、膜が傷つきます。一方、体内には、このように傷ついた細胞を見つけ出す酵素と、その細胞を自滅させる監視システムが備わり、ダメージを取り除いています。この監視システムがうまく働かないと、遺伝子が傷ついた細胞がいつまでも残り、いずれがん細胞に化けたり、老化が進むことになります。

人間は酸素なしでは生きられませんが、高濃度の酸素は毒になることも知っておいたほうがよいでしょう。寿命を研究する動物実験では、２か月くらいの短期間で結果が出るショウジョウバエという小さなハエが使われます。このハエの寿命は、通常の空気中（酸素濃度20%）では平均11週間ですが、50%の高濃度酸素を含む空気中で飼育すると平均5週間と約半分に短縮します。酸素濃度が高いと寿命が短くなるのです。最近、疲労回復のために酸素を吸うことが流行っていますが、肺に病気のない健康な方が高濃度の酸素を吸うことは、寿命を短くするようです。過ぎたるは及ばざるがごとし——。

自らが酸化されることで、活性酸素から酸化する作用を奪ってしまう物質が抗酸化物質です。ポリフェノールやビタミンC・A（βカロテン）・E、コエンザイムQ10（CoQ10）などは抗酸化作用をもち、老化を防ぐ作用を発揮します。

人間は **動物** です。ですから、

運動してね！

もう **ウンドウして？**

と訊きません。いえ、

効きます！

3. ストレスとうつ

「ストレスって何？」と訊かれると、何となくイメージではわかるのですが、言葉で説明するのが難しいですね。つい「ストレスは、あんたの、その質問だよ！」と答えたくなってしまいます。定義上は、外界からその人に与えられる刺激はすべてストレスで、その人の中では刺激に対する反応が生じています。この反応の主役はコルチゾール（副腎皮質ホルモン）や、アドレナリン・ノルアドレナリンといった交感神経物質で、本来は生体防御のための反応です。

大部分の刺激はストレスとは感じずに自動的に処理されていますが、一部の刺激は心理的ストレスとして感じてしまいます。この心理的ストレスの感じ方は人により千差万別で、敏感な人と鈍感な人がいます。認知症のリスクとなるのは、加わるストレスの大きさそのものではなく、どれだけ大きく反応するか、つまり感受性が影響します。仕事関連のストレスの大きさが 30 年後の認知症発症に及ぼす影響を調べると、ストレスに対して大きく反応する人では認知症のリスクが 1.57 倍に高まっていました[97)]。ですから能天気がよいのです。

本項では、ストレスが神経細胞にダメージを与え、アルツハイマー病の病変を加速して、認知症になりやすくなることを解説します。また、高齢期のうつが認知症リスクを約 2 倍に高めることを解説します。

3-1　うつで認知症リスク倍増

高齢期のうつが認知症リスクを高めることが、23 研究のメタ分析で示されています[98)]。認知症全体では 1.85 倍、アルツハイマー型認知症は 1.65 倍、血管性認知症は 2.52 倍に増えるという結果でした。アルツハイマー型認知症よりも血管性認知症のほうが、発症初期にうつ症状が高頻度なことと合致します。また、レビー小体型認知症では、初期症状としてうつが高頻度にみられ、うつ病と診断されることもしばしばあります。

認知症一歩手前の MCI の段階でうつ状態だと、認知症への移行率が倍増するといわれています。それまでしていた趣味活動を面倒くさがってしなくなると、しばらくしてアルツハイマー型認知症を発症する例をしばしば経験しますので、うつを早く見つけて対応することが大切です。

うつ状態では、脳の中でセロトニンという神経伝達物質が不足しています。セロトニンを増やす最もよい方法は、薬ではなく、**律動的な運動**を継続して行うことです。ジョギング、水泳、早歩きのようなリズミカルな運動を毎日 30 分くらい続けると、3 か月で脳内のセロトニン放出量が増えてきます[99)]。運動で気分が晴れますが、これはセロトニンが増えたことによるものであり、うつ状態に陥るのを防ぐことができます。座禅のように正座をして、丹田呼吸法というゆっくりと深い腹式呼吸を繰り返すと心が落ちつきますが、この丹田呼吸法も律動的な運動でセロトニンを増やします。ガムを噛み続ける運動や歌を歌うことでも効果があります。このほか、太陽の光に当たる（明るいとこ

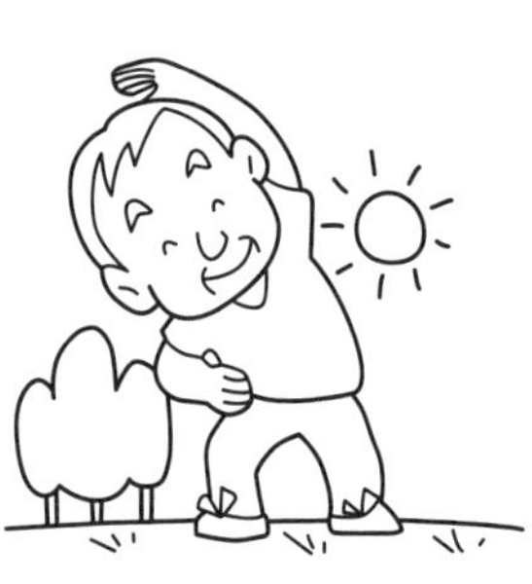
運動で気分も晴々

ろに出る）ことや、前向きに考える（くよくよしない）ことが、脳内セロトニンを増やすといわれています[99,100]。**グルーミング**（家族や友人との団らん、ハグ、ボディタッチなど）もセロトニンを増やします（231 ページを参照）。

外で光を浴びながらガーデニングや農作業などからだを動かしていると、セロトニンが増え健康的。一方、室内で一日中パソコンに向かっているような作業は、うつになりやすく、脳によくないようです。

セロトニンが不足するとうつになるだけでなく、心が不安定になってすぐにキレやすくなります。屋外での律動的な運動は、アルツハイマー型認知症予防だけでなく、心の平安にも不可欠です[99]。

また、うつ状態では、記憶に関係する海馬の神経細胞の新生数が減って（海馬では新しい神経細胞が少しずつ新しく生まれています；134 ページを参照）、海馬が萎縮して、記憶が悪くなります。ストレスで分泌される副腎皮質ホルモンも、海馬の神経細胞の新生数を減少させます。逆に、新しいタイプの抗うつ薬（SSRI）には、海馬の神経細胞新生を増やし、記憶をよくする働きがあります[101]。

3-2　ストレスホルモンの悪影響

ストレスが加わると、副腎皮質から**コルチゾール**というホルモンが放出されます。このストレスホルモンが脳内で働くと、神経細胞にダメージを与え、神経細胞のアンテナ（樹状突起）が壊され記憶が悪くなることが、動物実験で示されています（**図 3-33**）。ネズミに慢性ストレスを与え続けると認知機能が低下するという実験もあります。さらに、アルツハイマー病モデルトランスジェニックマウスをストレスホルモン過剰状態にすると、脳βアミロイド沈着が加速されて認知機能が低下することも示されています（**図 3-34**）。ストレスは、アルツハイマー病の病変形成を促進する可能性があるのです。

記憶に関与する海馬領域が運動で大きくなることを述べましたが、うつや慢性ストレスでは小さくなり、記憶が低下することが示されています。心配性の人は認知症になりやすいという研究もあります。この研究では、1,671 名の高齢者を対象に、性格傾向とアルツハイマー型認知症の発症リスクを調べました。すると、神経症的傾向（neuroticism）の強い最上位 1/4 の群（ネガティブな刺激に強く反応して緊張や不安や悲しみを感じやすい性格）は、最下位 1/4 の群（感情が安定していて悩みや不安が少ない性格）と比べて、アルツハイマー型認知症のハザード比が 3.1 倍と高リスクでした。誠実性（conscientiousness）が最も低い 1/4 群（感情的・直感的に行動する性格）も、それが最も高い 1/4 群

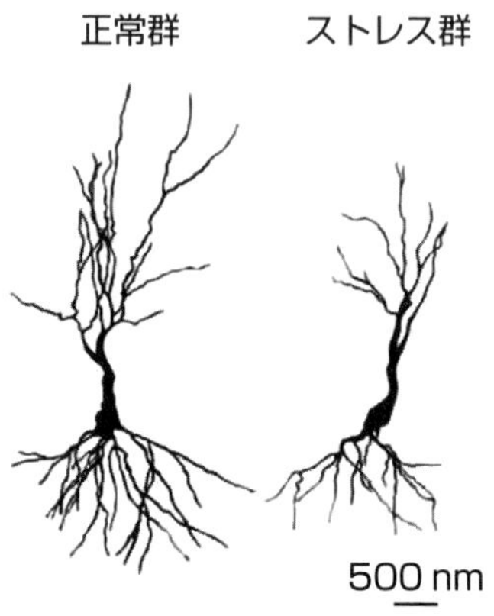

図 3-33　海馬の神経細胞萎縮
ストレス群では突起の数が減少した。
(Rodrigues ら 2009[102])

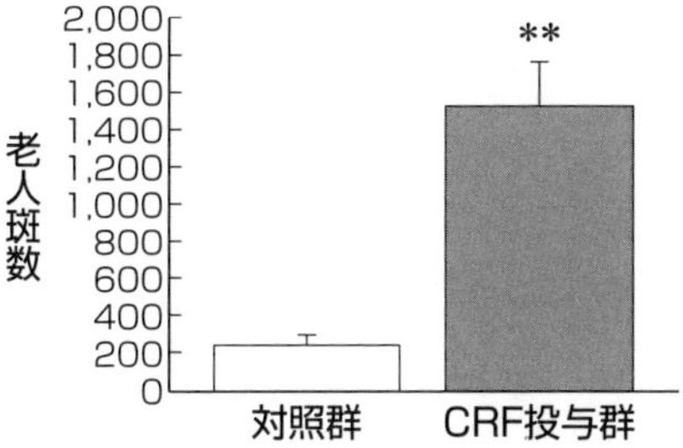

図 3-34　ストレスホルモンで脳βアミロイド沈着増加
ストレスホルモンを増やす作用のある副腎皮質刺激ホルモン放出ホルモン（CRF）をアルツハイマー病モデルトランスジェニックマウスに投与すると、βタンパク免疫染色で脳βアミロイド沈着（老人斑）が有意に増加し、記憶力が悪化した。
（Dong ら 2012[103)]）

（感情や行動をコントロールする性格）と比べてリスクが 3.3 倍となっていました[104)]。いずれも 95% 信頼区間が 1 以上のため、確実なリスク増大因子です。「認知症になるのが心配だ、心配だ」と思っていると、本当になりやすくなるのです。逆に「いつ認知症になってもいいや、心配無用」と思っている人のほうがなりにくいのです。世の中に心配して治る病気はありません。心配は病気を引き起こすだけです。

とはいっても、性格は変えにくいものですので、「前向き、前向き」とお題目のようにつぶやくのが有効です。脳は口に出した通りに働く傾向があるからです。

姿勢を正すことも有効です。からだが丸まり、肩を落とし、首を垂れてうつむいた姿勢では、抑うつ気分が湧いてきます。床を見るように目線を落としていると、文字通りに心が「落ち目」を感じるのです。逆に、背筋を伸ばし、肩を張り、首筋を伸ばし、ややあごを上げた姿勢でいると、高揚感が湧いてきます。傍目からは「威張っている」ように見えますが、それでよいのです。10歳若返って見えます。気持ちで姿勢が変わるだけでなく、姿勢で気持ちが変わります。くよくよせずに、毎日胸を張って生きましょう。姿勢を正すと、人生が楽しくなります。ただし、悲しいときも無理して胸を張りましょうという意味ではありません。かえってストレスが増大します。悲しいときは思いっきり泣いてください。大声で泣くとストレスが発散され、気持ちがスカッとします。大声で泣くとき、セロトニンが放出されるのです。

孤独感・悲しみ・恐れ・怒りといったネガティブ感情は、ストレスホルモンであるコルチゾールの分泌を増やします。そこで、なるべくネガティブ感情を減らして**ポジティブ感情**を増やすのに役立つ本を紹介します。山口晴保・著『認知症ポジティブ！─脳科学でひもとく笑顔の暮らしとケアのコツ─』（協同医書出版社／2019）です。普通の人を幸せにするポジティブ心理学のエッセンス満載です。

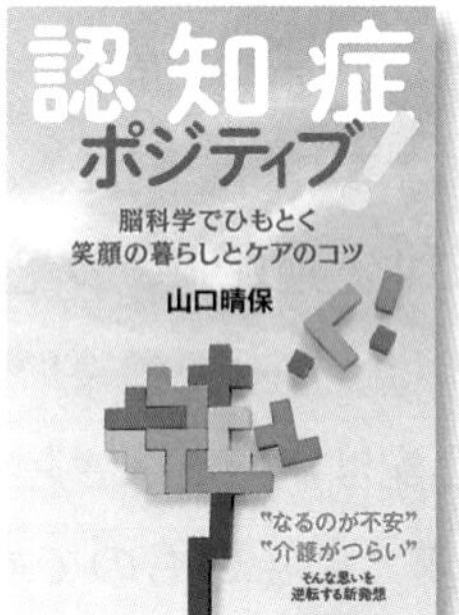

不安やつらさを吹き飛ばす！

3-3　気長で長生き

一度しかない人生、ならば、前向きに楽しく生きることがお奨めです。人生を楽しんでいる人は、そうでない人に比べて長生きするという疫学研究があります。英国で 50 歳以上の男女 11,391 名を 7 年にわたって追跡し、人生の楽しみ度で対象を 4 分割すると、最も楽しんでいる最上位群は、最下位群に比べて死亡率が 28％低いという結果でした[105)]。

また、若い頃に前向きな性格だった人は、後ろ向きな性格の人よりも長生きするという研究もあります。よって、前向きでごきげんな人間は、ごきげんなことによって認知症リスクは減るのですが、長生きする分、認知症リスクが高まります。つまり、くよくよせず、ごきげんに過ごすことによって、認知症を先送りにできるのです。しかし、長生きしていると、いつかやってくるのが認知症なのです。

運動でうつを防ぎ、心理的ストレスを感じにくい前向きな心をもち、姿勢を正して、ごきげんに生活するライフスタイルは、チョット甘く「**推奨レベル A**」です。

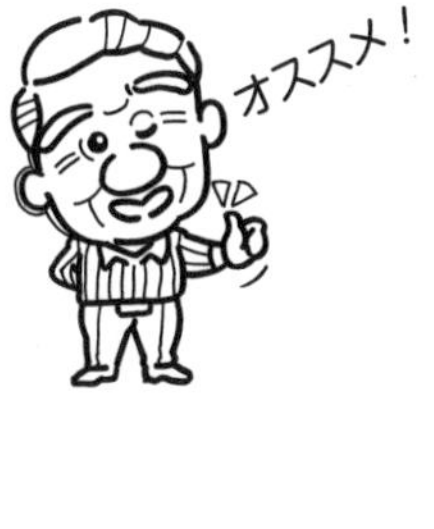

胸を張って、つぶやく

「前向き、前向き」

4．睡眠と就寝前の注意点

この項は**睡眠**と認知症予防についての解説です。まずは、疫学研究から。27の観察研究（対象者総数69,216名）をメタ分析した結果、睡眠障害のない人に比べて、睡眠障害がある人は、アルツハイマー型認知症のリスクがオッズ比で1.55倍に高まると報告されています[106]。別のメタ分析（18研究／対象者総数24.7万人／平均9.5年間追跡）では、不眠症や睡眠時無呼吸症候群を含む睡眠障害があると、認知症の相対リスクが1.19倍でした[107]。6研究・429万人を対象としたメタ分析では、睡眠時無呼吸症候群が認知機能低下リスクを26%高めていました（リスク比1.26）[108]。いずれも95%信頼区間は1以上です。睡眠障害は、確実に認知症リスクを高めます。

適切な睡眠時間については、日本の久山町研究を紹介します。2002年の時点で60歳以上かつ認知症でなかった1,517名について、10年後の2012年に再調査しました。すると、**図3-35**に示すように、睡眠時間5〜6.9時間を底に、5時間未満では認知症、アルツハイマー型認知症、血管性認知症のいずれも、リスクが有意に2倍以上に高くなっていました[109]。また、睡眠時間が8時間を超えると、やはりリスクが有意に上昇しました。よって、**5〜8時間の睡眠**が適切といえます。さらに、睡眠薬使用群は5〜6.9時間睡眠群に比べて、リスクが1.66倍に高くなることも示されました。なお、この研究では、死亡リスクが睡眠5時間以下では2.29倍に、10時間以上では1.67倍に高くなっていました。睡眠不足もよくありませんが、寝過ぎもよくないようです。

脳内のβタンパク濃度には日内リズムがあり、アルツハイマー病モデルトランスジェニックマウスを用いた実験から、断眠（眠らせない）を

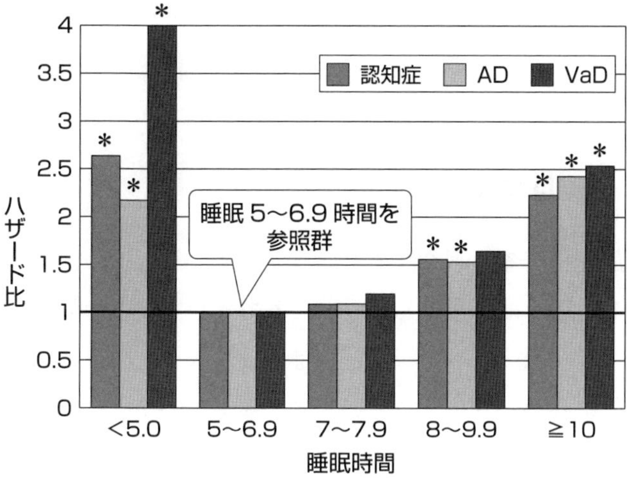

図 3-35　睡眠時間と認知症リスク
久山町の 1,517 名の 60 歳以上高齢者を 10 年間フォローした。睡眠時間 5〜6.9 時間を参照群（ハザード比 1）にすると、認知症もアルツハイマー型認知症（AD）も血管性認知症（VaD）も、5 時間未満または 10 時間以上でリスクが有意に 2 倍以上になった（＊…p＜0.05）。
（Ohara ら 2018[109]より作成）

続けると脳のβアミロイド沈着が 3 倍にも増加することがわかりました[110]。この研究では、脳内βタンパク濃度が日内変動し、覚醒時に高く睡眠時に低いことが示されました。そして、一日 4 時間だけ眠る断眠状態を 21 日間続けたマウスでは、脳βアミロイド沈着が、対照群に比べて有意に増加していました。覚醒時間が長いと脳βアミロイド沈着が加速することが示されたのです。βタンパクなどのいわば老廃物を脳外に排出するグリンパティックシステム（脳内リンパ流；47 ページを参照）は、睡眠時に活発に働くと考えられています。よって、しっかりと、一日

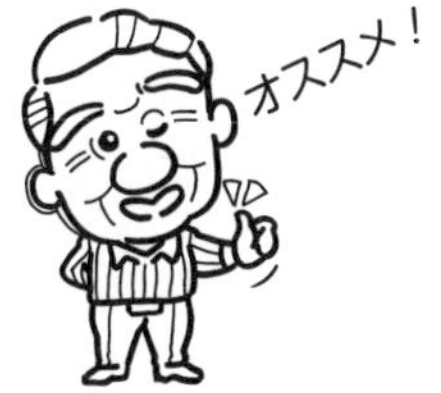

5〜8時間は睡眠をとることをお奨めします。アルツハイマー型認知症の予防法として、良質で適度な長さの睡眠は「**推奨レベル A**」です。

4-1　昼寝は短時間に

お昼ご飯を食べると眠くなるという人も多いかと思います。休日であればストンと眠りに落ちてしまうところですが、仕事や用事があればそうはいきませんね。スペインなどでは、シエスタといって、生活習慣として社会的に昼寝が認められています。羨ましいかぎりです。眠くなるときに無理せずに寝るという点では、からだへのストレスがなく、認知症予防に役立ちそうですが、果たしてその効果のほどはどうなのでしょうか。

疫学研究では、30分以内の短時間の**昼寝**に認知症を防ぐ効果があるといわれています。Asadaら[111)]は、337名のアルツハイマー型認知症の方とその伴侶260名の間で昼寝の習慣（頻度と時間）を比較調査し、60分以下の昼寝はアルツハイマー型認知症のリスクを減らし、逆に60分以上ではアルツハイマー型認知症のリスクが高まることを示しました。昼間に深い睡眠をとると夜の睡眠が浅くなってしまいますので、短時間の昼寝が有効と思われます。

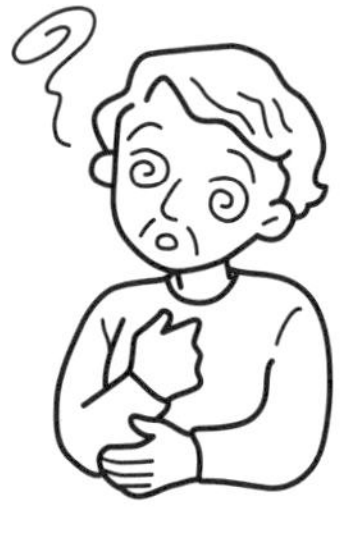

グッスリ昼寝は逆効果

20分程度の睡眠ですと、ウトウトと浅い睡眠になった頃なので、サッと目覚めてその後の頭の働きがすっきりします。このような短時間の昼寝のあとでは作業効率が上がることも研究で示されています。

4-2　就寝前に気をつけたいコト

日々の出来事の記憶は、大部分が秒～分単位で失われ、さらに時間～日単位で残りの大部分も失われていき、ごく一部だけがずっと長期間保存されます。これを遠隔記憶といい、出来事の記憶をいつまでも長期間残す過程を**記憶の定着**といいます。この記憶の定着には睡眠が必須です。夜眠ることで記憶が定着するのです。よって、記憶の長期保存には、ぐっすり眠ることと合わせて、寝る前の復習が有効です。

脳は、夜間にその日の出来事を思い出し、整理して記憶していきます。このときにシナプスの強化やつなぎ換えが起こり、脳が進化（アップデート）していくのです。目や耳などからの情報入力が少ない夜間に脳の神経回路網のメンテナンスが行われ、これまでとは少し違った回路に作り変えられます。例えば、昼間にある判断で失敗すると、脳はより正しい判断ができるよう夜間に少し回路を作り変えます。このメンテナンスが働かないと“懲りない人”になってしまいます。ですから、記憶をよくするには、ぐっすりと眠ることが大切です。夜間の睡眠前半の深い眠りでは出来事記憶が、夢をよく見るREM睡眠がしばしば現れる後半の眠りでは感情の記憶や技の記憶（作業技術の記憶で手続き記憶という）が定着される傾向があるといわれます。なんと、脳の発達・進化は、夜間に起こっていました。

しっかりと眠って記憶をよくするために、いくつかアドバイスです。就寝時には部屋を暗くし（後述のメラトニン分泌が増えます）、明け方に少し明るくなると自然に目覚めることができるよう、カーテンの厚さなどを工夫してみてください。また、脳を休めて記憶の定着作業をはかどらせるために、静かな部屋で眠るようにしましょう。そして、深酒は眠りを浅くしてREM睡眠も減らしてしまい、記憶の定着を阻害しますので、できる限り回避しましょう。

なお、いびきがひどくて夜間に息が止まる症状があり、昼間睡魔に襲われるようでしたら、**睡眠時無呼吸症候群**が疑われますので、呼吸器科などを受診して診断・治療を受けてください。睡眠時に無呼吸の症状があると、夜間に血液の酸素濃度が低下して、脳虚血（酸素不足）に弱い海馬の神経細胞が障害を受けます。海馬の神経細胞は記憶を担当していますので、記憶が悪くなります。認知症のリスクも上がります。夜間に酸素不足にならないよう、スヤスヤと酸素をたくさん取り込んで眠ることが大切です。

ここで、アルツハイマー型認知症予防に有用と思われる物質、メラトニンについて触れておきたいと思います。皮膚を黒くする色素メラニンと混同しないでくださいね。**メラトニン**は、脳の中の松果体というところから分泌されるホルモンです。このメラトニン、夜間にドバッと放出され、昼間はチョロチョロ出ます。つまり体内時計（サーカディアンリズム）に関係したホルモンで、睡眠を誘導する作用があります。実は、このメラトニンに、アルツハイマー型認知症のβアミロイド沈着を防ぐ効果もあることが示されています。Matsubaraら[112)]は、加齢で脳にβアミロイドが沈着するトランスジェニックマウスにメラトニンを投与すると、脳βアミロイド沈着が減少し、タンパクの酸化が低減し、寿命が延びることを示しました。メラトニンは、ビタミンEやβカロテンのような抗酸化物質でもあり、老化を引き起こす活性酸素の害を弱める働きがあります。また、海馬の神経細胞を新しく作る神経細胞新生を促進する効果もあると思われます[101)]。

5〜8時間睡眠で 記憶よし

体内時計とメラトニン

睡眠覚醒のリズムを作る、いわゆる体内時計の役割を担う部位が大脳深部の視床下部にあり、目からの光情報を受けています。この光センサーは青色光（ブルーライト）のみに反応します。暗くなってからもテレビやパソコン、スマートフォンなどの液晶画面を見ていると、強いブルーライトの影響を受けて、夜なのに昼だと勘違いして体内時計が狂ってしまい、夜間のメラトニン分泌が減ります。ですから、就眠２時間前からはテレビやパソコンやスマートフォンを見ないというライフスタイルが、深い眠りをもたらします。一方、高齢で白内障がある方は、眼の中のレンズが黄色くなりブルーライトが通過しにくくなっていますので、夜のブルーライトの影響は低いのですが、昼間なのに夜だと脳が勘違いしてしまいます。よって、日中は外で太陽の強い光を浴びて、昼だと脳に気づかせることが大切です。

メラトニンの睡眠誘発作用は、体温を下げることによるものです。この作用を代償する入浴法を示しましょう。寝る１時間くらい前に、温かめのお湯にゆっくりとつかってリラックスすることです。高齢者では半身浴でもよいでしょう。ずっと湯船に入っているのではなく、チョット肩まで浸かって温まったらヘソまでの半身浴に、そして寒くなったら、また短時間全身浴にと繰り返します。ぬるめの温度で長く浸かったほうが、深部まで体温が上昇します。湯で温まった皮膚の血管は拡張して、熱を発散します。すると体温がだんだん下がり始めますので、この頃に寝ると寝つきやすく、ぐっすりと眠れます。湯上がりにビールをチョット飲むと、さらに血管が広がって有効かもしれません。リラックス効果も高まります。でも飲み過ぎに注意してください。酔った状態では、深い眠りやREM睡眠が妨げられて記憶の定着が悪くなりますので。ちなみに筆者は、利尿作用のあるビールを飲むと早朝トイレに起きてしまうので、ポリフェノールが豊富で防腐剤（亜硫酸塩）を含まない赤ワインを１杯だけ飲んでいます。

5. 喫煙について

筆者は、医学部を卒業したあと、何となく医師になるのが嫌で、病理学を学ぼうと大学院に進みました。病理学というのは、病気で亡くなった方を解剖して、どんな病気がどこにどのようにあるかを調べる学問です。この病理解剖のとき、取り出された肺を見て驚きました。タバコを長年吸っている方の肺は黒く汚れ、肺門部リンパ節はまるで石炭のような黒い塊でした。一方、タバコを吸わない方の肺はピンク色がかったベージュできれい――あまりに違うのです。タバコって凄いなと感激！疫学研究でも、タバコを吸うと肺がんのリスクが３～５倍に増えるとか、喉頭がんや食道がん、胃がん、膀胱がんのリスクも増えるなど、その圧倒的なパワーには感服ですね。

喫煙の認知症発症に対する影響について、これまでに報告された19の疫学研究のメタ分析結果が、2007年に報告されました。平均74歳の総勢26,374名で、喫煙者は非喫煙者（決して吸わなかった者）と比べると、アルツハイマー型認知症のリスクが1.79倍、血管性認知症のリスクが1.78倍に増加していました。また、喫煙者のほうが、認知検査の成績が加齢に伴って有意に大きく低下しました。さらに、37研究のメタ分析で、「現在の喫煙者」では認知症のリスク比が1.30倍、アルツハイマー型認知症のリスク比が1.40倍、血管性認知症のリスク比が1.38倍といずれもリスクが3～4割上昇し、タバコを一日20本吸うごとに認知症リスクが34％上昇（一日40本だと約80％上昇）することも示されました[113)]。いずれも95％信頼区間は１以上となっており、確実なリスク増大因子です。なお、「かつての喫煙者」ではリスクの上昇は有意ではありませんでした。ということで、**禁煙はお早めに。**

タバコの煙に含まれる有害物質がもたらす活性酸素が肺胞を傷つけ、肺胞壁の弾力性をなくして肺気腫を生み出し、肺がんやそれ以外のがんのリスクを数倍に増やし、血圧や動脈硬化にも影響を及ぼします。このため、認知症への影響がわかりにくくなるのだと思います。例えば、健康上何の問題もない方が認知症になれば、早くからその徴候に気づくことができますが、心肺機能をはじめとしてからだ中にガタがきているような方では、最初に認知症に注意が向かないかもしれません。また喫煙者は、疫学研究の対象となる 65 歳以前に、肺がんなどの疾患で入院や死亡の頻度が高まり、認知症を発症する前に多くが亡くなってしまいます。

ハワイの日系米人で喫煙との関係を調査した疫学研究では、喫煙量が増えるほどアルツハイマー型認知症のリスクが高まり、大脳皮質の老人

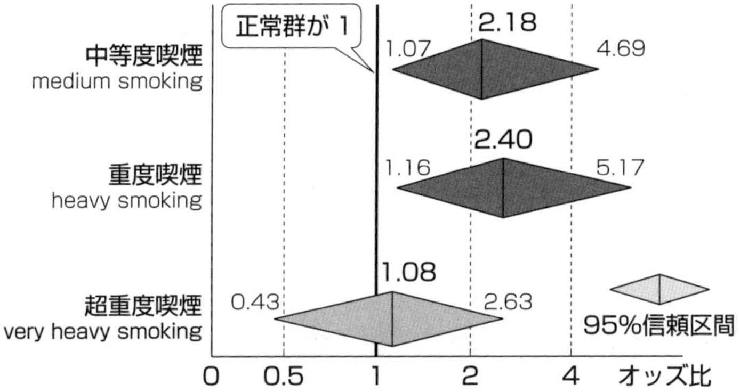

図 3-36　喫煙量と認知症リスク
ホノルルの日系人 3,734 名を対象とした 20 年以上の観察研究で、喫煙量と認知症発症リスクを検討すると、中等度喫煙や重度喫煙ではオッズ比が 2 倍以上になったが、チェーンスモーカー（超重度喫煙）ではリスク上昇はなかった。
（Tyas ら 2003[114]より作成）

斑も増えていました。ところが、超ヘビースモーカーではこのようなリスク増大がみられませんでした（**図 3-36**）。これは、超ヘビースモーカーが認知症発症前に肺がんなどで死亡したためと解説されています（hardy survivor effect）[114]。タバコは「百害あって一利なし」と断言します。

なお、2016 年度のタバコの税収入は 2.1 兆円で総税収の約 3％を占め、介護保険の年間費用 10 兆円や国家予算（一般会計）100 兆円と比べても、かなり高額です。喫煙者は大切な納税者でもあるわけですが、喘息や肺気腫、肺がんなど、タバコが原因の疾患で毎年 3～4 兆円の医療費がかかっているという試算があり、一箱 265 円のタバコ税を倍にしないと割が合わなくなっています（赤字！）。ちなみに、医療費は年間 40 兆円を超えています。タバコが原因の病気がなくなれば、その分の医療費を医療環境の整備に回せることでしょう。一方で、喫煙者は禁煙者よりも 6～7 年早く亡くなるので、年金財政にはとても貢献しています[115]。

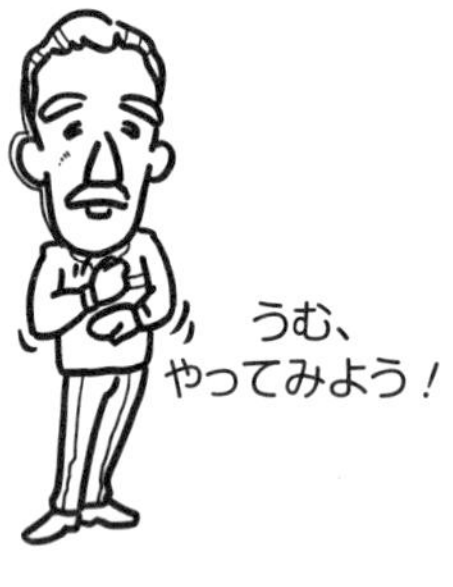

禁煙は「**推奨レベル B**」です。

吸い続け　酸素ボンベが命綱
認知症手前で　迎え来る

タバコはすっぱりやめましょう

6. よく噛む

ほら、もっと開いて。やさしくしてね。そんなに激しく振るわせちゃイヤ！　小刻みな刺激がよいの。縦にしたり、横にしたり、いろいろな方向からしてね。奥のほうもちゃんとよ――。

歯を磨くときは、大きく口を開けて、小さめな歯ブラシを小刻みに振るわせながら、歯の一本一本の表・裏・横を、歯ブラシを縦にしたり横にしながら、奥歯の裏まで丁寧に磨きましょう。ゴシゴシ音を立てるのは、歯茎を削って×(ペケ)。歯磨きのコツを教えてくれた歯医者さんに、「そんな磨き方、時間がかかって効率が悪いですね」と言ったら叱られてしまいました。短気な筆者が奨めるのは、テレビでも見ながらのんびりと磨くことです。で、歯磨きがなんで認知症と関係あるの？

大ありなんです。愛知県の高齢者対象の縦断研究で、歯が 20 本以上ある群を 1（対照群）としたとき、歯がほとんどなく義歯も使っていないとハザード比が 1.85（有意差あり）と認知症発症リスクが 2 倍近く高くなる一方、歯がなくても義歯を使用しているとハザード比は 1.09（有意差なし）となって認知症発症リスクは変わらないという結果でした。さらに、かかりつけの歯科がないこと（有意差あり）と、口腔衛生の心がけがないこと（有意差なし）は、認知症発症リスクを上げました（**図 3-37**）。メタ分析でも、歯が 20 本以上ある群と比べて、19 本以下の群は、認知機能低下のハザード比が 1.26、認知症のハザード比が 1.22 でした[117)]。つまり、歯が少ないと認知症リスクが 1.2 倍になるわけです。

かかりつけ歯科をもち、口腔衛生を心がけ、歯がなくなれば義歯などの対策をとりましょう。

歯が抜けることは認知症の危険因子になります。なぜでしょうか？

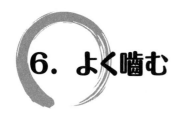

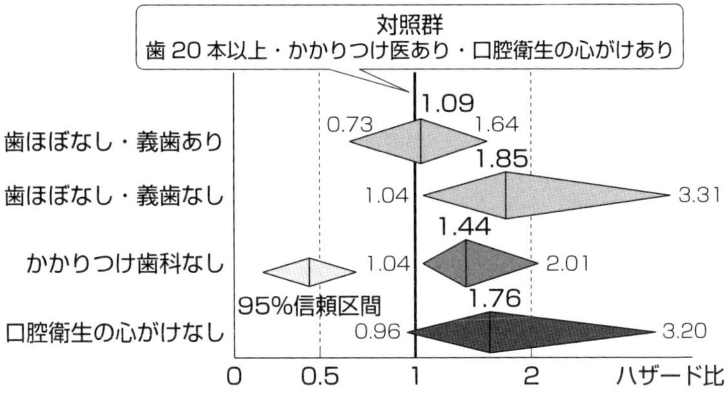

図 3-37　残存歯数と義歯・歯科衛生と認知症リスク
愛知県の高齢者 4,425 名を 4 年間フォローした。歯がなくても義歯を入れればリスクを減らすことが示された。かかりつけ歯科医をもち、口腔衛生を心がけることが認知症リスクの低減につながることが示唆される。
（Yamamoto ら 2012[116]より作成）

まずは、**歯周病菌**が脳に入り込んで悪さをするという怖い研究を紹介しましょう。この研究で、アルツハイマー型認知症の人の脳内に歯周病菌 DNA がたくさん見つかりました。歯磨きなどの折に歯肉から歯周病菌が血液中に入り、脳内に潜り込んでいたのです。また、歯周病菌が分泌するタンパク分解酵素（gingipain）がタウタンパクのリン酸化を促進して神経細胞にダメージを与えることが、培養神経細胞を使って示されました。マウスに歯周病菌を感染させると脳内のβタンパクが増えることもわかりました。これらにより、歯周病菌が脳内に入り込んで、アルツハイマー型認知症の脳病変を加速する可能性が示されたのです[118]。

次に、噛むことの効果を示す動物実験を紹介しましょう。マウスは通常、固形飼料を食べています。前歯で砕き、奥歯ですり潰してから餌を飲み込みます。このマウスの奥歯をヤスリで削って、餌をすり潰せなくしました。そして記憶・学習への影響を調べると（29 ページの「トラ

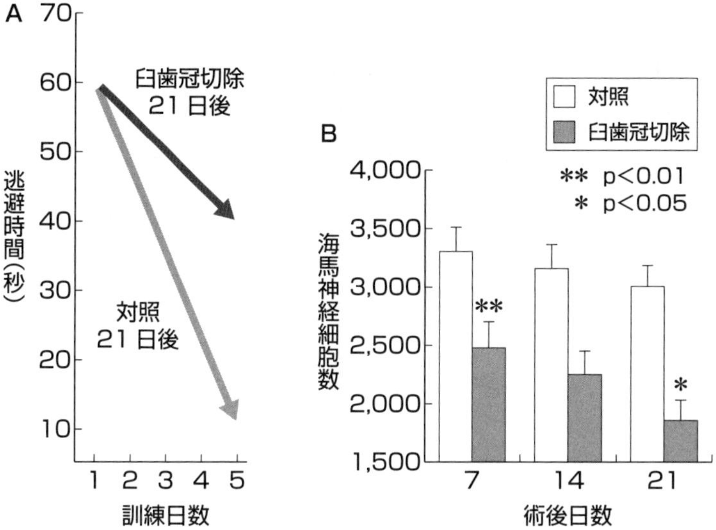

図 3-38　咀嚼と記憶

奥歯を削られたマウス（臼歯冠切除）は、水迷路試験で学習能力が低下していた（A）。さらに、海馬 CA1 の神経細胞密度も減少していた（B）。

（Onozuka ら 1999[119)]）

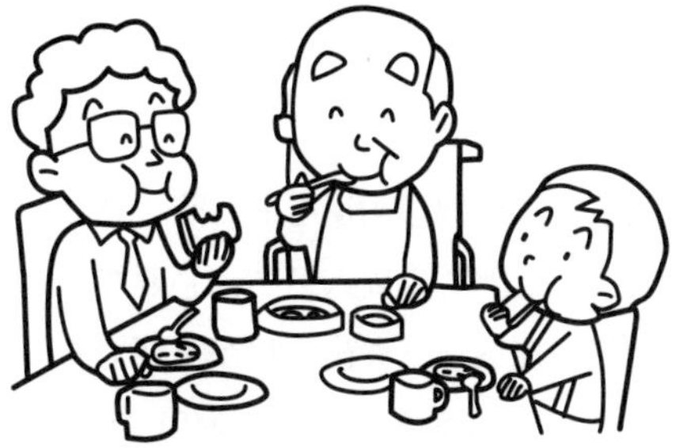

噛むことは生きること
歯なしになったら人生台なし

ンスジェニックマウス」を参照）、奥歯を削ったマウスは学習が苦手でした（**図 3-38**）。その理由は、奥歯を削ると記憶に関係する海馬の神経細胞が減ってしまうことにありました。噛む必要がない柔らかい餌（粉末飼料）でも、記憶担当の神経細胞が減るという実験もあります。奥歯を使ってしっかり噛むことで、記憶を担当する神経細胞が元気になります（神経細胞新生が増える）。また、噛むことは脳の覚醒に関係した神経細胞を刺激し、脳を目覚めさせることもわかっています。

このように、硬いものを噛むことは脳の機能維持、特に記憶機能に極めて重要です。歯があるうちはありがたみをあまり感じませんが、失って気づいたときは手遅れです。しっかり噛むことはリズミカルな運動でもあり、満足と平安をもたらす神経伝達物質セロトニンを増やします。

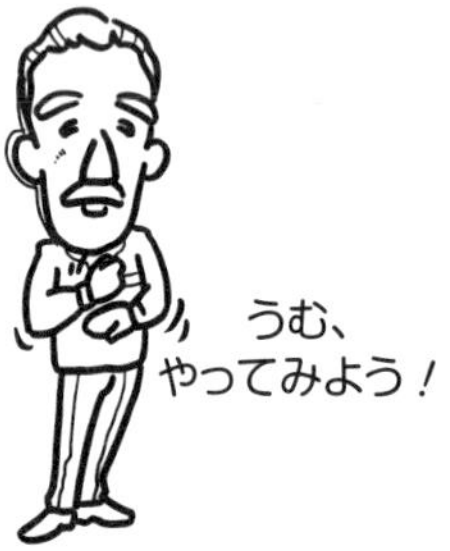

以上より、よく噛むことと歯の手入れ、歯周病予防は「**推奨レベル B**」です。

歯磨きの奨め

歯磨きでは、歯と歯茎の間の歯垢を取り除くだけでなく、歯茎をやさしくマッサージすることも歯周病予防に必要です。高齢者では、歯の抜ける原因として、虫歯よりも**歯周病**が重要です。

韓国で 50 歳以上の 438 名を対象に、MRI で見つかる無症候性脳梗塞（症状が出ない小さな脳梗塞）＋大脳白質虚血病変（これが進行すると血管性認知症を引き起こす）と歯の数との関係を調べました。すると、抜けた歯数が 5 本以下群に比べて 10 本以上抜けている群では、無症候性脳梗塞や大脳白質虚血病変のリスクが 3.9 倍に上昇していました[120)]。歯が抜ける、すなわち歯周病が進行している人では、脳の動脈硬化が進んでいて、アルツハイマー型認知症や血管性認知症のリスクが高まると想定されます。歯周病の部位で、本来は歯周病菌を攻撃するために放出される炎症性物質（サイトカイン）が、血液中に入ってからだ中に回ることで動脈硬化を促進し、脳血流量を低下させるのです。

歯磨きをさぼると歯を失うだけでなく、「**歯周病→動脈硬化→血管性認知症やアルツハイマー型認知症の発症促進**」というストーリーが成立してしまいます。怖いですね。

ここで、歯磨きのコツを紹介します。

＊歯磨きペーストはたっぷり使う（歯ブラシの毛の部分の長さ程度）。

＊歯磨き後に口をゆすがない、うがいもしない（歯に付着したフッ素を残すため、唾液を捨てるだけにする）。

＊歯間ブラシやフロスを使って歯ブラシの届かないところも手入れをする。

さらに、定期的に歯科受診して、歯ブラシではとれない歯石をとってもらったり、歯や歯茎の健康チェックを受けましょう。

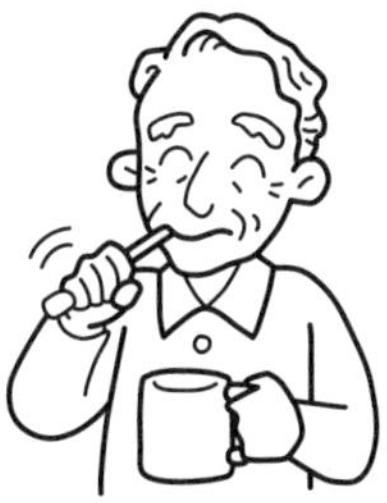

歯なしで認知症なんて
歯なしにならない話

笑いは脳によい効果あり。さあ大声で、

「歯！　歯！　歯！」

よく噛んで、よく笑い、よく磨く

7. 目と耳のお手入れ

目が見えて、耳が聞こえて、外界からの情報が脳にたくさん入ってくることが、認知機能の維持に欠かせません。ところが、高齢になると、レンズが黄色く曇る白内障や網膜の加齢黄斑変性、眼圧が高くなる緑内障などの頻度が高くなり、視力が低下しがちです。見えにくくなったら眼科でチェックを受け、白内障など手術可能なものは早めに治療しましょう。視力低下が認知症のリスクになります。

また、年とともに聴力も低下してきます。高度の聴力低下も認知症のリスクになります。医学誌『Lancet』の専門家委員会の報告では、中年期からの難聴対策を完璧に行えれば、認知症を9%減らせると推定しています[121)]。聞こえにくくなったら耳鼻科でチェックしてもらい、補聴器などの対応策を講じましょう。稀ですが、耳垢が固まって耳栓になって聴力が低下している方がいます。この場合は、耳垢をピンセットで引っ張り出すだけで聴力が回復します。

視力と聴力は、学習にもコミュニケーションにも必須の入力装置です。認知症予防だけでなく、QOLの高い生活のためにも、目と耳への配慮が必要です。例えば、つばのある帽子やサングラスで強い紫外線を防ぐことや、騒音を避けたりヘッドホンをかけて大きな音で聴くことをしないなど、白内障・難聴対策が大切になります。

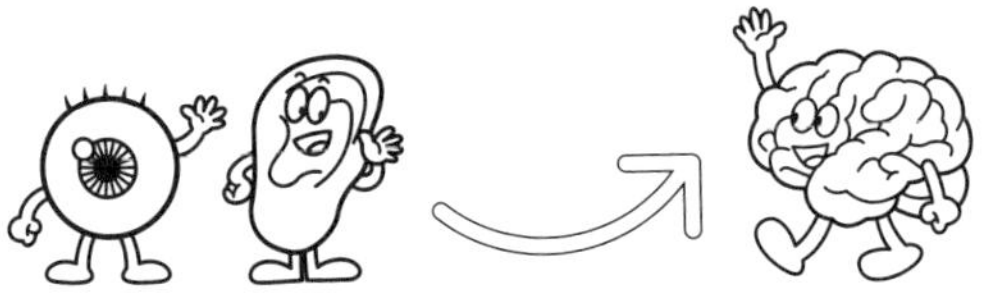

目と耳は大事な情報入力系

8. 生活の工夫のまとめ

ここまで認知症のリスク低減に役立つ様々な因子を紹介してきました。ここで、その総括です。

8-1　多因子介入

米国の530万人のアルツハイマー型認知症者数が7項目のリスク因子対策で半減するという試算が2011年に発表されました（**図3-39**）。それぞれの危険因子保有者を25％減らした場合、該当者数が多い「運動不足の解消」が23万人と一番効果が大きく、次いで、うつ、喫煙、中年期の高血圧、低い教育レベル、中年期の肥満と続き、該当者が少ない「糖尿病の対策」が最後に続きます。これら7項目全部の25％削減

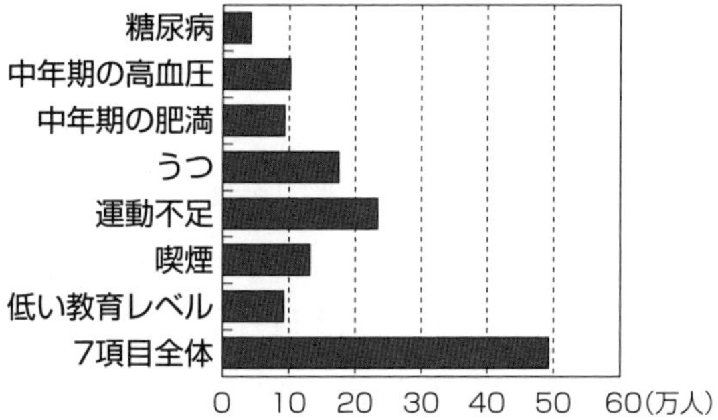

図3-39　アルツハイマー型認知症の危険因子－総合評価－
米国のアルツハイマー型認知症患者の約半数290万人は、図の7因子が発症に関係している。各因子を25％減らしたら患者数が何万人減るかを推計した。運動不足が最大の因子。
（Barnesら 2011[45]）

表 3-8　認知機能低下の危険・保護因子のまとめ

〈リスク上昇〉	〈リスク低下〉
ApoE4 遺伝子	**認知刺激**
肉食	**野菜摂取**
糖尿病	**地中海食**
メタボ	**n-3 系脂肪酸（魚）**
喫煙	**運動**
抑うつ状態	**レジャー活動**
視力・聴力低下	短い昼寝と十分な睡眠
歯数が少ない	赤ワイン

127 の観察研究（300 名以上）、22 の RCT 介入研究（50 名以上）、16 のシステマティックレビューをまとめた結果が、表中の太字因子。細字は筆者が追加した。
（Plassman ら 2010[122] より、一部改変）

で、アルツハイマー型認知症が 49 万人減ると試算しています[45]。

また、2010 年に、中高年者の認知機能低下のリスク因子について、それまでに発表された大規模研究の成果をまとめた論文が出ました[122]。**表 3-8** に太字で示すように、確実に認知機能低下予防に役立つ因子（リスク低下因子）として運動、野菜や魚の摂取などが、逆に確実にリスクを高める因子としてメタボや糖尿病、うつなどが挙げられました[122]。これに、本章で述べたリスク要因を細字で追加しました。リスクとなる疾患や治療薬については、次章で述べます。

2017 年に医学誌『Lancet』の研究委員会が、認知症を一定期間防ぐために介入できる因子として**表 3-9** に示す 9 因子を挙げ、これらの要因に完全に対処できれば、認知症の発症を 35％減らせると発表しました[123]。逆に言うと、Apo E の遺伝子（49 ページの「1-3 DNA の影響」を参照）といった遺伝的要因など、介入が難しい要因が 65％を占めているわけです。筆者の考えでは、認知症の発症要因の半分は DNA で、

表 3-9　介入可能な認知症の危険因子

時期	項目	相対リスク	PAF＊
早期 18 歳未満	低教育歴（教育歴なし、または小学校のみ）	1.6	7.5%
中年期 45～65 歳	高血圧	1.6	2.0%
	肥満	1.6	0.8%
	難聴	1.9	9.1%
高齢期 65 歳以上	喫煙	1.6	5.5%
	うつ病	1.9	4.0%
	運動	1.4	2.6%
	社会的孤立	1.6	2.3%
	糖尿病	1.5	1.2%

この９項目でリスク全体の 35%を占める。
＊…Population Attributable Fraction（集団寄与割合）の略で、ここでは各項目がどれくらい割合で認知症の発症に影響を及ぼしているかを示す。
（Livingston ら 2017[123)]）

生まれたときに発症年齢がある程度決まっています。発症要因の残り半分はライフスタイルで、この影響因子（ライフスタイル）を変えることで、発症年齢を±10 歳くらい「遅らせる／早める」ことが可能だと考えています（22 ページを参照）。

なお、この表の PAF（その項目に該当する人数が多いと高い値になる）は、難聴が 9.1% と最も大きく、運動は 2.6％、肥満は 0.8% と小さくなっており、筆者の実感とは異なります。

英国の国立医療技術評価機構（NICE）のガイドライン[124)]では、認知症・フレイル（虚弱）のリスク低減・発症遅延のために人々がなすこととして、「禁煙する」「より活動的になる」「飲酒量を減らす」「食事を改善する」「必要なら体重を減らし、健康体重を維持する」の５項目を挙げています。

8-2 WHO のガイドライン

2019 年 5 月に WHO（世界保健機関）が認知機能低下・認知症のリスク低減のガイドラインを公表しました[125]。その要約を**表 3-10** に示します。

このガイドラインには、認知機能低下・認知症のリスク低減に限らず、健康のために推奨される項目も含まれています（表の下の注釈を参照）。また、患者を対象とした場合には、万人に奨める「推奨度強」ではなく、個々の患者の状態に応じて適切な選択がなされる「条件付き推奨」としています。ここに示された項目と評価は、本書で詳細に述べてきたことと概ね一致しますね。

表 3-10　認知機能低下・認知症のリスク低減のガイドライン

「推奨度」に関して、「強」は大部分の人が行うべきものであること、「条件付き」(conditional) は本来は誰もに推奨するものだが個々の患者の状態によっては推奨できない場合もあることを示す。なお、「対象者」の「健常」とは、認知機能が健常な人のことを指す。
認知機能低下・認知症のリスクを低減する因子以外は、健康のために推奨されるものとして注釈にまとめた。

項目		対象者	アウトカム〈リスク低下〉	エビデンスの質	推奨度
身体活動		健常	認知機能低下	中等	強
		MCI		低	条件付き
禁煙		喫煙成人	認知機能低下と認知症（他の健康効果あり）	低	強
栄養*1	地中海食	健常・MCI	認知機能低下と認知症	中等	条件付き
	サプリメント：ビタミンE・B、不飽和脂肪酸（DHA や EPA など）、マルチサプリ	成人	認知機能低下と認知症	中等	非摂取を強く（食事から摂取を）

アルコール多飲の減量・中断（中毒の治療）	健常・MCI	認知機能低下と認知症（他の健康効果あり）	中等	条件付き
認知トレーニング	健常高齢者・MCI	認知機能低下と認知症	超低～低	条件付き
社会活動*2	全生涯	認知機能低下と認知症	不十分	
体重管理（過体重・肥満）	中年期	認知機能低下と認知症	低～中等	条件付き
高血圧の管理*3	高血圧成人	認知機能低下と認知症	超低	条件付き
糖尿病の管理*4	糖尿病成人	認知機能低下と認知症	超低	条件付き
脂質異常症の管理	中年期	認知機能低下と認知症	低	条件付き
うつの管理*5	うつ成人	認知機能低下と認知症	不十分	
難聴の管理：補聴器*6	難聴高齢者	認知機能低下と認知症	不十分	

＊1…WHO の推奨基準に則った、健康的でバランスのとれた食事が、全成人に対して推奨される。
＊2…社会貢献や社会支援は、生涯にわたって健康や well-being（満たされた状態）と強く結びついている。そして、社会参加は生涯にわたって保障されるべきである。
＊3…WHO ガイドラインに則った血圧管理が強く推奨される。
＊4…WHO ガイドラインに則った薬物治療とライフスタイル介入が強く推奨される。
＊5…うつの成人に対して、WHO の「メンタルヘルス・ギャップ・アクション プログラム（mhGAP）ガイドライン」に則った抗うつ剤投与と心理療法が提供されるべきである。
＊6…WHO の「高齢者のための総合ケア（ICOPE）ガイドライン」に則った難聴の早期発見と管理のために、難聴高齢者にスクリーニングと補聴器が提供されるべきである。

（World Health Organization[125]より、一部改変）

WHO　養生訓を　カンニング？
古今東西　教えは一緒

よく動き、よく聞き、よく話し、よく噛み、よく眠る　なのだ

ヒトは走り回るのに適したDNAをもっている

今から100万年前、原人が現れ直立二足歩行を始めました。そして、10万年前にホモサピエンスが出現し、現代人へとつながりました。この過程で、下肢は上肢よりも長くなり（アキレス腱が発達）、足で枝をつかめなくなった代わりに足底アーチができ、体毛が減少する（放熱しやすい）など、ヒトは長距離を走れるからだに進化しました[126]。メキシコ奥地に住むタラウマラ族の人たちは、160 kmの山岳マラソン（800 mのアップダウンが2回ある）を一日で走りきります[126]。

1万年前の我々の祖先は、動物を追い、食べ物を求めて一日に20 km歩き回る日々でした。しかし、1万年前に農耕が始まり、直近100年間では急速な文明化と車社会の到来によって歩行距離（身体活動量）が著しく少なくなりました。それに加えて、糖類や脂肪が豊富で食物繊維が少ない食事となり、いわゆる生活習慣病が多発しています。例えば、ピマ・インディアンは居留地が米国内とメキシコ国内に分かれているのですが、米国で暮らすピマ族は、メキシコで暮らす低脂肪・高繊維食のピマ族に比べて、2型糖尿病が6倍多いといいます[127]。ヒトのからだを形成する物質の元となるDNAは1万年前の「一日に20 km動き回る動物」のままで、車社会には対応していません[127]。なのに、ライフスタイル（身体活動と栄養）は激変してしまいました。DNAとライフスタイルの不協和音が、認知症を含む生活習慣病をもたらしています。

対応策は、簡単です。1万年前の「一日に20 km動き回り、粗食をおいしくいただく」生活に戻ればよいのです。……といわれても、それが簡単ではないところが問題ですね。甘いもの・カロリーの高いものは脳にはとっては報酬で、食べればドパミンがドッと出ます。ですから、なかなかやめられない。身体活動も、よほどのことがないとモチベーションが上がりません。これを切り替えるには決意が必要です。本書が健康的なライフスタイルへの切り替え（行動変容）の役に立てば嬉しいです。

引用文献

1）Ogunniyi A, Baiyewu O, Gureje O, et al：Epidemiology of dementia in Nigeria；results from the Indianapolis-Ibadan study. Eur J Neurol 7(5)：485-490, 2000.

2）Chandra V, Pandav R, Dodge HH, et al：Incidence of Alzheimer's disease in a rural community in India；the Indo-US study. Neurology 57(6)：985-989, 2001.

3）Ng TP, Chiam PC, Lee T, et al：Curry consumption and cognitive function in the elderly. Am J Epidemiol 164(9)：898-906, 2006.

4）Zhu LN, Mei X, Zhang ZG, et al：Curcumin intervention for cognitive function in different types of people；a systematic review and meta-analysis. Phytother Res 33(3)：524-533, 2019.

5）Kuszewski JC, Wong RHX, Howe PRC：Clinical trial evidence and rationale for combining ω-3 fatty acids with curcumin. Adv Nutr 9(2)：105-113, 2018.

6）Lim GP, Chu T, Yang F, et al：The curry spice curcumin reduces oxidative damage and amyloid pathology in an Alzheimer transgenic mouse. J Neurosci 21(21)：8370-8377, 2001.

7）Ono K, Hasegawa K, Naiki H, et al：Curcumin has potent anti-amyloidogenic effects for Alzheimer's β-amyloid fibrils in vitro. J Neurosci Res 75(6)：742-750, 2004.

8）Qin S, Huang L, Gong J, et al：Efficacy and safety of turmeric and curcumin in lowering blood lipid levels in patients with cardiovascular risk factors；a meta-analysis of randomized controlled trials. Nutr J 16(1)：68, 2017.

9）Lindsay J, Laurin D, Verreault R, et al：Risk factors for Alzheimer's disease；a prospective analysis from the Canadian Study of Health and Aging. Am J Epidemiol 156(5)：445-453, 2002.

10）Luchsinger JA, Tang MX, Siddiqui M, et al：Alcohol intake and risk of dementia. J Am Geriatr Soc 52(4)：540-546, 2004.

11）Ono K, Yoshiike Y, Takashima A, et al：Potent anti-amyloidogenic and fibril-destabilizing effects of polyphenols in vitro；implications for the prevention and therapeutics of Alzheimer's disease. J Neurochem 87(1)：172-181, 2003.

12）Wang J, Ho L, Zhao Z, et al：Moderate consumption of Cabernet Sauvignon attenuates Aβ neuropathology in a mouse model of Alzheimer's disease. FASEB J 20(13)：2313-2320, 2006.

13）Wang J, Ho L, Zhao W, et al：Grape-derived polyphenolics prevent Aβ oligomerization and attenuate cognitive deterioration in a mouse model of

Alzheimer's disease. J Neurosci 28(25) : 6388-6392, 2008.
14) Krikorian R, Nash TA, Shidler MD, et al : Concord grape juice supplementation improves memory function in older adults with mild cognitive impairment. Br J Nutr 103(5) : 730-734, 2010.
15) Xu W, Wang H, Wan Y, et al : Alcohol consumption and dementia risk ; a dose-response meta-analysis of prospective studies. Eur J Epidemiol 32(1) : 31-42, 2017.
16) Lundgaard I, Wang W, Eberhardt A : Beneficial effects of low alcohol exposure, but adverse effects of high alcohol intake on glymphatic function. Sci Rep 8(1) : 2246, 2018.
17) Kuriyama S, Hozawa A, Ohmori K, et al : Green tea consumption and cognitive function ; a cross-sectional study from the Tsurugaya Project 1. Am J Clin Nutr 83(2) : 355-361, 2006.
18) Kuriyama S, Shimazu T, Ohmori K, et al : Green tea consumption and mortality due to cardiovascular disease, cancer, and all causes in Japan ; the Ohsaki study. JAMA 296(10) : 1255-1265, 2006.
19) Noguchi-Shinohara M, Yuki S, Dohmoto C, et al : Consumption of green tea, but not black tea or coffee, is associated with reduced risk of cognitive decline. PLoS One 9(5) : e96013, 2014.
20) Rezai-Zadeh K, Shytle D, Sun N, et al : Green tea epigallocatechin-3-gallate (EGCG) modulates amyloid precursor protein cleavage and reduces cerebral amyloidosis in Alzheimer's transgenic mice. J Neurosci 25(38) : 8807-8814, 2005.
21) Mori T, Koyama N, Tan J, et al : Combined treatment with the phenolics (-)-epigallocatechin-3-gallate and ferulic acid improves cognition and reduces Alzheimer-like pathology in mice. J Biol Chem 294(8) : 2714-2731, 2019.
22) Socci V, Tempesta D, Desideri G, et al : Enhancing human cognition with cocoa flavonoids. Front Nutr 4 : 19, 2017. doi: 10.3389/fnut.2017.00019.
23) Masuda M, Suzuki N, Taniguchi S, et al : Small molecule inhibitors of α-synuclein filament assembly. Biochemistry 45(19) : 6085-6094, 2006.
24) Lettenneur L, Proust-Lima C, Le Gouge A, et al : Flavonoid intake and cognitive decline over a 10-year period. Am J Epidemiol 165(12) : 1364-1371, 2007.
25) Zhang Y, Chen J, Qiu J, et al : Intakes of fish and polyunsaturated fatty acids and mild-to-severe cognitive impairment risks ; a dose-response meta-analysis of 21 cohort studies. Am J Clin Nutr 103(2) : 330-340, 2016.
26) Lim GP, Calon F, Morihara T, et al : A diet enriched with the ω-3 fatty acid docosahexaenoic acid reduces amyloid burden in an aged Alzheimer

mouse model. J Neurosci 25(12)：3032-3040, 2005.
27） Scarmeas N, Stern Y, Mayeux R, et al：Mediterranean diet, Alzheimer disease, and vascular mediation. Arch Neurol 63(12)：1709-1717, 2006.
28） 金城学院大学消費生活科学研究所：脂質栄養学の新方向とトピックス，Ⅷ章 危険なサプリ（文部科学省私立大学学術研究高度化推進事業採択（2007～2012）“脂質栄養と性差”に関するオープン・リサーチ）．金城学院大学オープン・リサーチ・センター（http://www.kinjo-u.ac.jp/orc/document/topic8.pdf）．
29） Dangour AD, Allen E, Elbourne D, et al：Effect of 2-y n-3 long-chain polyunsaturated fatty acid supplementation on cognitive function in older people；a randomized, double-blind, controlled trial. Am J Clin Nutr 91(6)：1725-1732, 2010.
30） Tokuda H, Sueyasu T, Kontani M, et al：Low doses of long-chain polyunsaturated fatty acids affect cognitive function in elderly Japanese men；a randomized controlled triaI. J Oleo Sci 64(6)：633-644, 2015.
31） Morris MC, Evans EA, Bienias JL, et al：Dietary fats and the risk of incident Alzheimer's disease. Arch Neurol 60(2)：194-200, 2003.
32） Kivipelto M, Ngandu T, Fratiglioni L, et al：Obesity and vascular risk factors at midlife and the risk of dementia and Alzheimer disease. Arch Neurol 62(10)：1556-1560, 2005.
33） Whitmer RA, Gunderson EP, Quesenberry CP Jr, et al：Body mass index in midlife and risk of Alzheimer disease and vascular dementia. Curr Alzheimer Res 4(2)：103-109, 2007.
34） Luchsinger JA, Tang MX, Shea S, et al：Caloric intake and the risk of Alzheimer disease. Arch Neurol 59(8)：1258-1263, 2002.
35） Grant WB：Trends in diet and Alzheimer's disease during the nutrition transition in Japan and developing countries. J Alzheimers Dis 38(3)：611-620, 2014.
36） Fitzpatrick AL, Kuller LH, Lopez OL, et al：Midlife and late-life obesity and the risk of dementia: cardiovascular health study. Arch Neurol 66(3)：336-342, 2009.
37） Bowman K, Thambisetty M, Kuchel GA, et al：Obesity and longer term risks of dementia in 65-74 year olds. Age Ageing 48(3)：367-373, 2019.
38） Roth GS, Lane MA, Ingram DK, et al：Biomarkers of caloric restriction may predict longevity in humans. Science 297(5582)：811, 2002.
39） Patel NV, Gordon MN, Connor KE, et al：Caloric restriction attenuates Aβ-deposition in Alzheimer transgenic models. Neurobiol Aging 26(7)：995-1000, 2005.
40） Qin W, Yang T, Ho L, et al：Neuronal SIRT1 activation as a novel mechanism underlying the prevention of Alzheimer disease amyloid

neuropathology by calorie restriction. J Biol Chem 281(31)：21745-21754, 2006.

41) Kitada M, Kume S, Takeda-Watanabe A, et al：Calorie restriction in overweight males ameliorates obesity-related metabolic alterations and cellular adaptations through anti-aging effects, possibly including AMPK and SIRT1 activation. Biochim Biophys Acta 1830(10)：4820-4827, 2013.

42) Gomes BAQ, Silva JPB, Romeiro CFR, et al：Neuroprotective mechanisms of resveratrol in Alzheimer's disease；role of SIRT1. Oxid Med Cell Longev 2018：8152373, 2018.

43) Vanhanen M, Koivisto K, Moilanen L, et al：Association of metabolic syndrome with Alzheimer disease；a population-based study. Neurology 67(5)：843-847, 2006.

44) Anstey KJ, Ashby-Mitchell K, Peters R：Updating the evidence on the association between serum cholesterol and risk of late-life dementia；review and meta-analysis. J Alzheimers Dis 56(1)：215-228, 2017.

45) Barnes DE, Yaffe K：The projected effect of risk factor reduction on Alzheimer's disease prevalence. Lancet Neurol 10：819-828, 2011.

46) Corrada MM, Hayden KM, Paganini-Hill A, et al：Age of onset of hypertension and risk of dementia in the oldest-old；the 90+ Study. Alzheimers Dement 13(2)：103-110, 2017.

47) 清原　裕：生活習慣病の時代的変化と現状ー久山町研究ー．福岡医誌 97(8)：231-239，2006.

48) Hébert R, Lindsay J, Verreault R, et al：Vascular dementia；incidence and risk factors in the Canadian study of health and aging. Stroke 31(7)：1487-1493, 2000.

49) 上島弘嗣：動脈硬化性疾患と高血圧の関連ー疫学的視点よりー．動脈硬化予防 6(1)：8-15，2007.

50) 谷崎弓裕，清原　裕：糖尿病とアルツハイマー病の関連ー久山町研究からー．アンチ・エイジング医学 4(1)：68-74，2008.

51) Maesako M, Uemura K, Kubota M, et al：Exercise is more effective than diet control in preventing high fat diet-induced β-amyloid deposition and memory deficit in amyloid precursor protein transgenic mice. J Biol Chem 287(27)：23024-23033, 2012.

52) Refolo LM, Malester B, LaFrancois J, et al：Hypercholesterolemia accelerates the Alzheimer's amyloid pathology in a transgenic mouse model. Neurobiol Dis 7(4)：321-331, 2000.

53) Newman AB, Simonsick EM, Naydeck BL, et al：Association of long-distance corridor walk performance with mortality, cardiovascular disease, mobilty limitation, and disability. JAMA 295(17)：2018-2026, 2006.

54）羽生春夫：糖尿病性認知症．老年期認知症研究会誌 21(6)：54-56, 2017.
55）Claxton A, Baker LD, Hanson A, et al：Long-acting intranasal insulin detemir improves cognition for adults with mild cognitive impairment or early-stage Alzheimer's disease dementia. J Alzheimers Dis 44(3)：897-906, 2015.
56）Caracciolo B, Xu W, Collins S, et al：Cognitive decline, dietary factors and gut-brain interactions. Mech Ageing Dev 136-137：59-69, 2014.
57）Haan MN, Miller JW, Aiello AE, et al：Homocysteine, B vitamins, and the incidence of dementia and cognitive impairment；results from the Sacramento Area Latino Study on Aging. Am J Clin Nutr 85(2)：511-517, 2007.
58）Luchsinger JA, Tang MX, Miller J, et al：Relation of higher folate intake to lower risk of Alzheimer disease in the elderly. Arch Neurol 64(1)：86-92, 2007.
59）Snowdon DA, Tully CL, Smith CD, et al：Serum folate and the severity of atrophy of the neocortex in Alzheimer disease；findings from the Nun study. Am J Clin Nutr 71(4)：993-998, 2000.
60）van der Schaft J, Koek HL, Dijkstra E, et al：The association between vitamin D and cognition；a systematic review. Ageing Res Rev 12(4)：1013-1023, 2013.
61）Sommer I, Griebler U, Kien C, et al：Vitamin D deficiency as a risk factor for dementia；a systematic review and meta-analysis. BMC Geriatr 17(1)：16, 2017.
62）Morris MC, Evans DA, Tangney CC, et al：Associations of vegetable and fruit consumption with age-related cognition change. Neurology 67(8)：1370-1376, 2006.
63）Dai Q, Borenstein AR, Wu Y, et al：Fruit and vegetable juices and Alzheimer's disease；the Kame Project. Am J Med 119(9)：751-759, 2006.
64）Barberger-Gateau P, Raffaitin C, Letenneur L, et al：Dietary patterns and risk of dementia；the Three-City cohort study. Neurology 69(20)：1921-1930, 2007.
65）Lopes da Silva S, Vellas B, Elemans S, et al：Plasma nutrient status of patients with Alzheimer's disease；systematic review and meta-analysis. Alzheimers Dement 10(4)：485-502, 2014.
66）Ano Y, Yoshino Y, Kutsukake T, et al：Tryptophan-related dipeptides in fermented dairy products suppress microglial activation and prevent cognitive decline. Aging(Albany NY)：11(10)：2949-2967, 2019.
67）Suzuki T, Kojima N, Osuka Y, et al：The effects of mold-fermented cheese on brain-derived neurotrophic factor in community-dwelling older Japa-

nese women with mild cognitive impairment ; a randomized, controlled, crossover trial. J Am Med Dir Assoc pii : S1525-8610(19) 30518-3, 2019.
68) Igase M, Igase K, Tabara Y, et al : Cross-sectional study of equol producer status and cognitive impairment in older adults. Geriatr Gerontol Int 17 (11) : 2103-2108, 2017.
69) Gleason CE, Fischer BL, Dowling NM, et al : Cognitive effects of soy isoflavones in patients with Alzheimer's disease. J Alzheimers Dis 47(4) : 1009-1019, 2015.
70) 清原 裕：認知症のコホート研究一久山町研究一．老年精神医学雑誌 26 (Supple I)：138-144，2015.
71) Barnard ND, Bush AI, Ceccarelli A, et al : Dietary and lifestyle guidelines for the prevention of Alzheimer's disease. Neurobiol Aging 35(Suppl 2) : S74-88, 2014.
72) Guure CB, Ibrahim NA, Adam MB, et al : Impact of physical activity on cognitive decline, dementia, and its subtypes ; meta-analysis of prospective studies. Biomed Res Int 2017 : 9016924, 2017.
73) Rovio S, Kåreholt I, Helkala EL, et al : Leisure-time physical activity at midlife and the risk of dementia and Alzheimer's disease. Lancet Neurol 4 (11) : 705-711, 2005.
74) Xu W, Wang HF, Wan Y, et al : Leisure time physical activity and dementia risk ; a dose-response meta-analysis of prospective studies. BMJ Open 7 (10) : e014706, 2017.
75) Lazarov O, Robinson J, Tang YP, et al : Environmental enrichment reduces Aβ levels and amyloid deposition in transgenic mice. Cell 120(5) : 701-713, 2005.
76) Shepherd A, Zhang TD, Zeleznikow-Johnston AM, et al : Transgenic mouse models as tools for understanding how increased cognitive and physical stimulation can improve cognition in Alzheimer's disease. Brain Plast 4 (1) : 127-150, 2018.
77) Cotman CW, Berchtold NC : Exercise ; a behavioral intervention to enhance brain health and plasticity. Trends Neurosci 25(6) : 295-301, 2002.
78) Erickson KI, Voss MW, Prakash RS, et al : Exercise training increases size of hippocampus and improves memory. Proc Natl Acad Sci U S A 108(7) : 3017-3022, 2011.
79) Hébert R, Lindsay J, Verreault R, et al : Vascular dementia ; incidence and risk factors in the Canadian study of health and aging. Stroke 31(7) : 1487-1493, 2000.
80) Northey JM, Cherbuin N, Pumpa KL, et al : Exercise interventions for cog-

nitive function in adults older than 50；a systematic review with meta-analysis. Br J Sports Med 52(3)：154-160, 2018.
81) Jia RX, Liang JH, Xu Y, et al：Effects of physical activity and exercise on the cognitive function of patients with Alzheimer disease；a meta-analysis. BMC Geriatr 19(1)：181, 2019.
82) Stephen R, Hongisto K, Solomon A, et al：Physical activity and Alzheimer's disease；a systematic review. J Gerontol A Biol Sci Med Sci 72(6)：733-739, 2017.
83) Maki Y, Ura C, Yamaguchi T, et al：Effects of intervention using a community-based walking program for prevention of mental decline；a randomized controlled trial. J Am Geriatr Soc 60(3)：505-510, 2012.
84) Groot C, Hooghiemstra AM, Raijmakers PG, et al：The effect of physical activity on cognitive function in patients with dementia；a meta-analysis of randomized control trials. Ageing Res Rev 25：13-23, 2016.
85) Trebbastoni A, Canevelli M, D'Antonio F, et al：The impact of frailty on the risk of conversion from mild cognitive impairment to Alzheimer's disease；evidences from a 5-year observational study. Front Med(Lausanne) 4：178, 2017.
86) Song D, Yu DSF, Li PWC, et al：The effectiveness of physical exercise on cognitive and psychological outcomes in individuals with mild cognitive impairment；a systematic review and meta-analysis. Int J Nurs Stud 79：155-164, 2018.
87) Suzuki T, Shimada H, Makizako H, et al：A randomized controlled trial of multicomponent exercise in older adults with mild cognitive impairment. PLoS One 8(4)：e61483, 2013.
88) Karssemeijer EGA, Aaronson JA, Bossers WJ, et al：Positive effects of combined cognitive and physical exercise training on cognitive function in older adults with mild cognitive impairment or dementia；a meta-analysis. Ageing Res Rev 40：75-83, 2017.
89) Li Y, Li Y, Li X, et al：Head injury as a risk factor for dementia and Alzheimer's disease；a systematic review and meta-analysis of 32 observational studies. PLoS One 12(1)：e0169650, 2017.
90) Sabia S, Dugravot A, Dartigues JF, et al：Physical activity, cognitive decline, and risk of dementia；28 year follow-up of Whitehall II cohort study. BMJ 357：j2709, 2017.
91) Ogawa Y, Kaneko Y, Sato T, et al：Sarcopenia and muscle functions at various stages of Alzheimer disease. Front Neurol 9：710, 2018.
92) Quan M, Xun P, Chen C, et al：Walking pace and the risk of cognitive decline and dementia in elderly populations；a meta-analysis of prospective cohort studies. J Gerontol A Biol Sci Med Sci 72(2)：266-270, 2017.

93） Zhao R, Feng F, Wang X：Exercise interventions and prevention of fall-related fractures in older people；a meta-analysis of randomized controlled trials. Int J Epidemiol 46(1)：149-161, 2017.
94） Wen CP, Wai JP, Tsai MK, et al：Minimum amount of physical activity for reduced mortality and extended life expectancy；a prospective cohort study. Lancet 378(9798)：1244-1253, 2011.
95） Brender E, Burke AE, Glass RM：JAMA patient page. Fitness for older adults. JAMA 296(2)：242, 2006.
96） Defina LF, Willis BL, Radford NB, et al：The association between midlife cardiorespiratory fitness levels and later-life dementia；a cohort study. Ann Intern Med 158(3)：162-168, 2013.
97） Crowe M, Andel R, Pedersen NL, et al：Do work-related stress and reactivity to stress predict dementia more than 30 years later? Alzheimer Dis Assoc Disord 21(3)：205-209, 2007.
98） Diniz BS, Butters MA, Albert SM, et al：Late-life depression and risk of vascular dementia and Alzheimer's disease；systematic review and meta-analysis of community-based cohort studies. Br J Psychiatry 202(5)：329-335, 2013.
99） 有田秀穂：セロトニン欠乏脳ーキレる脳・鬱の脳をきたえ直すー．日本放送出版協会，東京，2003，pp.40-159.
100） Young SN：How to increase serotonin in the human brain without drugs. J Psychiatry Neurosci 32(6)：394-399, 2007.
101） Paizanis E, Hamon M, Lanfumey L：Hippocampal neurogenesis, depressive disorders, and antidepressant therapy. Neural Plast 2007：73754, 2007.
102） Rodrigues SM, LeDoux JE, Sapolsky RM：The influence of stress hormones on fear circuitry. Annu Rev Neurosci 32：289-313, 2009.
103） Dong H, Murphy KM, Meng L, et al：Corticotrophin releasing factor accelerates neuropathology and cognitive decline in a mouse model of Alzheimer's disease. J Alzheimers Dis 28(3)：579-592, 2012.
104） Terracciano A, Sutin AR, An Y, et al：Personality and risk of Alzheimer's disease；new data and meta-analysis. Alzheimers Dement 10(2)：179-186, 2014.
105） Steptoe A, Wardle J：Enjoying life and living longer. Arch Intern Med 172(3)：273-275, 2012.
106） Bubu OM, Brannick M, Mortimer J, et al：Sleep, cognitive impairment, and Alzheimer's disease；a systematic review and meta-analysis. Sleep 40(1), 2017, doi:10.1093/sleep/zsw032.
107） Shi L, Chen SJ, Ma MY, et al：Sleep disturbances increase the risk of dementia；a systematic review and meta-analysis. Sleep Med Rev 40：4-16, 2018.

108）Leng Y, McEvoy CT, Allen IE, et al：Association of sleep-disordered breathing with cognitive function and risk of cognitive impairment；a systematic review and meta-analysis. JAMA Neurol 74(10)：1237-1245, 2017.
109）Ohara T, Honda T, Hata J, et al：Association between daily sleep duration and risk of dementia and mortality in a Japanese community. J Am Geriatr Soc 66(10)：1911-1918, 2018.
110）Kang JE, Lim MM, Bateman RJ, et al：Amyloid-β dynamics are regulated by orexin and the sleep-wake cycle. Science 326(5955)：1005-1007, 2009.
111）Asada T, Motonaga T, Yamagata Z, et al：Associations between retrospectively recalled napping behavior and later development of Alzheimer's disease；association with APOE genotypes. Sleep 23(5)：629-634, 2000.
112）Matsubara E, Bryant-Thomas T, Pacheco Quinto J, et al：Melatonin increases survival and inhibits oxidative and amyloid pathology in a transgenic model of Alzheimer's disease. J Neurochem 85(5)：1101-1108, 2003.
113）Zhong G, Wang Y, Zhang Y, et al：Smoking is associated with an increased risk of dementia；a meta-analysis of prospective cohort studies with investigation of potential effect modifiers. PLoS One 10(3)：e0118333, 2015.
114）Tyas SL, White LR, Petrovitch H, et al：Mid-life smoking and late-life dementia；the Honolulu-Asia Aging Study. Neurobiol Aging 24(4)：589-596, 2003.
115）Barendregt JJ, Bonneux L, van der Maas PJ：The health care costs of smoking. N Engl J Med 337(15)：1052-1057, 1997.
116）Yamamoto T, Kondo K, Hirai H, et al：Association between self-reported dental health status and onset of dementia；a 4-year prospective cohort study of older Japanese adults from the Aichi Gerontological Evaluation Study(AGES) Project. Psychosom Med 74(3)：241-248, 2012.
117）Cerutti-Kopplin D, Feine J, Padilha DM, et al：Tooth loss increases the risk of diminished cognitive function；a systematic review and meta-analysis. JDR Clin Trans Res 1(1)：10-19, 2016.
118）Dominy SS, Lynch C, Ermini F, et al：*Porphyromonas gingivalis* in Alzheimer's disease brains：Evidence for disease causation and treatment with small-molecule inhibitors. Sci Adv 5(1)：eaau3333, 2019, doi:10.1126/sciadv.aau3333.
119）Onozuka M, Watanabe K, Mirbod SM, et al：Reduced mastication stimulates impairment of spatial memory and degeneration of hippocampal neurons in aged SAMP8 mice. Brain Res 826(1)：148-153, 1999.

120） Minn YK, Suk SH, Park H, et al：Tooth loss is associated with brain white matter change and silent infarction among adults without dementia and stroke. J Korean Med Sci 28(6)：929-933, 2013.

121） Livingston G, Sommerlad A, Orgeta V, et al：Dementia prevention, intervention, and care. Lancet 390(10113)：2673-2734, 2017.

122） Plassman BL, Williams JW Jr, Burke JR, et al：Systematic review；factors associated with risk for and possible prevention of cognitive decline in later life. Ann Intern Med 153(3)：182-193, 2010.

123） Livingston G, Sommerlad A, Orgeta V, et al：Dementia prevention, intervention, and care. Lancet 390(10113)：2673-2734, 2017.

124） National Institute for Health and Care Excellence：Dementia, disability and frailty in later life—mid-life approaches to delay or prevent onset. NICE guideline(https://www.nice.org.uk/guidance/ng16).

125） World Health Organization：Risk reduction of cognitive decline and dementia. WHO Guidelines(https://www.who.int/mental_health/neurology/dementia/Dementia_Guidelines_Evidence_Profiles.pdf?ua=1).

126） クリストファー・マクドゥーガル(近藤隆文・訳)：BORN TO RUN 走るために生まれた－ウルトラランナー VS 人類最強の"走る民族"－．NHK出版，東京，2010.

127） ジョン・アーデン(田畑あや子・訳)：ブレイン・バイブル．アルファポリス，東京，2015，pp.167-222.

第4章
医師の処方する薬剤と認知症

☑ 膝とか腰が痛(いて)ぇんで、いつも飲んでる(内服している)薬が認知症の予防にもなるっつんだから、まっさかびっくりすらいねぇ。

→「1．非ステロイド系消炎鎮痛剤」をお読みください。

☑ おらほー(自分の周り)の友達が、血圧が高(たけ)えっつんで薬を飲んでっけど、認知症の予防にも効くんかい？　そういやぁ、脳梗塞の発作起こしてアスピリン飲んでるっつうんもいたいな。

→「2．高血圧症の治療」「3．抗血小板薬」をお読みください。

☑ コレステロールっつんも、なっから(かなり)関係あるんじゃねぇんきゃ？

→「4．脂質異常症の治療」をお読みください。

☑ 夜眠れねーから薬飲んでるんだけど、ちいっとんべ心配だいな。

→「5．抗不安薬や睡眠薬（眠剤）」をお読みください。

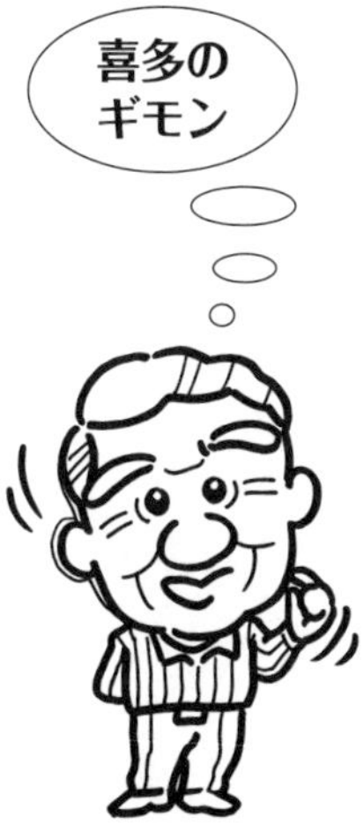

☑ ホルモンなんとかっつー治療法があるだんべぇ。えー、夕べ食った？　そりゃもつ(ホルモン焼き)だんべぇ。

→「6．ホルモン補充療法と大豆イソフラボン・エクオール」をお読みください。

☑ 元から治す薬はねぇんきゃ？

→「7．開発中の根本的治療薬」をお読みください。

年齢とともに何かしらの薬が手放せなくなっているという方も多いかと思いますので、薬にまつわる話は、気になるところですよね。残念ながら、アルツハイマー型認知症を根本的に治療する薬剤は、まだ手に入りませんが、アルツハイマー型認知症や血管性認知症の病態に根ざして、いくつか推奨できる薬があります。ただし、病気に対する薬物療法なので、健常な人が使うべきではありません。例えば、高血圧なら高血圧症治療薬の内服が必要ですが、血圧が正常な方が認知症予防にと高血圧症治療薬を内服する必要はありません。よって、本章では推奨レベルは示しません。

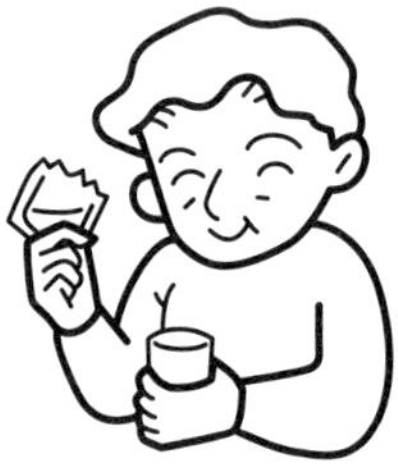

薬は正しく飲みましょう

1．非ステロイド系消炎鎮痛剤（NSAIDs）

腰が痛い、頭が痛い、高熱が出た――そんなときに医師から処方される薬がバファリン®を代表とする**非ステロイド系消炎鎮痛剤**（NSAIDs）です。炎症を抑え、痛みを和らげ、熱を下げる万能薬で、「これさえあれば、誰でも名医！」とはいきませんが、医師の必需品です。この非ステロイド系消炎鎮痛剤がアルツハイマー型認知症に効くかもというお話です。ちなみに副腎皮質ホルモンがステロイド系、このホルモン以外の消炎鎮痛剤（抗炎症薬）が非ステロイド系です。

これから少々頭が痛くなる難解なお話ですが、鎮痛剤は飲まないで読んでくださいね。

疫学研究で、ハンセン病や関節リウマチでNSAIDs（多くの方はイブプロフェン、医薬品のブルフェン®）を２年以上服用すると、アルツハイマー型認知症のリスクが半減することが示されました[1)]（その後は否定的なメタ分析結果もあります）。これをきっかけに、炎症を抑える薬とアルツハイマー型認知症の関係が研究されるようになりました。アルツハイマー型認知症の脳では、βアミロイドが神経細胞の周りに溜まり始めると、それを取り除こうとグリア細胞が集まるのですが、この細胞が炎症を引き起こし、さらに炎症が慢性化することで、神経細胞のネットワークにダメージが及ぶと考えられています。

炎症を抑えるNSAIDsの投与で認知症のリスクが減るかを調べた、16のコホート研究のメタ分析（対象者総数23.6万人）を示します[2)]。この研究では、NSAIDsの投与群（現在または過去に使用）は、非投与群に比べて、アルツハイマー型認知症の相対リスクが0.81と、リスクが19％低減することが示されました。95％信頼区間は１以下に収まっているので確実な因子です。しかし、薬剤を個別に調べると有意差が示せませんでした。

トランスジェニックマウスを用いた動物実験では、イブプロフェンやインドメタシン（医薬品のインダシン®）の投与で、アルツハイマー型認知症の原因となる脳βアミロイド沈着が減少しました。

このようにNSAIDsは、アルツハイマー型認知症の予防に有効と考えられます。しかし、胃腸障害などの副作用もある薬剤であり、市販薬ではない医師の処方薬なので、勝手に内服しないようにしてください。すでに関節リウマチや腰痛などで医師から処方されている方は、認知症にも有効と、安心して内服してください。

2. 高血圧症の治療

難しい話で頭痛だけじゃなくて血圧も上がりそうだという方、血圧がアルツハイマー型認知症と関係する話で、血圧が下がるかも。

60 歳以上の高血圧症の方 2,902 名を 6 年間追跡した調査で、高血圧症の治療が血管性認知症の発症を半減させただけでなく、アルツハイマー型認知症の発症リスクも 6 割減少させたことが示されました（**図 4-1**）。10 のコホート研究（対象総数 3 万人）のメタ分析で、高血圧症治療薬（高血圧薬）内服で認知症の相対リスクが 0.86 と、リスクが 14％低減することが示されています[4)]。95% 信頼区間が 1 以下なので確実な因子です。

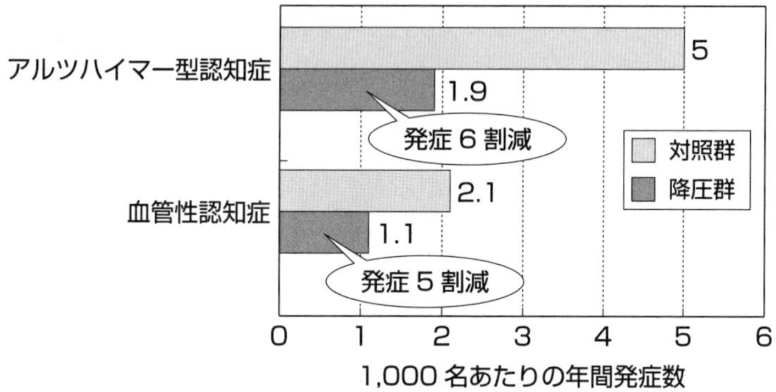

図 4-1　高血圧薬による認知症予防
ヨーロッパで、60 歳以上の高血圧者 2,902 名を 6 年間追跡し、高齢者の降圧治療が血管性認知症ばかりでなくアルツハイマー型認知症の発症も半減することが示された。
(Forette ら 2002[3)])

アルツハイマー型認知症に関しては、メタ分析では治療薬の効果が一定ではありませんが、中年期であればしっかりと降圧する、75歳以降はゆるやかな降圧を、もし80歳を超えて高血圧症を発症したなら降圧治療をしないという、年代別の作戦がよいようです。いずれの年代でも、薬に頼るのではなく、身体活動量を増やすことが基本です。本書を読んでいるあなたが女性でしたら、とっておきの方法があります。パートナーに20秒間ハグしてもらったりやさしくタッチしてもらうと、愛情ホルモンであるオキシトシンが分泌されてストレスによる血圧上昇を抑えられます[5)]。愛犬との触れあいでも同じ効果があります。

なお、血圧の管理は、認知症だけでなく、心臓や腎臓などを守る点でもとても大切です。

では、高血圧薬の中ではどの薬剤がよいのでしょうか？　高血圧症の人の剖検脳の検討から、アンギオテンシンII受容体拮抗薬（angiotensin receptor blocker：ARB）を内服していた人は、他の薬を内服していた人よりも脳アルツハイマー病変（老人斑と神経原線維変化）が軽度だったという報告があります[6)]。よく処方されるARBが基本です。

高血圧症の治療には血管を広げる薬剤などが使われますが、同時に**運動**や**食事**も大切です。運動は単にカロリーを消費するだけでなく、運動によって脂肪を燃焼するようにからだの代謝経路が切り替わります。燃焼系の遺伝子がスイッチオンになります。運動を続けると、血圧が下がるだけでなく、内臓脂肪が減って動脈硬化の予防に極めて有効です。食事では、塩分を減らすように注意します。みそ汁は、塩分を多く含みますが、野菜をたっぷりとれるばかりでなく、発酵した大豆タンパクの成分やカリウム・マグネシウムなど血圧を下げるように働く成分も含むので、腎臓の働きが悪いなどで塩分摂取を制限されている方以外は、あまり敬遠しなくてよさそうです。アルギン酸をたくさん含むワカメやメカブなども有用です。脂肪の項で触れたn-3（ω-3）系の多価不飽和脂肪酸（青魚、エゴマ、クルミなどに多い）をとることでも、血圧を少し下げることができます。

高血圧薬を内服し始めると一生飲み続けなければいけないので飲みたくない、という患者さんの声をしばしば耳にします。高血圧薬は血圧が高いから飲む薬です。薬の内服を始めても、運動、食生活の改善、ストレスの軽減に努めて血圧が下がれば、薬がいらなくなる方も多くいます。内服し始めることに抵抗感をもたないでください。弱い薬から始め、下げ過ぎないことがコツです。高齢者がいきなり強い薬を内服して血圧を急に正常域にまで下げると、脳血流量が低下して脳梗塞や血管性認知症を招く場合があります。

また、動脈壁の緊張状態が、血圧に影響します。リラックスして交感神経系を鎮めると、血管壁もリラックスして広がり、血圧が下がります。戦い、怒り、恐れなどは、交感神経系の緊張を高めて血圧を上げます。**戦いより和（なご）み、怒りより許し、恐れより安らぎ**を大切に。気持ちを和ませ穏やかにすると、血管壁も緩んで血圧が下がってきます。このイメージトレーニングをしてみてください。マインドフルネスやヨガも有効です。頭に血をのぼらせてカッカすると、一番損するのは本人――が本項の教えです。

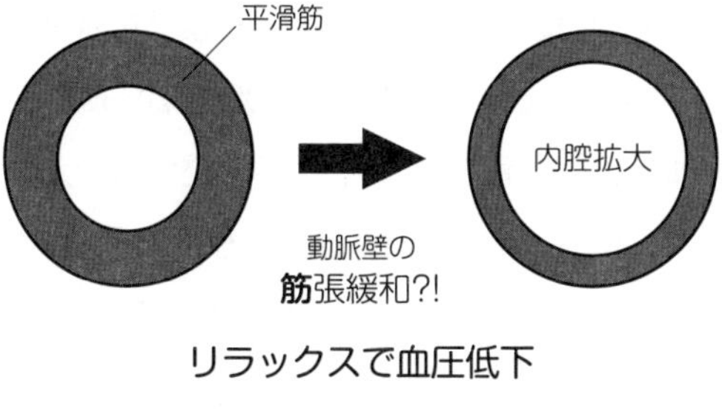

リラックスで血圧低下

3. 抗血小板薬

血液の中には、小さな血小板がキラキラ星のようにたくさん浮かんでいます。そして血管壁に傷ついたところがあると、そこに集まって血液の塊、すなわち血栓を作り始めます。これが大きくなると血管を塞いで血液が流れなくなって梗塞を引き起こします。

一度脳梗塞を起こした方は、血管性認知症の予防のために脳梗塞の再発防止が不可欠です。脳梗塞を何度か繰り返すと、脳のあちこちが壊れて認知症になる確率が高まるからです。また、脳梗塞を発症した方の脳血管はすでに動脈硬化が進行していることが予測されますので、放置すると再発や大脳深部白質の虚血ダメージ(58ページの「なぜ大脳の深部白質は弱いのか」を参照)の危険性が高まります。医療機関を受診して脳の動脈硬化が進んでいると診断された場合は、血小板の働きを抑えて血栓ができるのを予防する薬剤を服用することで、再発や血管性認知症の進行が抑えられます。アスピリン(バファリン®)やクロピドグレル(プラビックス®)、シロスタゾール(プレタール®)などの抗血小板薬を少量内服することで、脳梗塞の再発率を低減することができます(**図4-2**)。ただし、脳内出血のリスクが高まるなどの副作用もありますので、主治医とよく相談してください。2003年から脳梗塞予防に使われているプレタール®は、血管性認知症の原因となるラクナ梗塞(大脳深部の小梗塞)の再発予防効果もあり、脳内出血の危険性を増やさないので、最近は多く用いられるようになっています(頻脈や不整脈などの副作用の頻度が高いので注意)。多発性脳梗塞で嚥下機能が悪くなっている場合は、嚥下機能を改善して誤嚥性肺炎を防ぐ効果もプレタール®で示されています。

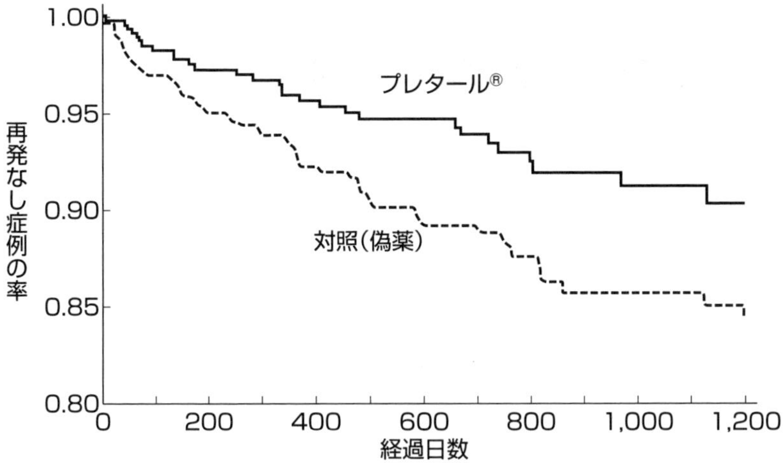

図 4-2　抗血小板薬シロスタゾールの脳梗塞再発抑制効果

各群 526 名で脳梗塞後の経過を３年以上観察すると、プレタール®群では対照（偽薬）群に比べて脳梗塞再発率が 41.7% 減少していた（$p<0.05$）。
（Gotoh ら 2000[7]より作成）

ナン・スタディー（65 ページを参照）で示したように、脳梗塞はアルツハイマー型認知症の発症促進因子です。抗血小板薬は血管性認知症だけでなくアルツハイマー型認知症の予防にも役立ちます。

抗血小板薬の使用は、あくまでも MRI などの脳画像検査で病変が見つかった場合の進行予防策です。健常な方の予防策としてはお奨めできません。健常な方は、食事に気をつけてください。繰り返しになりますが、肉より魚（EPA に血栓予防効果）と野菜主体でカロリー控えめ、塩分控えめで水分多め、そして血栓予防効果がある納豆で決まり（抗凝固剤のワーファリン®内服者は納豆禁止です）。

4. 脂質異常症の治療

血液中に余分な脂質が多くなると動脈硬化が進み、脳梗塞や心筋梗塞など血管系の病気が起きやすくなることはよく知られていますね。この脂質異常症に関しては、メタ分析により、中年期の血清総コレステロール高値はアルツハイマー型認知症の相対リスクを２倍に高める一方、高齢期ではリスクにならないことが示されています[8]（109ページを参照）。では、コレステロールを下げる治療はアルツハイマー型認知症の予防に有効なのでしょうか？

実はコレステロール代謝は、脳のβタンパクの異常蓄積と密接に関係しています。ApoEというコレステロール運搬役のタンパクの遺伝子がアルツハイマー型認知症の発症年齢に大きな影響を与えることを前記しました（49ページの「1-3 DNAの影響」を参照）。脳内のコレステロールが増えると、βタンパクの異常蓄積が促進されます。

疫学研究では、治療としてコレステロールを下げる薬剤（スタチン類というコレステロール合成阻害薬；代表はメバロチン®）を内服しているとアルツハイマー型認知症のリスクが低下するという報告がありますが、低下しないという報告もあって、結果が一定していません。そこで、メタ分析の出番です。31の観察研究（対象者総数333万人）の分析から、スタチンの内服で認知症のリスクが0.85、アルツハイマー型認知症のリスクが0.81と、ともにリスク低減が示されました[9]。いずれも95％信頼区間は１以下となっており確実な因子です。さらに、用量が５mg増えるごとにリスクが11％低減することも示されました。コレステロール値が高い方、特に中年期でコレステロール値の高い方には、コレステロール合成阻害薬の内服を奨めます。脂溶性スタチンのリピトール®やリバロ®は、脳アルツハイマー病変を低減することがトランスジェニックマウスで示されているので、内服が必要ならお奨めです。なお、コレステロール値が正常な方が予防のために内服することはやめてください。

70歳を過ぎた方では、中年期よりは高いコレステロール値でかまわないようです。コレステロールは細胞膜の成分なので、傷ついた神経細胞組織の修復に必要です。脳老化による病変ができてくる高齢者では、むしろコレステロール値がやや高めの200〜250 mg/dlくらいのほうが長生きするともいわれます。

高齢者のコレステロールは下げたほうがよいか？

日本脂質栄養学会は2010年９月に「長寿のための“コレステロールガイドライン2010年版”」を発表し、「コレステロール低下一辺倒」の医療に警鐘を鳴らしました[10)]。これまで、血中コレステロール値は低いほどよいとする考えが常識で、コレステロールを下げる薬剤の投与が行われてきました。確かに、心臓血管死を減らすにはコレステロールが低いほうがよいようですが、高齢者ではコレステロール値が高いほうが、がんや脳卒中、肺炎などにかかりにくく、総死亡率が低いことがわかってきました。一方、この日本脂質栄養学会のガイドラインに対して、日本動脈硬化学会は反論を示しています。

5. 抗不安薬や睡眠薬（眠剤）

GABA（γ-アミノ酪酸）という神経伝達物質は脳の興奮を抑え、不安を和らげたり、眠気を誘う働きがあります。チョコレートの中にはGABA含有量が高く、心が落ち着くことを売りにしているものがありますね。このGABAの働きを増強する薬が、抗不安薬や睡眠薬で、**ベンゾジアゼピン系**が主流です。これらの薬剤は脳の働きを鎮めるので、認知機能を低下させるリスクがあります。8研究の約10万人を対象としたメタ分析で、ベンゾジアゼピン系薬剤の使用は、認知症のリスクを1.78倍（オッズ比）に高めることが示されました（95％信頼区間が1以上なので確実なリスク増大因子）。特にアジア人では2.4倍と、欧米人の1.49倍よりも高い結果でした[11)]。また、コホート研究と症例対照研究を合わせた10研究（約17万人を対象）のメタ分析では、ベンゾジアゼピン系薬剤の使用で認知症の相対リスクが1.51倍と示され、半減期が長いタイプではリスクが1.16倍（95％信頼区間が1をまたいでいるため有意差なし）に高まる傾向があり、長期間投与で1.21倍に高まると報告されました[12)]。長時間作用型の薬剤や長期間の内服は要注意です。

筆者のもの忘れ外来には、もの忘れで多くの高齢者がやってきます。その中には、エチゾラム（デパス®；半減期6時間）などの抗不安薬を朝や昼に内服していたり、エスタゾラム（ユーロジン®；半減期24時間）など半減期が長いタイプの睡眠薬を寝る前に内服している方がいます。こういう方は、これらのベンゾジアゼピン系薬剤を中止するだけで認知機能が上がり、認知症の点数ではなくなります。ご本人は「この薬は20年間ずっと飲んでいるのだから悪いはずはない」と主張するのですが、筆者はこう答えます――「あなたの脳は老化現象が徐々に忍び寄って、以前よりも脆くなっています。以前でしたら影響のない薬も、高齢になると影響が強まるのです」。

ベンゾジアゼピン系の薬剤は「○○ゾラム」という名前のものが多いです。こういった薬剤については半減期をウェブでチェックするか薬剤師に尋ね、半減期が６時間を超える薬剤は、寝る前に飲んでも朝まで効く代わりに昼も残っているのだと理解してください（上記のエスタゾラムの場合は、一日経過してもまだ半分残っているので、毎晩内服すると体内に蓄積します）。ただし、長期間内服している方は、いきなりやめてはいけません。ごくわずかずつ、徐々に徐々に減らします。それと、著しく不安が強い場合は、薬剤の中止は難しいので、薬を処方している主治医と相談してください。

2019 年 12 月 8 日の朝日新聞に、日本におけるベンゾジアゼピン系薬剤処方の実態が掲載されました。驚いたことに、男女とも 80 歳代が処方量のピークで、80 歳代の女性では一人あたり年間約 100 錠が処方されていました（同年代の男性では約 60 錠）。この記事は、睡眠薬や抗不安薬が高齢者に多く処方されている事実を示し、内服を続けると転倒や骨折、認知機能低下を招きやすいと警鐘を鳴らしています。その理由は、高齢になるほど薬を分解して排泄する能力が低くなって、薬が効き過ぎたり、副作用が強く出たりしやすいことにあります。高齢者への薬剤使用指針では、ベンゾジアゼピン系薬剤は「使用するべきでない」「可能な限り使用を控える」とされています。

不安や不眠への対処は、薬ではなく、運動が基本です。からだの疲れは眠りを誘います。昼は屋外の明るいところでたくさんからだを動かしてセロトニンの分泌を増やし、夜はメラトニンが増えて熟眠です（164 ページを参照）。うつも運動で改善します。

6. ホルモン補充療法と大豆イソフラボン・エクオール

性ホルモンの血中濃度は年齢とともに低下します。特に女性では 50 歳前後の閉経期を境に急激に低下し、更年期障害を生じます。

更年期以降の骨粗鬆症の予防などを目的に、米国では、更年期を過ぎた女性に対して女性ホルモン補充療法が盛んに行われてきました。しかし、乳がんや子宮がん、静脈血栓症などのリスクが高まることから、最近ではこの療法は奨められないとする見解も示されています。疫学研究では認知機能に対しての効果は一定していませんので、認知症予防策としてもお奨めできません。

マイルドな女性ホルモンの補充方法として、大豆食品の摂取があります。**大豆のイソフラボン**には女性ホルモン様の作用があります。わが国で中年の男女 4 万人を対象とした疫学研究が行われ、女性では大豆食品の摂取が脳梗塞や心筋梗塞の予防に役立つことが 2007 年末に報告されました[13)]。摂取食品の調査と 13 年にわたる脳梗塞と心筋梗塞のフォローアップの結果、女性では、大豆を週 5 回以上食べる群は、週 2 回以下の群に比べて脳梗塞のリスクが 0.64（36％減少）、心筋梗塞のリスクが 0.55（45％減少）、両者による死亡リスクが 0.31（69％減少）でした。このような相関は男性では認められませんでした。日本女性を対象とした疫学研究の成果ですので、更年期以降の女性にはお奨めの老化予防対策でしょう。また、日本の 60～81 歳の男性 403 名と女性 373 名を対象にした縦断研究では、初回調査時の食生活（大豆摂取量など）と認知機能低下（認知症のレベルである MMSE が 23 点以下）のリスクを検討すると、女性では豆類 1 単位（女性では 47.7 g/日）または総イソフラボン（25.6 mg/日）を摂取するごとに認知症に相当する認知機能低下のリスクが半減しましたが、男性ではこのような効果がみられませんでした[14)]。女性ホルモン効果は、やはり女性に有効なようです。女性が豊かな老後を送るのに、大豆食品の摂取をお奨めしたいと思います。ただし、腸内細菌叢の説明で書いたように（124 ページ）、腸内に大豆イソフラボンをエクオールに転換するエクオール産生菌をもっていない人では効果が弱い可能性があります。

胃酸分泌を抑えるプロトンポンプ阻害薬は認知症を増やす？

胃酸（塩酸）の分泌をピタッと抑える薬剤（オメプラゾール、ランソプラゾールなど）が胸やけによく効くのですが、この薬剤を長期連用していると高齢者の大腿骨頸部骨折が増えるという報告があり、米国食品医薬品局（FDA）は高齢者が長期連用しないように警告を出しています。胃酸は消化吸収や殺菌効果など、からだに必要だから分泌されています。また、古い骨を塩酸で溶かして、新しい骨が作られるのを助けてもいるのです。一方、この薬剤で認知症のリスクが上昇するという報告があります（むしろ認知症予防になるという報告もありますが）。この薬、ときどき飲むのはよいようですが、高齢者は連用を避けたほうが無難と思います。特に骨折しやすい女性の超高齢者では。

7．開発中の根本的治療薬

アルツハイマー型認知症を発症しても、根本的治療薬を内服すればアルツハイマー型認知症が治るとお考えの方も多いでしょう。しかし、残念ながらそうはいきません。開発中の根本的治療薬は進行を止める薬です（現在の治療薬は進行を少し遅らせる薬）。内服すると、脳病変は作られなくなるのですが、認知症を発症した時点では神経ネットワークの崩壊がすでに進んでいます（アルツハイマー型認知症の場合、病変ができ始めてから発症までに約25年かかっています）。この壊れた部分は残念ながら元には戻りません。ですから、認知症になってから根本的治療薬を内服しても、手遅れです。根本的治療薬ができたら、発症の5年以上前に治療を開始することで、発症を防げるのです。

第2章でアルツハイマー型認知症の発症メカニズムを示す中で、根本的治療薬の開発戦略に触れました（**図2-7**）。しかし、2019年までに第3相臨床試験（多数の患者を対象にした最後の試験）を終えた薬剤は、残念ながら期待された効果がみられず開発中止になっています。

根本的治療薬が実用化されれば、脳βアミロイド沈着の画像化（254ページを参照）などによって発症前に診断して発症を防ぐことも可能な時代になるでしょう。しかし、たとえ治療法が開発されたとしても、根本的治療薬の投与と同時に、先に示したライフスタイルを実践することが治療効果を高めるはずです。「将来、根本的治療薬ができるなら、今は予防する必要がない」と考えるのは誤りです。脳の老化は刻々と進みます。そのスピードを緩めるライフスタイルは、根本的治療薬の有無にかかわらず重要です。

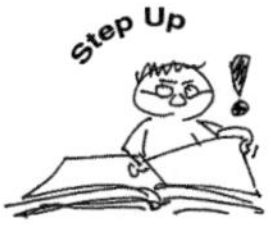

βタンパク免疫療法

アルツハイマー型認知症の根本的治療法として、当初はワクチンなどの免疫療法が期待されましたが、失敗に終わりました。アルツハイマー型認知症患者にβタンパクを皮下注射してβタンパクに対する抗体を作る「能動免疫」の方法を試みましたが、脳に炎症を生じてしまいました。このような能動免疫は、発症してからでは遅かったのです。

脳炎の副作用をなくすために、経口βタンパクワクチンが開発途上です。例えば、大豆にヒトβタンパクの遺伝子を導入した「遺伝子改変大豆」があります。βタンパクをたくさん含む大豆を発症前に食べるとβタンパクの免疫ができるという、経口ワクチン発症予防法です。アルツハイマー型認知症を発症する５年以上前に改良された免疫療法を開始すれば、病気の発症を止めることが期待されます。トランスジェニックマウスでは、

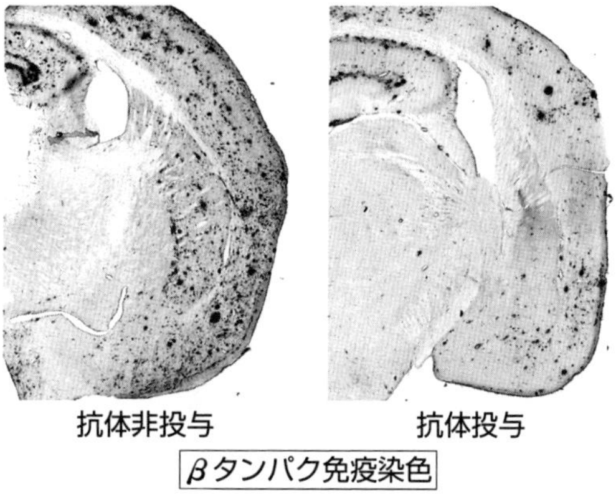

図 4-3　受動免疫によるアルツハイマー病の研究
トランスジェニックマウスにβタンパク抗体を腹腔内投与すると、脳のβタンパク異常蓄積が低減した（群馬大学で筆者が指導した大学院生による報告）。
（Horikoshi ら 2004[16]）

認知機能の悪化防止効果が示されています[15]（19ページを参照）。

このほか、培養細胞に作らせたβタンパク抗体を人間に投与する受動免疫という方法があります（**図4-3**）。これも脳βタンパク異常蓄積を減らすのに有効で、いくつかの抗体の臨床試験が行われていますが、まだ成功に至っていません（2019年秋の時点）。このような受動免疫が成功すれば朗報ですが、おそらく高価な薬品になり、経済的な問題が派生することが危惧されます（例えば、抗がん剤として有名な抗体薬オプジーボは、発売当初の薬価が年間1,700万円でした）。

引用文献

1） McGeer PL, McGeer EG：NSAIDs and Alzheimer disease；epidemiological, animal model and clinical studies. Neurobiol Aging 28(5)：639-647, 2007.
2） Zhang C, Wang Y, Wang D, et al：NSAID exposure and risk of Alzheimer's disease；an updated meta-analysis from cohort studies. Front Aging Neurosci 10：83, 2018.
3） Forette F, Seux ML, Staessen JA, et al：The prevention of dementia with antihypertensive treatment；new evidence from the Systolic Hypertension in Europe (Syst-Eur) study. Arch Intern Med 162(18)：2046-2052, 2002.
4） Xu G, Bai F, Lin X, et al：Association between antihypertensive drug use and the incidence of cognitive decline and dementia；a meta-analysis of prospective cohort studies. Biomed Res Int 2017：4368474, 2017.
5） Light KC, Grewen KM, Amico JA：More frequent partner hugs and higher oxytocin levels are linked to lower blood pressure and heart rate in premenopausal women. Biol Psychol 69(1)：5-21, 2005.
6） Hajjar I, Brown L, Mack WJ, et al：Impact of Angiotensin receptor blockers on Alzheimer disease neuropathology in a large brain autopsy series. Arch Neurol 69(12)：1632-1638, 2012.
7） Gotoh F, Tohgi H, Hirai S, et al：Cilostazol Stroke Prevention Study；a placebo-controlled double-blind trial for secondary prevention of cerebral infarction. J Stroke Cerebrovasc Dis 9(4)：147-157, 2000.
8） Anstey KJ, Ashby-Mitchell K, Peters R：Updating the evidence on the association between serum cholesterol and risk of late-life dementia；review and meta-analysis. J Alzheimers Dis 56(1)：215-228, 2017.
9） Zhang X, Wen J, Zhang Z, et al：Statins use and risk of dementia；a dose-response meta analysis. Medicine(Baltimore) 97(30)：e11304, 2018.
10） 金城学院大学消費生活科学研究所：長寿のための"コレステロール ガイドライン 2010年版"(文部科学省私立大学学術研究高度化推進事業採択(2007～2012) "脂質栄養と性差" に関するオープン・リサーチ). 金城学院大学オープン・リサーチ・センター(http://www.kinjo-u.ac.jp/orc/research/guideline.html).
11） Islam MM, Iqbal U, Walther B, et al：Benzodiazepine use and risk of dementia in the elderly population；a systematic review and meta-analysis. Neuroepidemiology 47(3-4)：181-191, 2016.
12） He Q, Chen X, Wu T, et al：Risk of dementia in long-term benzodiazepine users；evidence from a meta-analysis of observational studies. J Clin Neu-

rol 15(1) : 9-19, 2019.
13) Kokubo Y, Iso H, Ishihara J, et al : Association of dietary intake of soy, beans, and isoflavones with risk of cerebral and myocardial infarctions in Japanese populations ; the Japan Public Health Center-based (JPHC) study cohort I. Circulation 116(22) : 2553-2562, 2007.
14) Nakamoto M, Otsuka R, Nishita Y, et al : Soy food and isoflavone intake reduces the risk of cognitive impairment in elderly Japanese women. Euro J Clin Nutr 72(10) : 1458-1462, 2018.
15) Kawarabayashi T, Terakawa T, Takahashi A, et al : Oral immunization with soybean storage protein containing amyloid-β 4-10 prevents spatial learning decline. J Alzheimers Dis 70(2) : 487-503, 2019.
16) Horikoshi Y, Mori T, Maeda M, et al : Aβ N-terminal-end specific antibody reduced β-amyloid in Alzheimer-model mice. Biochem Biophys Res Commun 325(2) : 384-387, 2004.

第5章
脳活性化リハビリテーションで脳老化防止

☑ 笑うと脳にいいっつうの本当かい？　そりゃどうしてだんべ、不思議だいな。

→「1．快刺激と褒め合い」

「2．笑顔が笑顔を生む」

をお読みください。

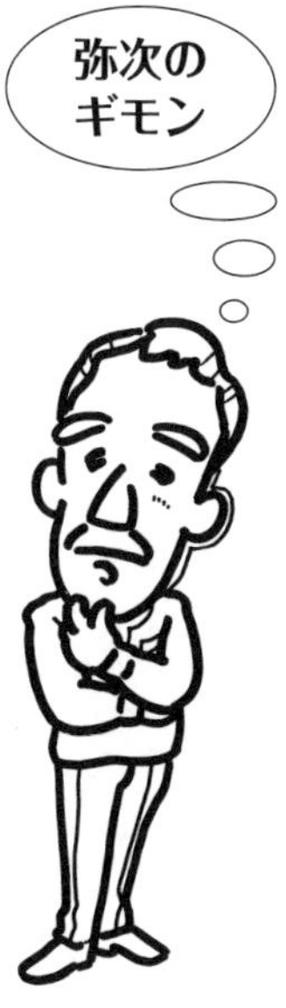

☑ 年とるっつうと、たいげぇやることがねぇんで、心配なんさねー。

→「3．諦めた瞬間から脳が萎縮する」

「4．役割・日課をもとう」

「5．社会的接触」「6．教育歴」

をお読みください。

☑ もの忘れするんさねー。年相応だんべぇっつうけんど、もう戻らねーだんべかのー？

→「7．記憶をよくする術」

をお読みください。

前ページの“弥次のギモン”、皆さんも、思い当たるところ、ありませんか？　では、その真相や、如何に。

これまでは、脳βタンパク異常蓄積を減らすことが判明している予防法を中心に述べてきました。この章では、脳βタンパク異常蓄積に及ぼす影響は定かではありませんが、老化から脳を守ることに有益な方法について述べます。筆者らは、軽度のアルツハイマー型認知症の方に**脳活性化リハビリテーション**を試みてきました。その体験からも、廃用（不使用）を防いで脳を活性化することが、アルツハイマー型認知症の進行防止に有効なことがわかりました[1)]。脳にはよくなる力、回復力があるからです。脳も骨や筋と同じく、使えば使うほど強くなり、使わないでいると弱くなる性質をもっています。脳の中では、信号を伝えるシナプスが毎日少しずつ変化しています。日々変化する脳は、よい方向に仕向ければどんどん能力を伸ばし、悪い方向に向かうとどんどん能力を失います。本章では、よい方向とは何かを示したいと思います。

筆者は、たとえ認知症があっても楽しく能力を発揮して楽しく生活できるようにしようと、脳活性化リハビリテーションを編み出しまし

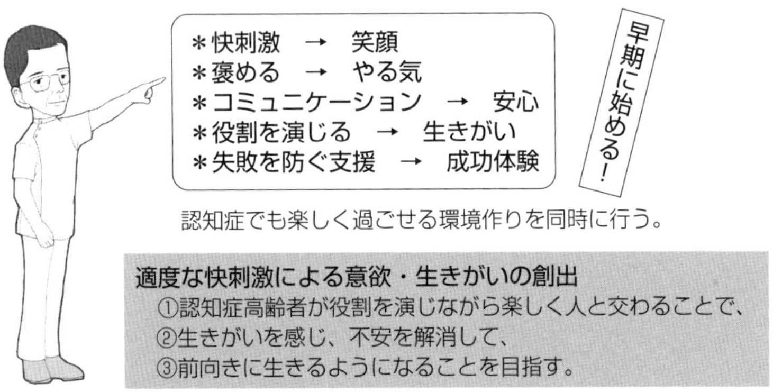

＊快刺激　→　笑顔
＊褒める　→　やる気
＊コミュニケーション　→　安心
＊役割を演じる　→　生きがい
＊失敗を防ぐ支援　→　成功体験
早期に始める！
認知症でも楽しく過ごせる環境作りを同時に行う。
適度な快刺激による意欲・生きがいの創出
①認知症高齢者が役割を演じながら楽しく人と交わることで、
②生きがいを感じ、不安を解消して、
③前向きに生きるようになることを目指す。

図 5-1　脳活性化リハビリテーションの 5 原則
（山口 2010[3)]より作成）

た[2)]。脳活性化リハビリテーションの５原則は、「快刺激で笑顔、褒めてやる気を引き出す、楽しい会話で安心、役割を演じて生きがいを生む、失敗しないように支える」です（**図 5–1**）。認知機能そのものを高めようとするのではなく、楽しく交わる中で役割を演じて能力を発揮することが目標なので、認知症の方も元気が出てきて生活力が向上します。セラピストも楽しく関われます。

脳を刺激する方法はいろいろあります。疫学研究では、読書、パズル、博物館や美術館に行く、トランプなどのゲーム、楽器演奏などの認知刺激が認知症の発症リスクを低減すると報告されています[4)]。ここで、ドリルやパソコンで行う学習のような認知トレーニングの認知機能低下防止効果をメタ分析で検討した結果を示します。健常者を対象とした６研究と軽度認知障害（MCI）を対象とした５研究を合わせた 11 研究が選ばれました。介入期間は６か月間以上で、健常者対象の介入はパソコンソフトが主体、MCI 対象の介入はグループセッションが主体でした。分析結果は、①健常者群では練習した認知領域のみパフォーマンスが向上し、②MCI 群では明らかな効果がありませんでした[5)]。認知トレーニングをするなら、認知症予防効果を期待するのではなく、楽しくやってください。

わが国では「学習」や「脳トレ」が流行しています。学習で認知機能がよくなったという論文がありますが、学習そのものの効果よりも、学習支援者（寄り添う人）の「よくなってほしい」と熱心に願う気持ちが学習者に伝わり、学習者が「こんなに喜んでくれるなら頑張ってみるか」と、その熱気を受けて元気になることが、認知機能の向上により大きな影響を及ぼしたと考えられます（**図 5–2**）。学習支援者の「褒める、よくなってと願う」心が大切なのです。学習に取り組む意欲の乏しい高齢者に、「これをしないともっとボケちゃうよ」などと無理やり音読や計算をさせるのは、「いじめ」です。そして、そんな取り組みは効果を

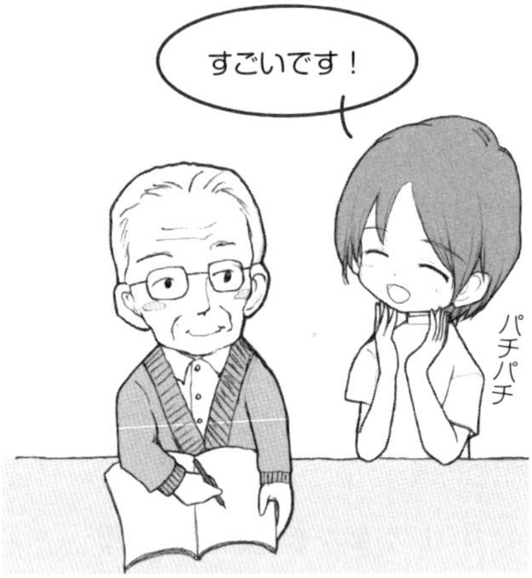

図 5-2　学習による脳の活性化—決め手は「褒め手」—
学習者は「褒められて自信満々」となる。
(山口 2010[6])

示さないでしょう。大切なことは、一緒に楽しく意欲をもって行うことであり、何をするかという課題そのものではありません。する人（認知症高齢者）も、させる人（家族や介護者）も、**ともに楽しく一緒に行い、褒め合えるような課題**であれば、どんな課題でもよいのです。何をするかではなく、どうするかが大切なのですから。

学習に限らず、興味をもっていろいろな趣味活動に取り組むことはよいことです。ただし、独りで黙々とではなく、仲間と楽しくが基本です。

人間の脳は日々進化します。判断が誤っていれば、それを記憶しておいて次回は別の判断を下します。人間の脳は、経験によってソフトウエアを日々書き替えて進化しているのです。経験を積むこと、特に失敗することで進化していきます。失敗を恐れず、いろいろなことに挑戦することで機能が向上するのです。こうやって、この本を読むことで、あなたの脳に変化が起きています。例えば、生クリーム入りコーヒー大福（！）を見たとき、これまでより手を出すのに時間がかかったり、買う個数が減っているのではないでしょうか。それは、脳の回路が少し変わったからです。高脂肪食で脳のβタンパク異常蓄積が増えるという知識が記憶として残り、あなたの脳の判断回路が若干修正されたのです。

脳は日々進化しています（睡眠中にシナプス結合が変化する）。絶えず新しい情報を取り入れ、いろいろなことを体験する中で、次々と新たな能力を身につけています。誰もが進化する能力を秘めた脳をもっているのです。

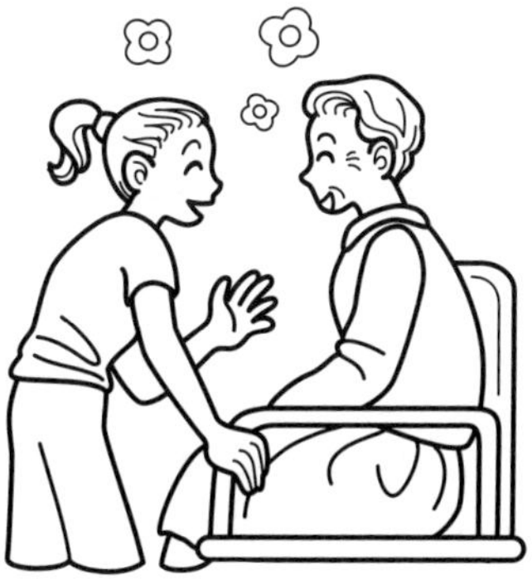

熱意が人を動かす、元気にする

1. 快刺激と褒め合い

人間、何をするにも、楽しいことでないと長続きしませんよね。楽しい刺激で人間は元気になります。その理由を考える前に、まずは笑いのメカニズムについてみていきましょう。なお、どのようなときに、どうして笑いが起こるのかを研究している人たちがいます。「日本笑い学会」です。筆者も浅草で毎月開かれる関東支部の研究会にときどき参加し、笑いのメカニズムや効用について勉強しました。**表 5-1** に笑いの分類を示します。

表 5-1 笑いの分類

快の笑い：本能（食欲）や期待（合格）の充足 → 微笑み
不調和、価値の逆転や低下ではアッハッハッ → 吹き出し
ワッハッハッ → ヘッヘッヘッor フッフッフッ
社交上の笑い：会釈、照れ隠し、苦笑、嘲笑
Japanese smile、つられ笑い
緊張緩和の笑い：思わず笑みが

（志水ら 1994[7]）

では、ほっとライン寄席「買いものはむずかしい〜！」（入船亭扇好／「介護情報ほっとライン」より許可を得て掲載、一部改変）を例に、実際に人間がどんなときに笑うか分析してみましょう。

昨年のバレンタインデーの話ですが、あるおばあちゃんが、チョコを買いに行ったところ、あまりにもケーキが美味しそうだったので、ケーキも買うことにしました。

今、ケーキの名は皆むずかしいです。ショートケーキ、モンブラン、チョコレートケーキくらいはわかりますが、中にはカタカナのウに点を打って下に小さくイを書いて“ヴィ”ですとか“ヴェ”…。こんな字、読み方学校で教わりませんでした。わたしがわからないくらいですから、このおばあちゃんももちろん言えません。そういうときは、指さし確認が一番よいのです。おばあちゃんもこの手を使いまして、

おばあちゃん「店員さん、このケーキと、そのケーキを三つずつください」

店員「おばあちゃん、どれですか？」

おばあちゃん「だから、このケーキとそのケーキを三つずつください」

店員「おばあちゃん、これとそれじゃわからないんですよ。ちゃんと名前を言ってください」

おばあちゃん「ハイ！ ヤマグチ ミヨです！」

思わず、どれが“ヤマグチ ミヨ”か探してしまいましたが。

その店では恥ずかしくて買えませんでしたので、次のケーキ屋さんへ。

今度は名前を言わないように自分に言い聞かせまして、

おばあちゃん「あの店員さん、ショートケーキをください」

店員「ハイ、わかりました。ショートケーキですね。おいくつですか？」

おばあちゃん「ハイ！ 72 歳です」

そこでも買えませんでした。

現在は和菓子しか食べないおばあちゃんです。

そんなおばあちゃんが私は大好きです！

皆さんは、二度笑えましたか？　前段では、どんな素晴らしいケーキの名前が出るかと期待を膨らませていたら、その期待を裏切って人の名前が出てきたところで笑ったはずです。人間は、予測が裏切られたときに笑いが起こります。そのギャップ（予測誤差）が大きいほど、大きな笑いになります。実はこのとき、大脳深部にある側坐核にドパミンという神経伝達物質があふれ出ています。急に予測を裏切られたときには、恐れを生じることもあります。ビックリしたときです。このときは、ノルアドレナリン系の神経伝達物質がたくさん出て脳に悪い影響を与えますので、楽しいビックリを増やしてください。

後段では、「おいくつですか？」まで読んだところで、思わず笑えましたか？　ここで笑えた方は、前頭前野の働きのよい方です。「今度は自分の年齢を答えるぞ」と、ケーキの個数と年齢とのギャップを前頭前野を使って予測したはずです。このときもドパミン神経系が働いています。

笑うことで脳にドパミンが放出されます。そして脳が元気になります。ドパミンは、意欲をもたらす脳への報酬（いわば、お金）です。笑いは覚醒レベルを上げて、記憶や学習能力を高めます。

褒められてもドパミンが出て嬉しくなります。ドパミンはやる気スイッチをオンにして、意欲が高まります。それだけでなく、褒めた人の

表 5-2　笑いの全身への効用

1. 深呼吸効果：腹式呼吸、呼吸筋強化
2. 運動（身体活動）効果：腹筋が痛くなるほど
3. 免疫力アップ：がんにも効く
4. エンドルフィン（脳内麻薬）：鎮痛効果
5. 血糖値低下：交感神経鎮静化、リラックス
6. コミュニケーション効果：円滑な関係

脳でもドパミンが出ます。そして嬉しくなります。人を褒めると両方が嬉しくなるのです。褒め合うと、効果倍増です。

認知症になると褒められることなどなくなりますが、楽しく笑って褒められて嬉しいという時間をもつことが、脳の機能向上に不可欠です。たとえ認知症になっても、その人が笑顔でいられるようなケアを目指しましょう。**ケアの目標は笑顔！**です。

さらに、笑いは元気を出してうつを防ぐだけでなく、全身的な効果も多々あります（**表 5-2**）。

ドパミンを増やそう

ドパミンは神経伝達物質（脳内物質）といい、シナプスで放出される物質（分子）です。ドパミンには、①快感、②発想や独創性、③パーキンソン病、と関わる主要な３系統があります（**表 5-3**）。これを簡単に説明します。

まずは快感を味わったり笑ったりしたとき、情動の中枢である側坐核や扁桃体という部位でたくさんのドパミンが放出されます。美味しい食べ物や性的快感で放出されるだけでなく、お金をもらったときや、素晴らしい

表 5-3　ドパミンを増やそう

起　始	投射先	機　能
中脳腹側被蓋野（A10）	扁桃体、側坐核など辺縁系へ	報酬（快感）、情動に関与
	前頭前野など皮質へ	創造性や発想、ワーキングメモリー
中脳黒質（A9）	線条体などへ	運動制御 （不足でパーキンソン病）

音楽を聴いたとき、他人の役に立つ行為（利他行為）を行ったときなどに放出されます。ドパミンが放出されると、脳の覚醒レベルが上がります。やる気が高まり仕事の疲れも吹き飛んで、学習や仕事の効率が上がります。

覚醒作用と快感をもたらす覚醒剤のメタンフェタミン（ヒロポン）は、シナプスでのドパミン濃度を増やす薬です。戦前は、特攻隊の出撃前や夜間労働者などにも使われました。覚醒剤には習慣性があるので、依存症（中毒）を引き起こします。したがって、薬の力を借りるのではなく、笑いのような快感によってドパミン放出を増やすことが、健全なドパミン増加策です。快刺激や笑いによって、覚醒レベルが向上して意欲が高まり、学習能力も向上することをおわかりいただけましたでしょうか。

中脳で作られたドパミンは前頭前野で放出され、ワーキングメモリーだけでなく創造性や発想力を高める働きもあります。その人らしさ（アイデンティティー）を発揮するのに重要な神経伝達物質です。また、線条体で放出されるドパミンが不足すると、パーキンソン病が引き起こされます。ドパミンは手足のスムースな運動にも欠かせません。

2. 笑顔が笑顔を生む

人間は笑顔を見ると無意識に笑顔になり、楽しくなります[8]。笑顔を一瞬見ただけで、無意識のうちに笑顔になってしまいます。そして、楽しくなくても笑うと楽しくなります。笑顔に対して笑顔を返す仕組みは、生後３か月くらいで獲得します（**図 5-3**）。赤ちゃんが母親の笑顔を見て、それを真似するのです。赤ちゃんは笑顔を示すことによって、美味しい母乳や母親の優しさを得ることができます。見たものを真似る仕組みは脳の中にあります。**ミラーニューロン**（鏡神経細胞）系です。人間は、相手の動作や仕草、言葉などを脳の中で真似ています。相手と同じ動作をするように神経細胞が反応しています。実際の動作は起こりませんが（テレビを見ていて興奮すると、思わず同じ動作をすることがありますが）、相手の動きと同じ運動イメージを脳の中で作り上げています。この仕組みによって、人間は相手の気持ちを理解します。相手と

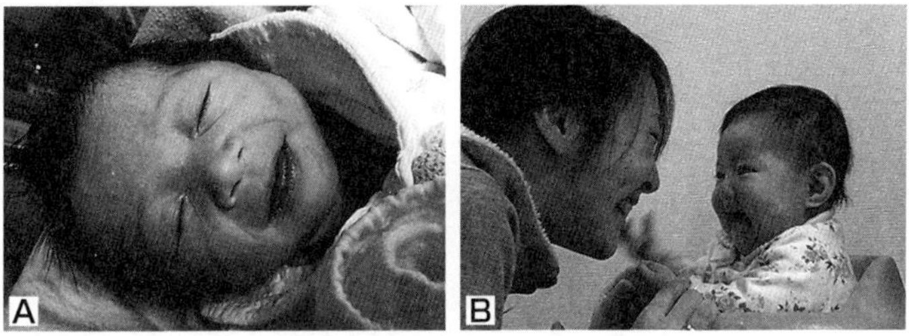

図 5-3　社会的微笑の発達は生後３か月
A：自発的微笑（新生児微笑）は、生得的機能であり、新生児が REM 睡眠時に示す。これは生後数週で低減する。
B：社会的微笑は、母親の笑顔を見て笑顔を示すもので、生後３か月頃に獲得する。

同じ表情・動作・態度を脳内で架空に行ったときに感じる気持ちを、相手の気持ちとして汲み取ります。

このミラーニューロン系の働きで、笑顔を見ると無意識に笑顔を返します。では、そのとき気持ちはどう感じていますか？　きっと楽しい気持ちでしょう。笑顔からは快の感情が生まれます。ですから、笑顔で人と接することはとても大切です。

脳は鏡

脳は鏡、他人の心を映し出す
　　だから脳は他人の気持ちがわかる
見聞きしたことを脳内で真似している
　　まるで鏡のように
そのとき感じた気持ちから、
　　　　　　相手の気持ちを推し量る
脳は鏡
私の脳とあなたの脳がふれ合うと、
　鏡と鏡が向き合って
　　　　　　　無限の世界を作り出す
　　万華鏡のように　カラフルに！

3. 諦めた瞬間から脳が萎縮する

職人の返事は四つでよいといわれています。「できる」「できない」「やりたい」「やりたくない」です（**図 5-4**）[9]。「やりたくてできること」だけをしていたらハッピーですね。でも、「やりたいけどできない」と諦めていることはありませんか？　面倒だから、時間がないからなど言い訳を考えて、諦めていませんか？　「やりたいけどできない」と思っていることに挑戦すると、脳に新しい回路が生まれて能力を伸ばすことができます。

例えば、調理。単純な作業のように思われがちですが、とても創造的

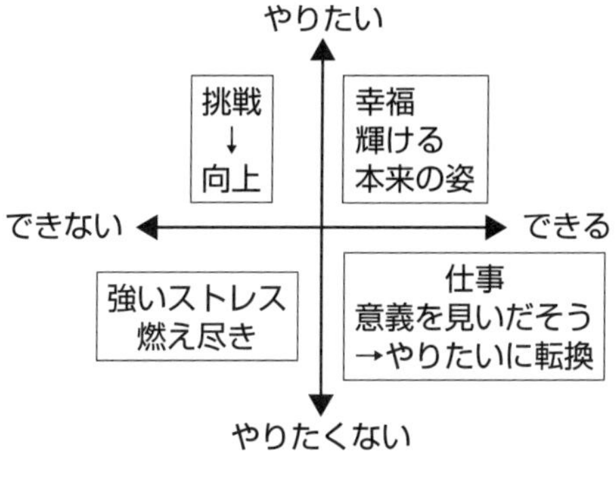

図 5-4　諦めた瞬間から脳の退化が始まる
職人の返事は四つでよい――「できる」「できない」と「やりたい」「やりたくない」。やりたくてできることを行うと幸福、やりたいができないことには挑戦すべき。あきらめたらおしまい。脳の退化が始まる。やりたくないけどできる仕事は、意義・やりがいを見つけるようにする。やりたくなくてできない仕事は、燃え尽きないようほどほどに。（大島 2006[9]より作成）

な作業で脳活性化にも有効です。夕食を作るには、残っている食材をチェックして食べる人数や腹の空き具合を考え、重ならないように昨日や一昨日のメニューを思い出し、今日の献立を考え、足りない食材を揃えるのに買い物に行き、食べ始める時間に合わせて手順よく調理を進めていく必要があります。アルツハイマー型認知症が始まると、①おかずの品数が減る、②毎日同じおかずが続く、③食べる人数と量が合わない、④面倒だといって作らない、といった変化が現れます。手順や段取りを整えることは、前頭前野を使う高度な作業で、脳活性化に有効です。

どうせ作るなら新しい味に挑戦してみましょう。いつもとはチョット違う食材の組み合わせや分量の組み合わせを試してみる、レシピ通りに作るのではなく一工夫加えてみる——それが前頭葉を活性化する創造的な作業です。

脳は「できる」と確信すると、その確信を実現するように働きます。逆に「できない」と思った瞬間から、その言い訳を考え出します[10)]。例えば、約束の時間に遅れそうになったとき、何とか遅れない方法を見つけ出そうと必死に考えます。しかし、もう遅刻するとわかった瞬間から、脳は遅刻の言い訳を考え始めます。人間は失敗すると言い訳をする生物ですが、遅刻をしたときに、「もっと早く出ればよかったのに、油断してごめんなさい」などと失敗を自分の責任にする人もいれば、「今日は道が混んでいたから」などと責任を転嫁する人もいます。友達にするなら前者ですね。でも、前者はうつになりやすいタイプです。一方、後者のように責任転嫁ができる人は、神経細胞を痛めず、脳を健康に保てます。友達はできないかもしれませんが。

なお、「やりたくなくてできないこと」をずっと続けると、うつになります。燃え尽きる前にやめましょう（**図 5-4**）。

4. 役割・日課をもとう

楽（らく）と楽しいは同じ漢字ですが、意味がまったく違います。快刺激（楽しい）を奨めましたが、楽はいけません。楽は廃用を生み、精神機能も身体機能も低下します。アルツハイマー型認知症の予防に運動を奨めましたが、30分運動したからと、あとは楽に寝ていようという生活では効果は期待できません。逆に、あえて運動しなくても、エレベーターを使わずに階段を上り下りしたり、通勤で少し歩行距離を伸ばすなど、日々の生活の中で活動量を増やすことが大切です。

高齢になったらバリアフリー住宅がよいといって楽な生活をしていると、脳力を失っていきます。例えば、センサーが照明を管理し、トイレの水洗もセンサー、手洗いの蛇口もセンサー、手の乾燥もセンサーであれば便利ですが、気遣いがいらなくなり、いずれ気遣いができなくなってしまいます。昔の和式トイレはしゃがんで立つのが大変ですが、毎日しゃがんで立っていると筋トレになります。実際、高齢になってもしゃがんでサッと立ち上がれる方は、足腰がしっかりしていて歩行も安定しています。筆者の臨床経験からいえることですが、手を膝や床に当てないとしゃがみ立ちができない方は、転倒の危険があります。下半身の筋力が落ちているからです。段差もないバリアフリーの高層マンションなどに住んでいて外出頻度も減ると、下半身の筋力が低下して歩行が不安定になってきます。こうなると、認知機能も低下するリスクがあります。歩行スピードと筋肉量の低減は、健常から認知症への進行に並行して進むのです（144ページの**図3-29**を参照）。そこで大切なのが、諦めずにしっかり運動すること。転倒しそうになったら、運動（筋トレ）で筋肉量を増やすことで転倒が減少します（146ページの**図3-30**を参照)。身体活動は脳を活性化します。「楽(らく)は廃用を生む」と肝に命じて、前向きに楽しくからだを動かしましょう。

人間は本来怠け者です。日課を決めて動かないと、ついつい怠けてしまいます。定年退職して毎日家で過ごすようになったら急にボケてきた方を、しばしば見かけます。すぐに認知症になるわけではありませんが、仕事が人生の目的だった方は、目的を失い意欲の湧かない生活になって、何をするのも面倒と閉じこもりがちになります。こうなると、うつ状態の悪循環に陥り、認知機能も低下してしまいます。脳は使わないでいると機能を失っていくからです。楽しいことがない日が続くと、やる気も失せ、身体活動の低下に伴って記憶も悪くなります。

日課を決めて毎日規則的に動くようにすれば、心の平安に役立ちます。役割を果たすことは快をもたらし、脳の活性化に有効です。人の役に立つことを日課に取り入れることができれば、生活が充実し、認知機能が高まります。

人生の目的をもって生きていることが認知症予防になるという米国での縦断研究を紹介します[11)]。1,400 名以上の母集団を対象に、①人生の意義、②自己決定、③目標志向の 3 要素・10 項目で「人生の目的」を評価して、高目的群と低目的群に分けました。すると、高目的群は、低目的群よりも有意に認知機能低下のスピードが遅いことがわかりました。この研究では 246 例が死後の病理診断でアルツハイマー型認知症と確定しましたが、病理解剖した結果、脳病変の程度が同じでも、人生の目的が高いとその進行に抗うことができると示されたのです。やはり、ボーッと生きていてはチコちゃん(!)に叱られますね。

退職年齢である 65 歳の健常者を 4 年間追跡し、脳血流量や認知機能の変化をみた研究があります。①仕事を継続、②退職後も活動的な生活、③退職後不活発な生活、の各群 30 名を比べると、退職後不活発な生活群でのみ脳血流量が徐々に低下し(**図 5-5**)、認知機能も低下してい

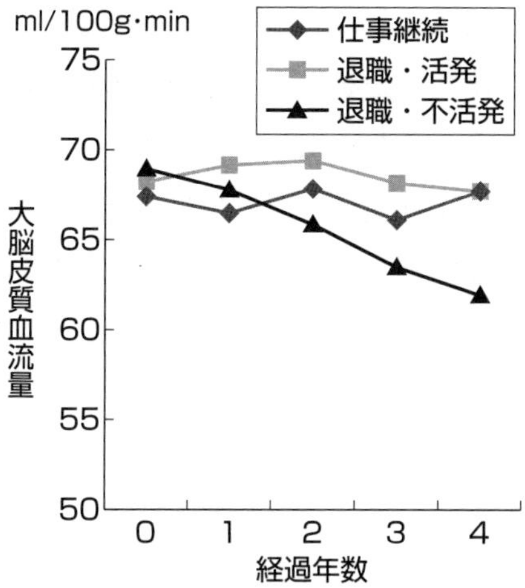

図 5-5　退職年齢後の身体活動と脳血流量の変化
退職年齢である 65 歳の健常者各群 30 名を４年間追跡すると、退職して不活発な生活をしていた群（▲）で、大脳皮質の血流量が低下していた。また、同群では認知機能の低下も示された。
（Rogers ら 1990[12]）

ました。日課によって認知機能が維持されることを示した研究といえます。ちなみに、フランスで 43 万人の自営業退職者を解析した結果、退職年齢を１年遅らせるごとにハザード比が 0.968 と、認知症リスクが 3.2％低減するという報告もあります[13]。退職を５年遅らせるとリスクが 15％減、10 年遅らせると 28％減となります。何のために認知症を予防するのか？　答えは「死ぬまで働くため」（他者の役に立ち目的をもって生きる）ですが、働き続けると認知症が遠ざかるので、実現できそうですね。

脳が回復力をもつことは、脳卒中後の回復からも明らかです。発症から２年もすると回復すべき症状はほぼ回復し後遺障害が残るのですが、障害が固定した時期からでも、役割がきっかけで、回復したいという強い意思をもって努力を続けると、思わぬ回復がみられることがあります。失語症で言葉を出す能力を失った方が、患者会の会長になったので挨拶をしなければならなくなったら、語彙が一つだけだった状態からだんだん増えていった。また別な方で、会長になったら挨拶のために立ち上がる動作を獲得した症例など、発症後何年か経たあとでも、あきらめないで努力すれば脳は回復力を示すことが、長谷川[14)]によって示されています。

施設内の調理で認知症の人の状態が改善

筆者が大学勤務時に指導した大学院生のランダム化比較研究で、日課・役割の大切さが示されました[15)]。介護老人保健施設（老健）で、入所者に 90 分間の調理プログラムを週 1 回、12 週間にわたって実施したところ、調理群は対照群に比べて遂行機能が有意に改善し、BPSD（困る行動）が有意に減少しました。老健を利用している認知症高齢者の多くは包丁を使って料理ができる人たちです。しかし、基本的に老健では包丁やハサミを使わせてもらえません。これが続くと能力が奪われてしまいます。そこで、小グループで楽しく調理し、一緒においしく食べれば脳も元気になることを示しました。

認知症になっても適切な指示があれば調理は可能です。認知症の人の能力を奪うケアではなく、認知症の人が能力を発揮して人生を楽しめるケアが大切です。

5. 社会的接触

社会的接触が認知症予防に有効という疫学研究があります。接触といっても、まずは友達や仲間との交流です。

独身で独居、友人も家族も訪ねてこない高齢者が認知症になる割合は、家族と同居し友人も多い高齢者に比べて８倍も高いという報告があります（**図 5-6**）[16]。積極的に友人や家族と楽しく過ごすことが大切です。ずっと独りで無口でいると、認知機能の低下に拍車がかかります。他人とのコミュニケーションは前頭葉を活性化します。

対象者を２～15 年間追跡した 19 のコホート研究のメタ分析では、①社会的貢献度が低いと認知症の相対リスクが 1.41 倍に、②社会的接

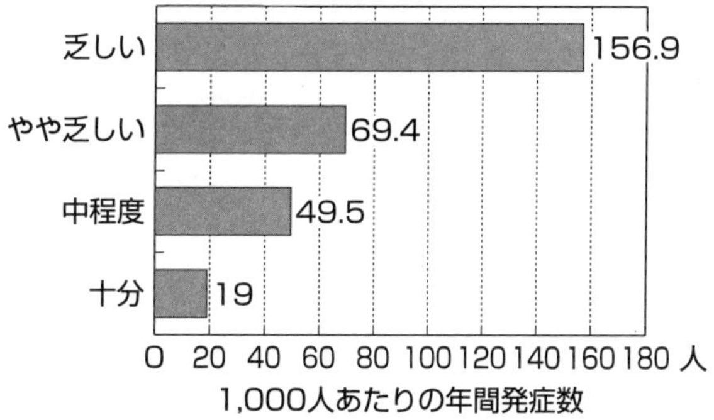

図 5-6　社会的接触が認知症リスクを低減する
ストックホルム在住の 75 歳以上の 1,203 名を対象に３年間観察したところ、176 名が認知症になっていた。認知症リスクは、独身・独居で 1.9 倍、子どもなしで 1.4 倍、友人・親戚なしで 1.6 倍に増えた。独身・独居・子どもなし・友人なしと社会的接触が乏しい群は、豊かな群に比べてリスクが８倍だった。
（Fratiglioni ら 2000[16]）

触が少ないと1.57倍に、③孤独感が強いと1.58倍に高まることがわかりました。いずれも95%信頼区間は1以上のため確実なリスク増大因子です。その一方で、社会的ネットワークの規模（social network size；人づき合いの広さ）との関係は結果がまちまちで、有意な関連はありませんでした（**図5-7**）[17]。

アムステルダムの高齢者2,173名の住民集団（コホート）を3年間追跡した研究では、社会的孤立自体は認知症リスクにはならず、「孤独を感じること」がリスクを1.64倍（オッズ比）に高めることが、確実な因子として示されています[18]。たとえ孤独でも、目標をもって生き生きと生活していればよし。孤独で寂しさを強く感じることがリスクを高めるようです。

人づき合いの多さよりも生きがいが大切だとわかりますが、夫婦仲よくで認知症のリスクが下がりそうです。15研究（81万人を対象）のメ

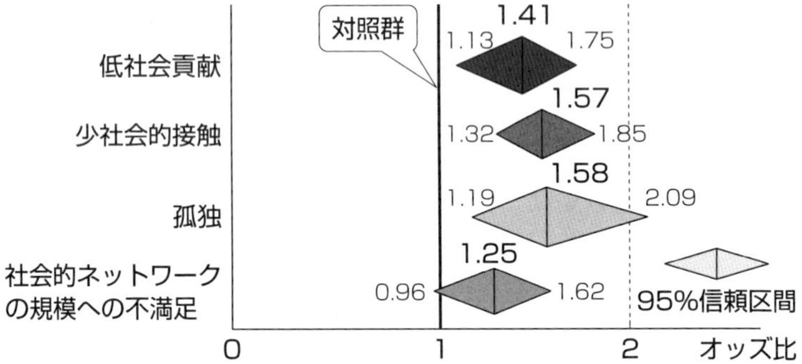

図5-7　社会的関係と認知症リスクの関係

19のコホート研究のメタ分析から、①社会的貢献が少ないこと、②社会的接触が少ないこと、③孤独なこと、が認知症リスクを高めることが示された。社会的ネットワークの規模への不満足は、リスクを高める傾向はあるが有意ではなかった。

（Kuiperら 2015[17]より作成）

タ分析から、結婚している人と比べて、生涯独身だと相対比が 1.42 とリスクが 4 割アップ、寡婦・寡夫だと相対比 1.20 とリスク 2 割アップでした[19)]。いずれも 95％信頼区間が 1 以上なので確実なリスク増大因子です。

孤独により、①免疫機能が低下して感染症にかかりやすくなる、②老化のスピードが速まる、などが知られています。一方、他人に親切にするような利他行為は、免疫機能を高めると同時に炎症を抑えて、老化のスピードを遅くします[20)]。狩猟採集生活をしていた数万年前、人間は一人では生きていけず、集団をつくって暮らし、生き延びてきました。この過程で、人間の脳は社会性をもつように進化してきました。人間は社会的な生き物であり、社会的接触は不可欠なのです。

家族団らんの健康効果

肌と肌が触れ合う接触には健康効果があります。ハグやタッチでオキシトシンが分泌され、血圧が下がる（196 ページを参照）、心が落ち着きストレスに強くなる、オキシトシンがセロトニンを増やして心の満足が生じる、などの効果が期待されます。実際の接触を伴わなくても、家族の団らんをはじめ、居酒屋での親しいコミュニケーションや井戸端会議（ゴシップで盛り上がる）も有効なようです。これらはサルの毛繕い（グルーミング）に相当します。優しいタッチは、ドパミン（モチベーションや喜びを引き出す）も増やします。そして、コルチゾール（ストレス）やノルアドレナリン（怒り）を減らすので、脳にもからだにもよいのです。

6. 教育歴

教育歴については、いくつかの疫学研究で、教育歴が長いほど認知症リスクが低減することが知られています。例えば、中年期の肥満や高血圧のリスクを示した前記のスウェーデンの疫学研究では、教育歴が 1 年長くなるごとに認知症のリスクが 0.86 倍と少し低くなることを示しています。ただ、例えば、教育歴が短いほど肥満の割合が高いとか、健康への配慮が少ないなど、背景にある別の因子が関与しているのかもしれません。教育歴は過去のことですから、こんなことを今さら言われても……となってしまいます。筆者の言いたいことは、教育歴の短い人ほどたくさん本を読んでください、手紙を書いてください、日記を書いてください、ということです。教育歴の長い方が認知症になりにくいのは、認知機能が比較的高いところから落ちていくので低くなるまでに時間がかかると解釈されます。はじめの位置が比較的低いほうにあると思われる方は、年々落ちていくスピードを緩める努力が必要です。それには、たくさん本を読んで知識を増やし、新しいことにどんどん挑戦して能力を伸ばすことが大切だと思います。

認知予備能

認知症の予防には、元の認知能力のレベルを高くしておくことが役立ちます。認知機能の余力（ゆとり）である認知予備能（cognitive reserve）が大きいほど、脳に病変ができても症状が出にくい、認知症の発症が遅れるという考え方です。教育歴はあとから変えられませんが、中年期以降の日々の学習への取り組みは変えられます。学習と運動がともに認知予備能を高めます。高齢期にレジャー活動で認知予備能を高めると、認知症のリスクが 35％減る（相対リスク 0.65）と報告されています[21]。

前頭葉を使おう

まずは、小學國語讀本[22]より。といっても、昭和 11 年文部省発行の尋常小学校用ですが。

> エンガハデ、縫物ヲシテイラツシヤツタオバアサンガ、針ヲオ落シニナツタ。
> 見ルト、針ハ、エンガハノ板ト板トノスキ間ニ、落チコンデ居ル。火バシノ先デカキ出サウトシタガ、スキマガセマクテ、ナカナカ取出セナイ。

さあ、みぃ〜んな、どうすんべぇ？　いいかんげー浮かんだかい。

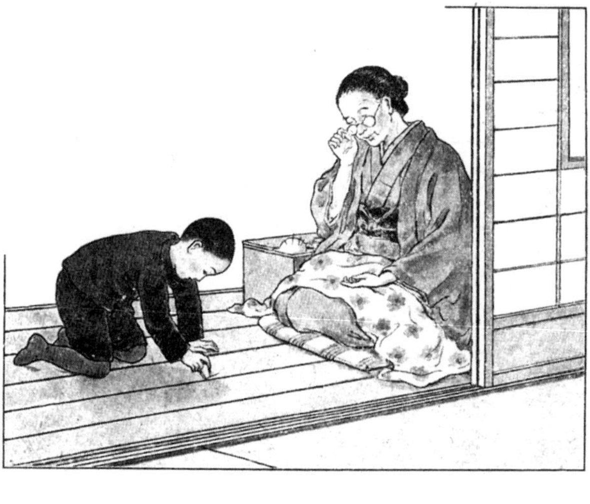

おめえなら、どうする？　そうだいな、楊枝の先でつっと刺してみんべぇかな。そりゃ、よかんべぇ。ほかにゃどうだい。じゃぁ先を読むんべぇ。

> フト、ユフベオ宮ヘ参ツテ、ニイサンニ買ツテイタダイタ磁石ノ事ヲ思ヒ出シタ。急イデ取ツテ來テ、針ノ上ヘ持ツテ行ツタ。スルト、針ハ、生キ物ノヤウニ、ピヨントトビ上ツテ、磁石ニクツ着イタ。見テイラツシヤツタオバアサンハ、「アリガタウ、オ前ハ、ナカナカチヱガアルネ」トホメテ下サツタ。

皆さんは、どんなチエが浮かびましたか？　家をでんぐりげー（ひっくり返）せば針が落ちてくだんべぇ、など、いろいろなやり方が浮かびましたか？　一つの考え方にとらわれずに独創的なことを考えられる——これが前頭前野でドパミンがたくさん働いている状況です。こうやって発想を広げることが、脳を生き生きさせます。

この文章は、古本屋で手に入れた戦前の小学校の教科書に載っていたものです。今では磁石なんて、子どもに見向きもされないおもちゃになってしまいましたが、昔は強い磁石を持つことが友達の間のステータスでした。筆者は、自転車ライトの発電機から磁石を取り出して、烏川（からすがわ）（利根川支流）の河原で砂鉄を集めてセルロイドの下敷きに載せ、下から磁石で模様を作る遊びが大好きでした。中学生の頃は、古物商から故障したラジオを買い集め、スピーカーの磁石を取り出して遊びました。この教科書の文章を読むと、自分の子どもの頃の情景が浮かんできます。あの頃は楽しかったな、と。これが、脳活性化リハビリテーションでも使われる回想法です。尋常小学校の教科書を仲間や友達に大声で読み聞かせることは、音読の学習と、回想という二つの効果をもたらします。

7. 記憶をよくする術

読者の皆さんには、思い出すと顔が赤くなるような恥ずかしい思い出はありませんか？　筆者には中学生のときの恥ずかしい思い出があります。体育の授業の前にトレパンに履き替えるのですが、ズボンを脱いで履き替えたつもりで外に出たら、トレパンを履いておらずズボン下のままでした。このような恥ずかしい出来事はリアルな映像として、何年経っても思い出すものです。

日々、いろいろな出来事が起こりますが、そのごく一部だけが長期間保存されます。この選択には、情動の中枢である扁桃体という部位が関わっています。記憶を一時保存する海馬の隣に扁桃体があり、海馬の働きをコントロールして、怒り・恐れ・驚き・喜びなど、強い情動反応を伴う出来事だけを選択的に定着（長期保存）させる働きをしています。記憶をよくするには、感動が大切ともいえるでしょう。興味を示す、感心する、そして、すでにある知識と関連づけることで、記憶が定着されやすくなります。

また、脳が記憶を定着させるのは睡眠中です（163 ページを参照）。ですから、しっかり・ぐっすり眠ることが第一です。

記憶をよくするには繰り返しが大切です。夜寝る前にその日のことを振り返り、大切なことを思い出す。そして眠りにつくと、近時記憶（一時預かり）に蓄えられた内容が、夜の間に遠隔記憶（いつまでも残る記憶の引き出し）に送られていきます。皆さん、この本を読んでも、その内容の 70％は、２日後には脳から消えてしまっているでしょう。大切なことを覚えておこうと思ったら、寝る前に復習してください。そして、もう一度、その次の日の夜にも復習しましょう。さらに３日後にも復習する。そしてぐっすり眠ってください。こうすれば、ほぼ確実に遠隔記憶に送られます。「**記憶するには反復**」――これしかありません。

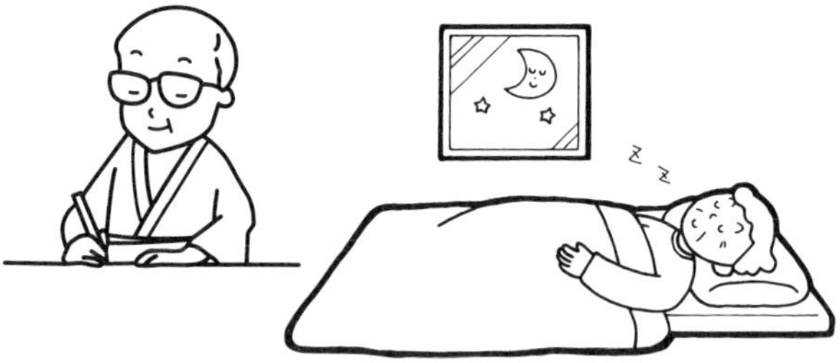

記憶に王道なし！ こつこつ反復

記憶はよいほど不幸かも

どうしても年齢とともに物覚えは悪くなります。何でも覚えられたらどんなによいことかと、記憶力のよい方を恨めしく思うものです。しかし、世の中には記憶力がすご過ぎて不幸になった方もいます。何でも覚えられるのではなく、何でも覚えてしまうのです。不必要なことを含めて何でもです。何でも覚えてしまうと、何が大切なのか、何が不要なのかわからなくなってしまいます。人間、大切なことだけ覚えていたらよいのです。嫌なことはすぐ忘れたほうがハッピーです。幸い、脳には情報を選択して覚える仕組みがあります。

細かなことまで覚えられなくなったら、細かなことに気を遣わなくて済むので楽だと、ポジティブにとらえましょう。老化で記憶力が衰えたととらえるのではなく、**老人力**がついたというとらえ方がポジティブなのです[23,24]。

筆者が大学勤めをしていたある晩のこと、研究室から帰宅する際に、事務室に書類を届けてから帰ろうと部屋を出ました。そして、家に着くと、なんと鞄の中にその書類があるではありませんか。そのとき、ハッと事務室に立ち寄るのを忘れたことを思い出しました。再認できたので（現物を見た途端に思い出したので）、認知症ではないようです（**表 6-1** を参照）。実は、さらにもう一つ忘れ物がありました。車のドアを閉めたら自分の足が挟まって痛ッ！　足を入れ忘れた……というほどそそっかしい話ではありません。忘れたのは車を止めた場所です。いつも通り、研究室からキャンパス西の駐車場に向かって５分ほど歩いていきました。西駐車場の入り口で立ち止まり、今日はどこに駐めたっけと駐車場所を思い出すと、その日の午後に用事があって朝とは異なる北駐車場に駐めたことを思い出しました。それで、踵を返し北駐車場までぐるっと回って７分歩きました。記憶力が悪くなると、捜し物をしてたくさん歩き回ることになります。でも、これを、老人力がついたので７分も余分に健康的な運動ができたと、前向きにとらえるようにしています。このように筆者も忘れ物の毎日ですが、前向きな姿勢が大切だと自分に言い聞かせています。

自分の身に生じた出来事をネガティブにとらえると「悲しい」などのネガティブ感情が湧き、ポジティブにとらえると「嬉しい」などのポジティブ感情が湧きます。そして、ポジティブ感情が増えると、創造力が高まる・やる気が出る・さらに前向きな思考になるなど、よい方向に脳が働きます[24)]。ですから、ネガティブな言葉はなるべく口にしない。逆に、ポジティブな言葉は口に出す、文章化することが有効です。例えば、日記に「今日はこんなつらいことがあった」と毎日書いているとつらい人生になりますが、「今日は大変だったけどこんな嬉しいことがあった」とポジティブなことを見つけて書くと幸せな人生になります[24)]。ポジティブ日記、後ろ向きな方にお奨めです。

引用文献

1） 山上徹也，細井順子，妹尾陽子，他：脳活性化リハビリテーションによる認知症の進行予防の可能性－長期介入例の検討－．老年精神医学雑誌 18（10）：1105-1112，2007.
2） 山口晴保・編著：認知症の正しい理解と包括的医療・ケアのポイント－快一徹！ 脳活性化リハビリテーションで進行を防ごう－，第3版．協同医書出版社，東京，2016，pp.169-253.
3） 山口晴保・編著：認知症の正しい理解と包括的医療・ケアのポイント－快一徹！ 脳活性化リハビリテーションで進行を防ごう－，第3版．協同医書出版社，東京，2016，pp.177-179.
4） Wilson RS, Mendes De Leon CF, Barnes LL, et al：Participation in cognitively stimulating activities and risk of incident Alzheimer disease. JAMA 287（6）：742-748, 2002.
5） Butler M, McCreedy E, Nelson VA, et al：Does cognitive training prevent cognitive decline?；a systematic review. Ann Intern Med 168（1）：63-68, 2018.
6） 山口晴保・編著：認知症の正しい理解と包括的医療・ケアのポイント－快一徹！ 脳活性化リハビリテーションで進行を防ごう－，第3版．協同医書出版社，東京，2016，p.220.
7） 志水 彰，角辻 豊，中村 真：人はなぜ笑うのか－笑いの精神生理学－（ブルーバックス）．講談社，東京，1994，pp.44-61.
8） Dimberg U, Thunberg M, Elmehed K：Unconscious facial reactions to emotional facial expressions. Psychol Sci 11（1）：86-89, 2000.
9） 大島 清：「もの忘れ」がなくなる本．ベストセラーズ，東京，2006，pp.48-51.
10） 松本 元：愛は脳を活性化する．岩波書店，東京，1996，pp.85-88.
11） Boyle PA, Buchman AS, Wilson RS, et al：Effect of purpose in life on the relation between Alzheimer disease pathologic changes on cognitive function in advanced age. Arch Gen Psychiatry 69（5）：499-506, 2012.
12） Rogers RL, Meyer JS, Mortel KF：After reaching retirement age physical activity sustains cerebral perfusion and cognition. J Am Geriatr Soc 38（2）：123-128, 1990.
13） Dufouil C, Pereira E, Chêne G, et al：Older age at retirement is associated with decreased risk of dementia. Eur J Epidemiol 29（5）：353-361, 2014.
14） 長谷川幹：あせらずあきらめず地域リハビリテーション（岩波アクティブ新書）．岩波書店，東京，2002，pp.75-76.
15） Murai T, Yamaguchi H：Effects of a cooking program based on brain-activating rehabilitation for elderly residents with dementia in a Roken facility；a randomized controlled trial. Prog Rehab Med 2017（2）：

20170004, 2017.
16） Fratiglioni L, Wang HX, Ericsson K, et al：Influence of social network on occurrence of dementia；a community-based longitudinal study. Lancet 355(9212)：1315-1319, 2000.
17） Kuiper JS, Zuidersma M, Oude Voshaar RC, et al：Social relationships and risk of dementia；a systematic review and meta-analysis of longitudinal cohort studies. Ageing Res Rev 22：39-57, 2015.
18） Holwerda TJ, Deeg DJ, Beekman AT, et al：Feelings of loneliness, but not social isolation, predict dementia onset；results from the Amsterdam Study of the Elderly(AMSTEL). J Neurol Neurosurg Psychiatry 85(2)：135-142, 2014.
19） Sommerlad A, Ruegger J, Singh-Manoux A, et al：Marriage and risk of dementia；systematic review and meta-analysis of observational studies. J Neurol Neurosurg Psychiatry 89(3)：231-238, 2018.
20） Nelson-Coffey SK, Fritz MM, Lyubomirsky S, et al：Kindness in the blood；a randomized controlled trial of the gene regulatory impact of prosocial behavior. Psychoneuroendocrinology 81：8-13, 2017.
21） Wang HX, MacDonald SW, Dekhtyar S, et al：Association of lifelong exposure to cognitive reserve-enhancing factors with dementia risk；a community-based cohort study. PLoS Med 14(3)：e1002251, 2017.
22） 文部省：小學國語讀本(巻六尋常科用)．東京書籍，東京，1936, pp.16-18.
23） 赤瀬川原平：老人力．筑摩書房，東京，1998，pp.8-17.
24） 山口晴保：認知症ポジティブ！－脳科学でひもとく笑顔の暮らしとケアのコツ－．協同医書出版社，東京，2019，p.11，pp.54-57，pp.191-193.

第6章
認知症の早期発見

☑ 言われりゃ「あっそうだいな」っつんで思い出すんさねー。なっから(かなり)もの忘れがひでー(ひどい)んで、ぼっとかして(もしかしたら)認知症がおっ始(ぱじ)まったんかもしんねえって心配なんさぁ。

→「1. 早期に出現する症状」
「2. 早期診断のための日常生活チェック」
をお読みください。

☑ 認知症のなりかけ(なり始め)っつーんがあるんかい？　それ教えてくれねえっきゃ？　そうなったらどうすりゃよかんべ？

→「3. 早期診断の秘訣」をお読みください。

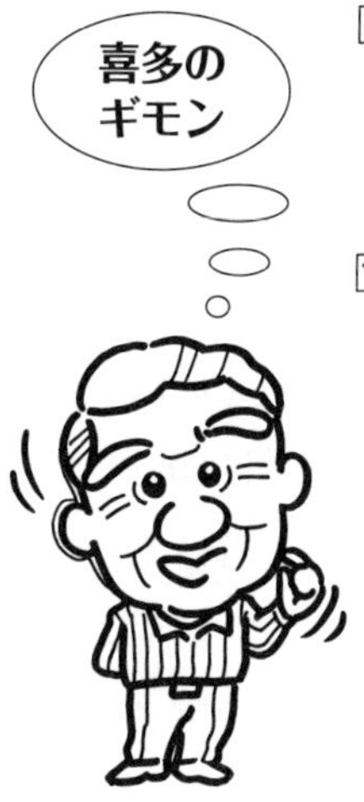

☑ はー(もう)認知症なんだと。ぼっとかすりゃ(もしかしたら)治療法はあるんだんべかのー？

→「4. 早期治療」をお読みください。

☑ 認知症もしめえにゃ(しまいには)あおーか(かなり)ボケが進んで、みーんなわかんなくなっちまうんだとさー。そんなんなったらあんまし長生きすんなぁゴメンだいなぁ。今んうち、かんげー(考え)とくんべぇや。

→「5. 転ばぬ先の杖－事前指示書－」
をお読みください。

これまで、認知症はどうせ治療法のない病気だから、早期に発見しても意味がないといわれてきました。しかし、本書で一貫して述べているように、認知症の病態解明が進み、脳病変を軽くするライフスタイルが示され、進行を少し遅らせる薬が使えるようになっています。さらに、家族が早く気づいて接する態度を変えることで、家族が困る症状を防ぎ、認知症になったご本人も安心して暮らせるようになります。ですから、なるべく早期に発見して、進行を防ぐ関わりが原則です。特に70歳代までは早期発見に努めましょう。ただし、85歳以降では進行を遅らせる薬剤の効果は定かでないという報告もあり、90歳以降は、やさしい家族に囲まれて問題なく過ごしているのであれば、温かく見守るのでもよいと思います。

ところで、早期に認知症と診断されたら、当人はどう思うでしょうか？ 「早期診断＝早期絶望だ」と言った若年性認知症の方がいます。当人にとっては、早期診断は「迷惑」かもしれません。車の運転も認知症と診断されると禁止になるなど、診断により権利が奪われるというデメリットも生じることを、心にとめておいてください。早期診断を目指すあまり、認知症になる手前から心配し過ぎるのもよくありません。

と、日本流の考え方を書きましたが、欧米では早期診断が必要な理由が異なります。国際アルツハイマー病協会のホームページには「診断を受けた本人が行うべきこと」が掲げられています。早期診断・告知（欧米ではあと何年生きられるかも告げます）によって、①自分で今後のことを考えて将来設計し、事前指示書（266ページ）・エンディングノートの準備、財産の処分などを手配する、②自分で必要な介護サービスなどを手に入れる、③自分の病気を家族に説明するなど、「本人が適切に行動するため」というのがその理由なのです[1)]。

1．早期に出現する症状

認知症の原因疾患によって初期症状は異なりますので、ここでは認知症の最大の原因であるアルツハイマー型認知症を想定して書き進めます。

アルツハイマー型認知症では記憶障害が最初に出現し、しかも最大の中核症状（認知障害）です。しかし、加齢に伴い、誰でも少しずつ記憶が悪くなります（生理的健忘）。アルツハイマー型認知症による病的な記憶障害と、どこが違うのでしょうか？　よくいわれるのが、出来事の内容を忘れる生理的な健忘なのか、出来事そのものを忘れる病的な健忘なのか、という点です（**表 6-1**）。「朝食のおかずを思い出せない」のは

表 6-1　加齢と認知症による記憶障害の違い

加齢による健忘（生理的健忘）	認知症による健忘（病的健忘）
部分的に思い出せない 例：朝食で何を食べたか思い出せない。 例：置き場所を思い出せないが、置いたはずだと思う。	**全体を忘れる** 例：朝食を食べたことを忘れる。 例：置いたこと自体を忘れて盗られたと言い出す。
再認できる 例：約束したことを指摘されて思い出す。 例：実物を見れば、自分が買ったと思い出す。	**再認できない** 例：指摘されても約束したこと自体を思い出せない。 例：実物を見ても「誰が買ったの？」と言う。
病識が保たれている 例：もの忘れを自覚する。	**病識が低下する** 例：もの忘れの自覚が乏しくなる。そして、同じことを何度も話す、尋ねる。

年相応で生理的、「朝食を食べたことを忘れる」のは病的といえます。アルツハイマー型認知症になると自分の行為を忘れてしまいます。そして、同じことを何度も話したり、尋ねるようになります。

アルツハイマー型認知症の記憶障害は、再認識できるかどうかがポイントになります(**表 6-1**)。例えば伝言を忘れたとき、伝えるべき相手から「伝言をなんで言ってくれなかったの」と非難されたとたんに「あっ、そうだった」と伝言があったことを思い出せば、再認可能なので年相応のもの忘れです。ど忘れともいいます。この場合、相手に謝ることができます。一方、伝言を忘れたとの指摘に対して、伝言があったことを思い出せずに「伝言なんて聞いていない」と否定するようだと、再認が不能なので**病的な記憶障害**ととらえます。つまり、認知症による記憶障害です。指摘されても謝れないので、「伝言があったはずだ」「いや、聞いていない」と喧嘩になってしまいます[2)]。

このほか、興味や意欲がなくなって、これまでしていた趣味活動などをやめてしまうという症状もしばしばみられます。うつ状態がみられると、そのあとに認知症を発症する頻度が高まります(詳しくは 154 ページの「3-1 うつで認知症リスク倍増」を参照)。

以上をまとめると、①出来事の全体を忘れ、再認できず、短時間のうちに同じことを尋ねる、②財布や鍵などをしまい忘れる・なくす、③意欲や気力がなくなり趣味などもやめてしまう、といった症状が、認知症が始まったことに家族が最初に気づく変化です。早期診断には、生活の変化に家族が気づくことが大切です。後述する認知症初期症状 11 項目質問票(**表 6-2**)を参照してください。

取り繕い

アルツハイマー型認知症の方に「何か困ることはありませんか？」と尋ねると、「何もありません」と返事が返ってきます。このとき、ほとんど悩まずに即答するのが特徴です。日中テレビを見ているというので、「どんな番組を見ていますか？」と尋ねると、「私はNHKしか見ませんから」などと具体的な番組名は出てきません。「どんな料理を作るのですか？」「あり合わせのものです」と、やはり具体的な料理名が出ません。「どんな果物を召し上がりますか？」に対しては「盛りのものを頂いております」──。前日、八百屋へミカンを買いに行ったことは記憶になく、ミカンという返答はできませんが、「盛りのもの」とうまく取り繕います。これが、記憶障害が主症状のアルツハイマー型認知症に特徴的な取り繕い反応です。知らないと、返答にごまかされて、まさかこの方が認知症と気づきません。

病識低下

認知症、特にアルツハイマー型認知症では、自分の認知機能低下の程度を正しく把握すること、つまり病識をもつこと、自己モニタリングすることが困難になります。これを病識低下、内省能力の低下などといいます。**図6-1**に、認知症初期症状11項目質問票（SED-11Q；詳しくは248ページを参照）に本人と介護家族が同時に答えたときのチェック数の違いを示しています[3)]。軽度アルツハイマー型認知症の段階から、家族はできないことをいくつも指摘しますが、本人はできないことはわずかだと感じています。そして中等度まで進行すると、家族が指摘するできないことは増えるのに、本人の自覚はさらに減ってしまいます。例えば、もの忘れは進行するのに本人の自覚が低いので、家族が「薬を飲み忘れたでしょう」と指

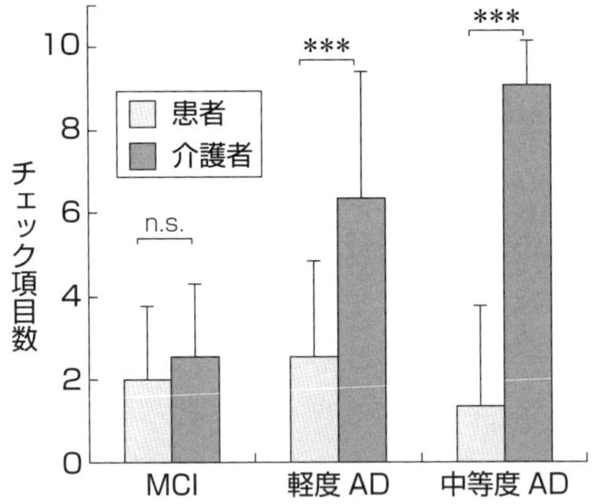

図 6-1　SED-11Q を用いた病識の評価
軽度アルツハイマー型認知症（AD）で病識が低下し、中等度ではさらに低下（乖離が拡大）する（n.s.…有意差なし、＊＊＊…p＜0.001）。
（Maki ら 2013[3]より、一部改変）

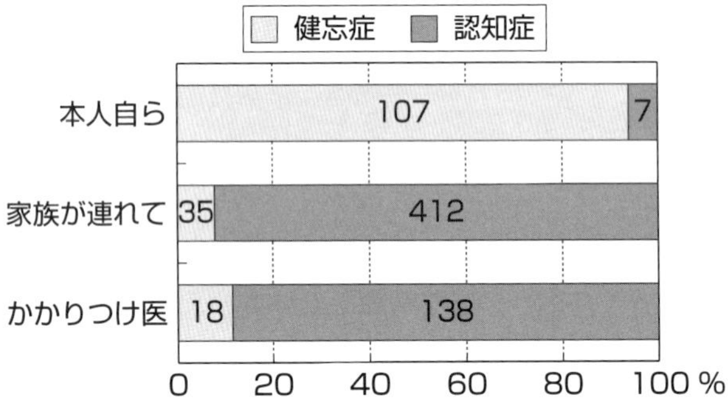

図 6-2　「もの忘れ外来」を受診する経路からみた認知症の有無
自ら受診する例は認知症でないことが多いが、家族がおかしいと思って連れてくると、大部分が認知症。
（川畑 2007[4]より、一部改変）

摘すると、「いや、飲んだ。うるさいことを言うな！」と喧嘩になってしまいます。記憶障害の自覚があれば、指摘されたときに受け入れられるのですが、自覚が乏しいので、介護の困難が生じます。そして、こうしたことが繰り返されると、不満が鬱積して、暴言・暴力に結びつきます。ですから、介護家族がこのことに気づき、失敗をとがめないように接することが、困った症状を未然に防ぎ、本人の尊厳を守るために大切です。

図 6-2 に、あるもの忘れ外来での来院理由と認知症の割合のデータを示します。自身がもの忘れなどを心配して来院される方の多くは、認知症ではありませんでした。しかし、この中には認知症の前段階（軽度認知障害（MCI））の方が多く含まれているはずです。一方、家族が日々の生活状況から認知症が心配になって連れてきた場合は、大部分の方が認知症でした。家族の「気づき」が大切です。このグラフには、認知症になってしまうと自らは受診を嫌がるという特徴がよく現れています。認知症を発症してしまうと、自らが病気であることを明らかにしようとしなくなるので、家族が症状に早く気づいて受診を奨めることが大切です。

2. 早期診断のための日常生活チェック

筆者が作成した**認知症初期症状11項目質問票**(SED-11Q；**表6-2**)は、生活状況を知る介護者が記入して、11項目中の3項目以上にチェックがつけば認知症が疑われる、4項目以上なら強く疑われるというものです[5)]。欄外の追加2項目である妄想と幻視に一つでもチェックがつけば、合計項目数にかかわらず受診したほうがよいでしょう。なお、この用紙(A4サイズ；病識をチェックするための本人用のものと解説と合わせて3ページ)は、山口晴保研究室ホームページ(http://yamaguchi-lab.net/)から無料ダウンロードできます。

「同じことを何度も尋ねる」という症状は、家族が認知症に最初に気づいたエピソードで最も多いものです。もし家族がこのことを知っていれば、「認知症が始まったかな」と気づきます。そして、「とにかくやさしく接してあげよう。そのほうが落ち着くし、認知症が進まないようだから」と、思いやりをもって接してあげることができます。皆さん自身が、もの忘れがひどくなって事実を指摘されても思い出せないようになった状況を想像してみてください。そうなったら、日々の生活で失敗ばかりになるでしょう。そのときに家人から、「そんなこともできなくなったの。しょうがないわね」「あら、またやったの。ダメになったわね」などと言われたら、どんな気持ちになるでしょう。怒りがこみ上げて家人と喧嘩するか、落ち込んで閉じこもってしまいます。ですから、このような症状に対して、「もしかしたら認知症の始まりかな」と家人が気づいてあげることがとても大切です。

介護者が評価して上記の基準に該当する場合は、認知症診療に習熟した医師の診療を受けることを奨めます。認知症の定義は「独り暮らしが

表 6-2　認知症初期症状 11 項目質問票

介護者記入

認知症初期症状 11 質問票

記入日：　　　　年　　　月　　　日

患者様お名前　　　　　　　　　　ID

記入者お名前　　　　　　　　　　関係

記入方法　家族等　・　家族等から聞き書き

最近 1 か月の状態について、日々の生活の様子から判断して、あてはまるものに○をつけてください（ただし、原因が痛みなど身体にあるものは除きます）。

	同じことを何回も話したり、尋ねたりする
	出来事の前後関係がわからなくなった
	服装など身の回りに無頓着になった
	蛇口やドアを閉め忘れたり、後かたづけがきちんとできなくなった
	同時に二つの作業を行うと、一つを忘れる
	薬を管理してきちんと内服することができなくなった
	以前はてきぱきできた家事や作業に手間取るようになった
	計画を立てられなくなった
	複雑な話を理解できない
	興味が薄れ、意欲がなくなり、趣味活動などを止めてしまった
	前よりも怒りっぽくなったり、疑い深くなった
	認知症初期症状 11 質問票　合計項目数

次の 2 項目も、あてはまるものに○をつけてください。

	被害妄想（お金を取られる）がありますか
	幻視（ないものが見える）がありますか

できない程度にまで認知機能が低下した状態」となっています。独り暮らしに必要な生活管理能力が保たれていないと家族が感じたら、受診してください。しかし、せっかく家族が認知症の兆(きざ)しに早く気づいても、医師が「年相応だから少し様子を見ましょう」と放置してしまう場合もしばしばあります。もの忘れ外来などの専門の医師でさえ、このような対応になることがあります。そこで、チェックリストを示し、このような生活の変化（困難）が出てきていると具体例をいくつか示すと、医師も病気だと認識して詳しく診察してくれると思います。

認知症一歩手前の状態では、認知症に進行するとは限らないという事情がありますが、兆(きざ)しが見えた時点で本書の第３〜５章に述べた予防策を実行することで、認知症にまで進行する過程を遅くできる可能性があります。もの忘れが気になりだしたら、本書のお奨めを実行してください。

急激に認知機能が低下したとき……せん妄かな？

夜間に起き出して、訳のわからないことを言い出したり、これから仕事に出かけるといって服を脱いで着替えようとしたり、おかしな行動が夜間急に生じるようになったら、夜間せん妄の可能性があります。せん妄は意識障害の一種で、認知症ではありません。しかし、認知症で脳に病変があると、些細なきっかけでせん妄になりますので、認知症にせん妄を伴うこともしばしばあります。せん妄は認知症ではないけれども認知症にしばしば伴うという、チョット複雑な関係です。せん妄の特徴は、①意識レベルが低下してくる夕方〜夜間に生じやすいこと、②症状に変動があり、症状が比較的一定している認知症とは異なること、です。些細なきっかけとは、発熱、脱水、痛み、便秘、入院や拘束（ベッドへの縛りつけなど）です。認知症でなくても、高齢者では老化に伴う病変が脳に出現して認知機能が脆くなっています。ですから、些細なきっかけ（誘因）でせん妄状態になり、認知症のような症状を示します。せん妄は適切な治療でよくなるので、認知症との見極めが重要です。例えば、脱水がせん妄の誘因なら、点滴による水分補給で回復します。また、認知症の場合も、せん妄を伴うと急に症状が悪化しますので、認知症が悪化したとあきらめないで適切な治療が必要です。

3. 早期診断の秘訣

アルツハイマー型認知症を早期に診断する方法が確立されつつあります。認知症の定義で「独り暮らしが困難な程度に認知機能が低下すると認知症」と書きましたが、特徴的な記憶障害などから、認知症の定義を満たす前の段階（生活障害が出現する前）でアルツハイマー病による軽度認知障害（MCI）と診断されることもあります。

認知症の診断には、まず症状や経過を詳しく分析することが大切です。徐々に進行するのが認知症の特徴です。急速に進行する場合は、別の疾患の可能性があります。なんといっても診断の基本は症状と経過です。いつからどんな症状がどのように出てきているのかという経過が、認知症かどうかだけでなく、原因疾患の推測に役立ちます。そして、どのような生活状況なのか、例えばお金の管理はできるか、買い物に行けるか、食事の用意はできるか、一人で旅行に行けるかなどの情報が、認知症かどうかの判定に必須です（**図 1-7** を参照）。日頃の生活を見ている家族（または介護者）からの情報が必要なのです。ここで、先ほどの認知症初期症状 11 項目質問票（**表 6-2**）のような**チェックリスト**が役立つわけです。

ウェブに掲載されている DASC-21[6]は、簡単で短時間に「認知機能」と「生活機能」の障害を総合的に評価することが可能な、21 項目の質問票です。暮らしに密着したわかりやすい項目を 4 段階でチェックし、合計点が 31 点以上だと認知症が疑われます（点数が高いほど重度）。前橋市の認知症初期集中支援チームでこれを使っていますが、認知機能を見る MMSE（点数が低いほど重度）と強い負の相関（r＝−0.7）を示し、認知症の 87 名の平均点は 47.6 点で、認知症の人の大部分が 31 点以上でした[7]。DASC-21は生活機能も評価するので、認知症かどうかがこれで概ねわかります。

次に、認知機能のチェックが行われます。**改訂長谷川式簡易知能評価スケール**（HDS-R）や**MMSE**がその代表です。このような認知機能全般を検査する方法と、前頭葉機能を中心にした検査、画像の認識（視覚認知）を中心にした検査などがあります。時計の文字盤に特定の時間の針を描く検査（時計描画検査）もありますが、一般的には認知症がある程度進んでから上手に描けなくなるので、早期発見にはあまり向かない検査方法です。これらは、相手に質問したり作業をさせて認知機能をみる検査ですが、行動を観察することで認知機能を評価する行動観察尺度もあります。症状や生活状況を元に認知機能を評価し、さらに、次に述べる画像検査で脳の状態を把握して、認知症の診断を行います。

脳MRIやCTなどの画像検査では、認知症の原因疾患を特定します。脳血管障害や脳腫瘍などはこの検査で見つかります（**図1-4**を参照）。頭頂葉や海馬領域の萎縮があれば、アルツハイマー型認知症の可能性が高まります。症状・生活状況や経過を大切に、画像を参考にして診断することが大切です。

ちなみに、脳と頭蓋骨の間には脳脊髄液という水が満ち、脳はこの水に浮いています。腰部の脊椎骨の隙間から針を刺してこの脳脊髄液を少量採取して、**タウタンパク**の濃度を測定する方法がありますが、濃度が高くなっているとアルツハイマー型認知症などの可能性が高まります（**図6-3**）。

また、**脳血流SPECT**という脳の機能を画像化する装置を使って得た画像をコンピュータで解析するeZISや3DSSPで、MCIの段階にあるアルツハイマー病をある程度正確に診断できます。この装置は、脳の中で血流量が多い部位、少ない部位を色分けして表示します。例えばアルツハイマー病では、MCIの段階から、後部帯状回や頭頂葉楔（せつ）前部、頭頂

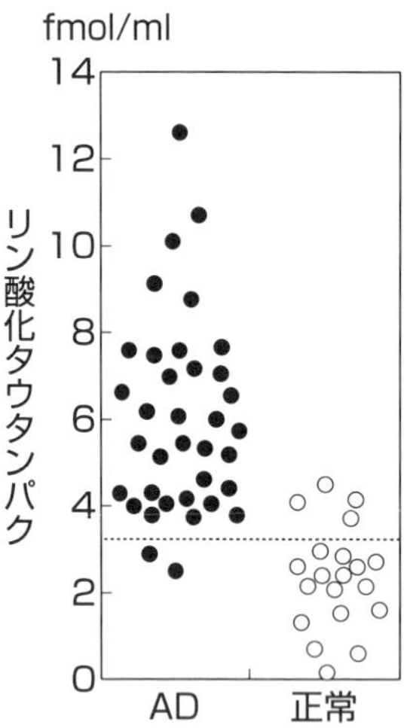

図 6-3　脳脊髄液中のリン酸化タウタンパク濃度

アルツハイマー型認知症（AD）で高値を示すので、診断に有効である。
（Ishiguro ら 1999[8]）

葉外側面の脳血流が低下しています（**図 6-4**）。このような画像診断技術によって、認知症の前段階で診断できるようになっています。しかし、この検査ができるのは、核医学診断設備のある大きな病院に限られます。

さらに、脳にβアミロイド（βタンパク異常蓄積）があるかどうかを調べて画像化するアミロイドイメージングが試みられています。βアミロイドに結合する物質であるPBIなど（クルクミンのようなポリフェノールもこのような物質の一つです）に放射性同位元素をつけて静脈に注射します。しばらくすると、この物質は脳に入ってβアミロイド沈着（老人斑）と結合します。その後PETで脳の画像を見ると、脳βアミロイド沈着がある場所が赤く示されます。アルツハイマー病では、この物質が脳にたくさん貯留して、大脳皮質全体が赤く画像化されるわけです。一方、脳βアミロイド沈着がないと、青く画像化されます（**図 6-5**）。2008年に全国数カ所の病院で実用化研究が始まりましたが、まだ保険適用に至っておりません（2019年秋の時点）。タウタンパク異常蓄積の画像化（タウイメージング）も一部研究機関で実施されています。

血液検査で、脳βアミロイド沈着を予測する研究も実用化に近づいています。血液の中のβタンパク量を質量分析器で測定し、関連タンパクとの比率を求めてβアミロイド沈着の有無を判定すると、アミロイドイメージングの判定結果と90％一致すると報告されました[10]。

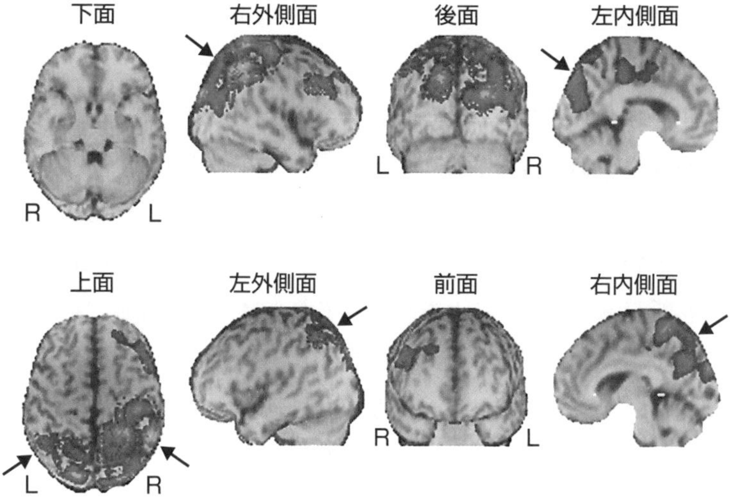

図 6-4　アルツハイマー病早期診断例
脳血流 SPECT で、両側頭頂葉（矢印）を中心に脳血流が低下している。

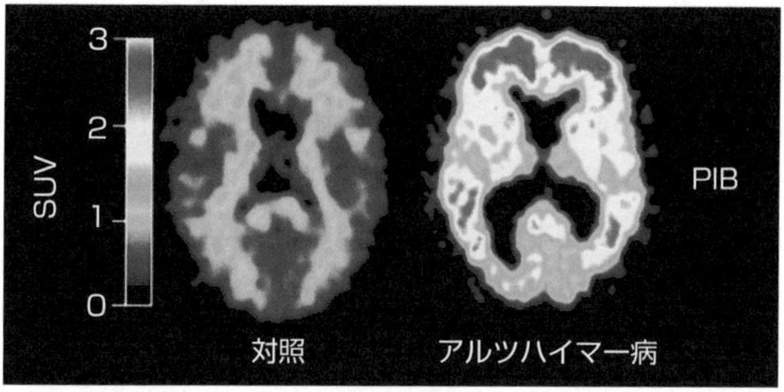

図 6-5　脳 β アミロイド沈着の画像化（PBI-PET）
多量の β アミロイド沈着があるアルツハイマー病では、大脳皮質全体が赤くなる。
（Klunk ら 2004[9]）

第２章で述べたように、アルツハイマー病の病変は、認知症の基準を満たす症状を発症する20年以上も前から始まっています。将来、脳βアミロイド・タウ画像診断や血液βタンパク検査から、発症の20年前に「あなたの脳にはアルツハイマー病の病変が少しでき始めました」とか、発症の５年前には「あなたの脳のアルツハイマー病変はかなり進んでいるので、あと５年で認知症発症のレベルにまで進むでしょう」という診断が可能となることも夢ではありません。認知症というのは症状（生活障害の程度）を元にした診断で、アルツハイマー病はその原因となる病気の診断です。診断技術が進むほど、認知症になる前に認知症の原因疾患がわかるというねじれ現象が生まれます。

他の認知症疾患の診断

血管性認知症（52ページを参照）は、症状と経過および脳MRIの所見（大脳深部白質や大脳基底核などの病変）などから診断されます。レビー小体型認知症（59ページを参照）は、幻視などの特徴的な症状や脳血流SPECTで後頭葉の血流低下、交感神経機能をみるMIBG心筋シンチグラフィーにおける心臓の取り込み低下像などが決め手になります。前頭側頭型認知症（61ページを参照）は、脱抑制などの特徴的な症状と、CT/MRIでの前頭葉・側頭葉の限局性萎縮や脳血流SPECTでの前頭葉・側頭葉の血流低下などから診断されます。

血液検査では、認知機能を低下させるような電解質（Ca、Na、Kなど）の異常、貧血や肝機能・腎機能障害、糖尿病、B_{12}などビタミンの欠乏、甲状腺ホルモンの異常などを調べます。心肺機能もチェックします。

こうして、認知症の原因となる疾患を探します。高齢者では、原因は一つとは限らず、種々の老化性疾患が合併して影響していることがしばしばです（63ページを参照）。

3-1　どこを受診したらよいの

認知症に強い医師は、精神科や神経内科、老人科などにいますが、逆にこれらの科の先生なら皆が強いかというと、そうでもありません。何科を受診したらよいかということではなく、認知症のことをよく勉強して、経験も豊富な先生に診てもらうことが大切です。そうでないと、せっかく家族が早期にアルツハイマー型認知症の兆（きざ）しを見つけて受診しても、それは年のせいだからなどと取り上げてもらえないことになってしまいます。日本認知症学会や日本老年精神医学会のホームページには、専門医などが紹介されています。ただし、掲載されている先生だけが認知症に強いわけではなく、ほかにもたくさんいると思います。「認知症の人と家族の会」は各県に支部があるので、相談してみるのもよいでしょう。また、もの忘れ外来などの専門外来を開いているところには、認知症に強い医師がいるはずです。最近は地域の電話相談窓口も増えています。お住まいの地域の**地域包括支援センター**に相談するのもよいでしょう。認知症が疑われるのに本人が受診を拒否する場合は、市町村に設置されている**認知症初期集中支援チーム**の支援を受けるとよいでしょう。

認知症の定義で触れたように、認知症の方は種々の生活困難を抱えています。ですから、病歴や生活状況をあまり訊かずに、脳の画像所見からアルツハイマー型認知症と診断して、ドネペジル（アリセプト®）を処方したら診察終了といったタイプの医師ではなく、その人が朝から夜までどのように生活しているかを尋ね、投薬だけでなく、生活改善の指導や介護サービスの情報提供などをしてくれる医療機関を受診できるとよいと思います。認知症では、医療と福祉が家族と一体となってその人を支える体制が必要です。介護者が認知症を理解して、本人の立場に立って考えてケアすることが、大切です。

3-2　早期診断できたアルツハイマー型認知症例

アルツハイマー型認知症の初期と診断され、告知された60歳代後半の事例を紹介します。この方は、記憶障害と見当識障害などに加え、MRIで脳梗塞などの病変がなく、脳血流SPECTで両側頭頂葉の血流低下（**図6-4**）がみられたことから、アルツハイマー型認知症と診断され、本人に告知されたあとで筆者の外来を訪れました。

◎本人の自著

私の病気に関しては最しょに聞いたときはおどろきましたが、否定しても消えるわけではないので素直に受け入れるよりほかはないと思いました。そのような気持ちで日々過ごしてきましたが、以前よりは記録して買い物をしても一つ忘れたりとかすることがあります。

これはご本人が書いた通りの文章です。告知により衝撃を受けたが、自分でも記憶が悪くなっていくことがわかり、不安な様子が伝わってきます。初期には、このように文章を書く能力も保たれています。

◎このアルツハイマー型認知症初期の母を介護する、出産間近の娘が書いた記録（抜粋、括弧内は補筆）

３月某日　前夜、（アルツハイマー型認知症の）母が、私のおなかにいる赤ちゃんの物を何か買ってあげるというので、（二人で買い物に行き）哺乳瓶洗いスポンジと赤ちゃん用防水シーツを購入しようとしたところ、（母は）「私が買うの？」と、前夜の発言を覚えていない。家に帰ったあと口論になるが、「そんなこと言った覚えがない、知らない」が始まる。

３月某日　トイレに入ったらトイレの洗面台の水が出しっぱなしでトイレが水浸しになっていた。問い詰めずに、事実のみ伝えたら珍しく反抗的になることなく「ごめんね」と言う。

３月某日　母の妹と（一緒に母が）旅行に出かける。旅行中、妹が隣の座席に座るが会話になることが少なくほとんど黙ってバスに乗っていた。帰宅後、旅行の様子を聞いてもあまり饒舌に語ることはなかった。

４月某日　父の仏壇の水とご飯を朝用意するのを忘れるようになってきた。習慣化した洗濯と朝のごみ箱のごみ集めは必ず欠かさずしているが、そちらをしていると朝のパン食の用意を並行してできなくなった。

４月某日　母は「買い物」と言って３時ごろ出かける。「何か欲しいものがある？」と訊くので、私が「エクレアが食べたい、あと（夕食は）きのこ汁にしよう」と言ったら母は「（きのこは）どこで売っているのか？」という。「フレッセイ（スーパー）で売っているよ」と言うと「わかった」と言いながら出かけるが、５時になっても帰宅せず心配していると、「銀行に行ってきたら、何を買ったらいいか忘れた」と帰ってきて、もう一度（きのこを買いに）出かける。エクレアは買ってくるが、きのこ汁の材料は購入を忘れる。

４月某日　何か話しかけても、必ずと言っていいほど反抗的な言葉で返答するようになる。「何だよ」「知らない」「そこに置くな」とか以前の母が言わないような言葉使いになる。

４月某日　毎日スーパーに買い物に行くのが日課。毎朝、不足した食材を購入するべく冷蔵庫の中をチェックするが、紙に記入しても２、３個は購入を忘れて戻ってくる。

４月某日　私の知人が来るので母に金平（きんぴら）ごぼうを作ってと頼ん

だら、「これなら失敗しないから」と珍しくやる気になるが、並行して夕飯の準備はできない。途中で交代して金平の味つけを確認するとしょうゆとダシの味しかしない。どうやら、得意料理だった金平の作り方を覚えていないらしい。

4月某日　私の出産が早まることになったことは頭に入ったようですが、安静にしていなければいけないということは実行動には結びつけられないらしく、夕方料理を私にしてほしいと言い、無理だからやってとお願いしたら、自分でブリの切り身を買ってきたのに「何にするの？」と言い、「ブリ大根にしたら？」と言ったら、しばらくウロウロして困った様子で「どうやれば？」と聞いてきました。「大根を半月に切って煮れば？」と言ったらめんつゆと砂糖を入れて煮始め、やたらと頻繁に味見をして、私に「いつ魚を入れるの？」と言うので、入浴を勧めて私が料理の続きをしました。味つけは最悪でした。昼間睡眠をとることができた私は、冷静に判断できたのですが、やはり症状は日に日に悪くなっているとしか思えません。普段、出かけないときに身に着ける服は二種類のみ。髪の毛もとかしているのだろうか？と気にかかります。

4月某日　デパ地下に買い物に行くが、朝冷蔵庫内を確認していたにもかかわらず、「見ていないから何を買ったらいいかわからない」が始まる。私が購入をするも「それがいるのかいらないのかわからない」と言う。こちらにもかなり忍耐が必要になってくるが、かなり反抗的なので涙が出てくる。

最初は口論だったが、手を出して私のおしりをたたくので、今回は我慢せず「妊婦に何をするの！」と逆に手で母の体を押しのけてみた。その後、お互いに言い合いたいことをぶちまけるが、感情が高ぶったので私は、問い詰める形で責めてしまう。途中、

「アルツハイマーだから怒りっぽいみたいだ」という本人に自覚発言がある。「言いたいことがあれば言えばいい」と言ったら「言わない」と言う。その夜はすねて寝てしまった。次の日から、朝から話しかけてくるようになる。

　私から判断すると、母にとって私と二人の生活ペースだったものが私の結婚で崩れてしまい、私の夫とこれから生まれてくる赤ちゃんの存在が理解していても受け入れがたく、発病を告げられてから最近本当に病状の進行が加速しているように感じる。第三者である夫もそれは感じているらしく、「本当に進行が止まらないね」と言う。妊娠10か月の私は冷静なのだろうか？私がおかしいのだろうか？とよくわからなくなるときがある。

　以上の文章から、アルツハイマー型認知症によりできないことがだんだん増えてくる様子（**日常生活管理能力の破綻**）と、その親を介護する娘の苦悩をおわかりいただけたでしょうか。理解のポイントに下線をつけましたので、振り返ってみましょう。

　まずは、記憶障害ですが、①指摘されても前夜言ったことを覚えていないので言い争いになってしまう、②買うものを忘れて帰ってきてもう一度出かけるが、また忘れて帰ってくる、③メモに書いていっても買い物ができない、の３点が病的な記憶障害を表しています。また、蛇口の閉め忘れの場面で素直に謝っていましたが、娘が責めなかったので素直になれたのでしょう。本例は軽度のアルツハイマー型認知症で告知を受けているので、病識（自覚）が少しあるからだと思われます。認知症が進むと、「私がやったんじゃない」と言い張るようになります。トイレを使ったという行為そのものを覚えていないからです。遂行機能障害では、①二つの仕事を同時に並行してできない、②得意な料理の作り方を忘れる、などがみられています。そのほか、きのこを売っている店がわからない（一般知識の減弱）、口数が少なくなる（意欲や興味の低下）、人格（性格）が変わったような発言（暴言）がある、衣服に無頓着になったり、着慣れた服を着続けるなど、認知症の症状がこの短い文章の中にちりばめられています。このような点に気づけば、認知症の診断は難しくありません。年のせいと見過ごしてしまわないで、おかしいと気づくことが早期診断の始まりです。

生活に着目すれば、認知症であることの診断は容易です。その原因がどんな疾患かを調べることは難しいのですが。

この方は、デイサービスに“ボランティア”として通いました。利用し始めてから6年以上、他の利用者の世話をして感謝されることを生きがいに、自主的に喜んでデイサービスに通っていました。そして、進行が緩徐で（HDS-Rが6年間で23点から16点に低下）、孫と一緒に在宅生活を継続していたのですが、その後、骨折などがあり、施設での暮らしになりました。

4. 早期治療

認知症が早期に発見されて診断されると、まだ判断力が残っているので病名の**告知**が可能になります。アルツハイマー型認知症の方ご本人を対象としたアンケート調査では、アルツハイマー型認知症になった方の92％が告知を望むと報告されています[11)]。

告知によって、治療への意欲が高まります。また、後見人のことを考えたり、遺産や生活費などへの対応も可能となります。しかし、かなり落ち込むことも事実なので、告知にはその方をずっと支える覚悟や周囲の介護・支援体制が必要です。筆者は、年齢や家族状況、本人の性格や資産状況などによって、告知の内容を変えています。仕事をもって子育て中であれば、病名だけでなく今後の進行と最後の死まで、時間をかけて伝える必要があります。高齢で家族がしっかりしていれば、「もの忘れが年相応より進んでいますので、もの忘れの薬が必要ですね」という程度の告知でもよい場合もありますが、本人が希望すれば、家族の同意を得て、なるべく多くの情報を本人にも家族と一緒に伝えます。

アルツハイマー型認知症の治療薬は、現状では根本的治療薬ではなく、症状を軽減する薬剤（ドネペジルなど）しかありません。この薬剤は進行を少し遅くするので、認知症の発症早期から内服を開始することは有効です。ただし、効果は個人差が大きく、また85歳以上の高齢者では有効性のエビデンスが乏しく、副作用も増えます。

ドネペジル（アリセプト®）は、神経伝達物質アセチルコリンの分解を抑えて、シナプスでの濃度を高めます。そうすると、覚醒レベルが上がり、学習能力や意欲が向上します。元気系の薬なので、イライラが募ったり、攻撃的になることがあります。特に、本人の言動に対して介護者

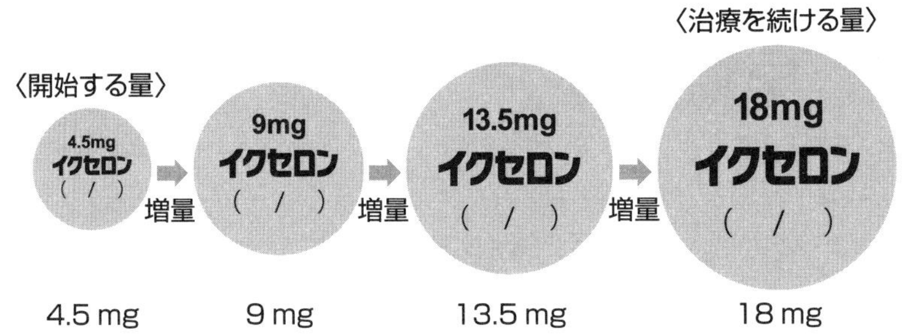

図 6-6　イクセロン®パッチ
有効成分含有量 4.5 mg のものから開始し、徐々に大きいサイズにしていって、18 mg（直径 35.2 mm）の大きさで治療を続ける。
（山口 2012[12]）

が否定的な態度をとった場合にこのような態度が強くみられますので、よい介護とともに使うことが望まれます。また、イライラや暴言、妄想などで困る場合は、ドネペジルを減量するだけでも穏やかになります。漢方の抑肝散（医師の処方薬）やメマンチン（メマリー®）が有効な場合もあります。

アセチルコリンを増やす薬剤は 3 種類あります。ドネペジルは一日 1 回内服します。ガランタミン（レミニール®）は朝夕 2 回内服しますが、ドネペジルが無効な例に効くことがあります。リバスチグミン（イクセロン®パッチ（**図 6-6**）やリバスタッチ®パッチ）は内服ではなく、貼付薬です。小さなパッチを毎日張り替えます。リバスチグミンは、前頭葉を賦活して意欲を高める作用が強いように思います。よく効いて生活機能が高まる例をしばしば経験します。ただし、貼った部位の皮膚がかゆくなったり赤くなる副作用が時にあるので、その予防のスキンケアが大切です。

アルツハイマー型認知症と同様に脳内アセチルコリンが低下しているレビー小体型認知症にも、アセチルコリンを増やす薬剤が少量でよく効きます。

血管性認知症は治療可能な認知症です。認知症の具体例で示したように（12～13ページを参照）、脳血流を増やす薬剤や血栓を予防する薬剤、高血圧症や糖尿病などの管理、廃用を防ぐ生活指導とリハビリテーションによって、認知機能が改善します（元通りにはなりませんが）。また、63ページの「5．高齢者では重複病変が当たり前」でも触れたように、アルツハイマー型認知症の発症において、脳血管障害の合併が症状を悪化させ進行を早めます。脳動脈を守る生活や、高血圧など背景にある疾患の治療も大切です。

生活面では、第５章で紹介した脳活性化リハビリテーションが認知症の進行遅延に役立ちます。日課をもって笑顔の生活ができるような環境設定が大切です。認知症になったから何もできないと考えて役割を取り上げるのではなく、できることを日課にすることが大切です。例えば、あるグループホームでは、認知症の方が小学校の玄関で子どもたちに「おはよう」と声かけすることを日課にしています。別のグループホームでは、認知症の方が腕に「防犯パトロール」の腕章をつけて小学校の下校時間にグループで散歩をして、下校の安全確保に役立っています。このような役割によって認知症の方が元気になるといいます。独居や閉じこもり傾向のケースでは、介護保険を使いデイサービスなどを利用して、コミュニケーションを増やすことも検討します。また、第３章で示した食事や運動などのポイントも、進行遅延に有用でしょう。

認知症の根本的治療薬がないので、**認知症という不自由と共生しながら豊かな人生を送れるよう**、家族だけでなく、医療・福祉を含めた周囲の支援が必要です。

5. 転ばぬ先の杖 ―事前指示書―

人間いつかは死を迎えます。そして、長生きすればするほど、認知症のリスクが高まります（**図 1-1**）。筆者は介護老人福祉施設（特別養護老人ホーム）で長年、認知症終末期の方を診てきました。何もしゃべれなくなり、手足も動かせず、飲み込みもできなくなってから、胃に穴を開けて管を差し込む経管栄養（胃ろう；PEG ともいう）が多くの方に行われています。本当にご本人はこのような最期を望んでいたのだろうかと疑問を感じています。

フランスでは、アルツハイマー型認知症終末期の PEG は「虐待」とされ、基本的に行いません。アルツハイマー型認知症は最重度まで進行すると嚥下ができなくなりますので、アルツハイマー型認知症自体が死因になるという理解が欧米にはあります（日本では乏しい！）。ちなみに、英国女性の死亡統計では、認知症・アルツハイマー型認知症が死因の 1 位です（本当はがん全体が約 3 割を占めて 1 位なのですが、がんを部位別に集計しているので認知症が 1 位になっています）[13)]。アルツハイマー型認知症の終末期には PEG を入れても入れなくても亡くなりますので、PEG は医学的には無益です（血管性認知症などでは終末期以前に必要なことがあります）。

認知症終末期の親への PEG を希望するご家族に、「あなた自身がこのような状態になったら PEG を希望しますか」と質問すると、多くは「いいえ」と答えます。自分にはやってほしくないことでも、親にはやって長生きしてもらいたいのが心情ですが、看取りや自然死、尊厳死という考え方が少しずつ広まってきています。日本老年医学会は、終末期に延命治療を行わない選択枝もあることを、「高齢者ケアの意思決定プロセスに関するガイドライン：人工的水分・栄養補給の導入を中心として」で示しました。厚生労働省も「終末期医療の決定プロセスに関するガイドライン」を示し、本人の尊厳を守る方向に流れが変わってきています。

認知症が進むと判断力を失い、終末期の医療も他人任せになります。もし、尊厳ある終末期を迎えたいなら、元気なうちから準備をしておくことを奨めます。早期診断はそのためでもあります。終末期にどうしてほしいか、また自分の判断力が失われたら誰に判断を委ねるのか（代諾人）、などを**事前指示書**に書いておきます。

最近は、エンディングノートなどとして、いろいろな書式のものが市販されていますので、長寿を目指す方は認知症になる前に、自分の最期についてどのようにしてほしいか、意思表示をし、親族に伝えておくことをお奨めします。

この意思表示を元に、医療・ケアチームなどと希望する終末期医療・ケアについて繰り返し話し合い、共有する取り組みを、アドバンス・ケア・プランニング（advanced care planning：ACP）といいます。一度の話し合いで終了ではなく、専門職が本人をサポートしながら意思確認を定期的に行い、本人・家族の満足する終末期を計画するものです。厚生労働省では、最善の医療・ケアをつくり上げるための合意形成のプロセスを示すものとして、「人生の最終段階における医療・ケアの決定プロセスに関するガイドライン」を策定し、ホームページで公開しています。

引用文献

1）Alzheimer's Disease International：Importance of early diagnosis（https://www.alz.co.uk/info/importance-of-early-diagnosis）.
2）小澤 勲：痴呆老人からみた世界－老年期痴呆の精神病理－．岩崎学術出版社，東京，1998，pp.159-168.
3）Maki Y, Yamaguchi T, Yamaguchi H：Evaluation of anosognosia in Alzheimer disease using Symptoms of Early Dementia-11 Questionnaire（SED-11Q）. Dement Geriatr Cogn Dis Extra 3（1）：351-359, 2013.
4）川畑信也：知っておきたい認知症の基本（集英社新書）．集英社，東京，2007，p.29.
5）Maki Y, Yamaguchi T, Yamaguchi H：Symptoms of Early Dementia-11 Questionnaire（SED-11Q）；a brief informant-operated screening for dementia. Dement Geriatr Cogn Dis Extra 3（1）：131-142, 2013.
6）粟田主一（東京都健康長寿医療センター研究所 / 自立促進と介護予防研究チーム / 研究部長）・監修：DASC-21 とは（https://dasc.jp/about）.
7）山口智晴，堀口布美子，狩野寛子，他：地域包括ケアシステムにおける認知症アセスメント（DASC-21）の認知症初期集中支援チームにおける有用性．認知症ケア研究誌 2：58-65，2018.
8）Ishiguro K, Ohno H, Arai H, et al：Phosphorylated τ in human cerebrospinal fluid is a diagnostic marker for Alzheimer's disease. Neurosci Lett 270（2）：91-94, 1999.
9）Klunk WE, Engler H, Nordberg A, et al：Imaging brain amyloid in Alzheimer's disease with Pittsburgh Compound-B. Ann Neurol 55（3）：306-319, 2004.
10）Nakamura A, Kaneko N, Villemagne VL, et al：High performance plasma amyloid-β biomarkers for Alzheimer's disease. Nature 554（7691）：249-254, 2018.
11）高橋 忍，新妻加奈子，小野寺敦志，他：痴呆患者への病名告知の研究－アルツハイマー型痴呆患者本人の意向－．老年精神医学雑誌 16（4）：471-477，2005.
12）山口晴保・監修：イクセロン®パッチ はじめてガイド．ノバルティスファーマ，東京，2012，p.6.
13）Public Health England：Health Profile for England 2019（https://publichealthengland.exposure.co/health-profile-for-england-2019）.

第7章 まとめ

アルツハイマー型認知症を代表とする認知症予防の極意をご理解いただけたでしょうか。ここまでたどり着くと、運動、食事、嗜好品、生活習慣病の治療、前向きな気持ち、日課、しっかり嚙むことなど、やることがたくさんあるとわかっていただけたものと思います。たくさんで大変だなと思うかもしれませんが、振り返ってみると、どれも昔から、こうするのが健康的だよといわれていたことばかりですね。とりたてて難しいことをするのではなく、人間として当たり前の生活をすることが認知症予防なのです。世の中、「楽をするのがよいこと、贅沢がよいこと」という風潮があります。実は、これが人間の機能を衰えさせています。自動車がなかったら、エレベーターがなかったら、ケーキやソフトクリームがなかったら、かえって脳が、からだが、元気になるのです。「楽は退化、活動は進化」がからだの原則。脳も例外ではありません。

魚と野菜主体の食事を腹8分目くらいでよく嚙んで食べ、ポリフェノールをたくさん含む緑茶やワインを飲み、毎日30分以上運動し、サプリメントは控え、タバコを吸わず、楽しく頭を使い、高血圧症や脂質異常症（高脂血症）・糖尿病をきちんと治療して、本書のお奨め予防策を組み合わせていけば、アルツハイマー型認知症の発症を10年遅らせることが可能でしょう。高齢になると、脳アミロイド沈着（βタンパク異常蓄積）はあって当たり前になります。このような生活でアルツハイマー型認知症の発症を遅らせて、心豊かに人生をまっとうしたいですね。

生殖期間が終わったあとの生を、「余生」といいます。動物では短いのが原則です。動物の世界の原則では、餌は生殖期間にある親が繁殖のために食べるもの、そして子どもが成長のために食べるものです。余生を送る動物のための食べ物はありません。チンパンジーと人間を比べると、生殖期間はチンパンジーより人間が少し長い程度ですが、余生に大きな開きがあります。人間の余生は、生殖期間にも匹敵するほど格段に長いのです。余生は人間に与えられた特権です。その余生をいかに生きるのか、そして、どのように死ぬのか。このことは高齢者一人ひとりが考えるべき問題だと思います。豊かな老後を過ごしたいという思いがあり、自己実現の夢があり、自分のまっとうしたい人生があり、そのための認知症予防だと思います。ただ長生きするための認知症予防ではありません。

あとがき

2005 年度から、厚生労働省が認知症サポーターを全国で 100 万人育てようという「認知症サポーター 100 万人キャラバン」という活動を行っています（2019 年には 1,000 万人超え）。この認知症サポーター養成講座標準教材『認知症を学び地域で支えよう』の制作に関わった関係で、認知症の理解を深める講演をする機会が多々ありました。そんなとき、認知症の予防に関する話題がとても好評でした。アルツハイマー型認知症の原因はわかっていないと思っていらっしゃる方が多く、最近の研究成果や進歩が世間ではあまり知られていないなと感じました。筆者は 2005 年に、専門職向けの本『認知症の正しい理解と包括的医療・ケアのポイント－快一徹！脳活性化リハビリテーションで進行を防ごう－』を出版しました（2016 年に第 3 版を刊行）。認知症の原因から症状、ケア、リハビリテーション、薬剤まで幅広く包括的に解説した本で、幸い専門職の方から支持を得ています。この本を元にして、一般の方にも専門職の方にも理解していただけるように、認知症の予防と早期診断を中心にした内容にまとめたのが本書です。本書では、さらに認知症の枠を越えて、豊かな老後を過ごすのに必要と思われる点も書き加えました。筆者は、群馬県で介護予防（健康長寿）に取り組み、鬼石式住民主導型筋トレ教室、高崎ひらめきウオーキング教室、前橋ピンシャン脳活教室の普及にも努めました。これら活動の中で、豊かな老後って何だろうと日々考えながら、本書に思いを馳せました。

また、2019 年には『認知症ポジティブ！－脳科学でひもとく笑顔の暮らしとケアのコツ―』を出版し、ポジティブ心理学に基づいて認知症をポジティブにとらえ、ポジティブ感情をたくさんもつことで幸せに生きられることを示しました（併せてお読みいただけると幸せな人生が開けます）。このたびの第３版では、このポジティブ心理学の考えも取り込んでいます。

人間は動物です。動くから機能が維持されます。動かないと植物（ねたきり）になります。ホントですよ。前向きに意志をもって動くことで、脳が活性化します。「脳を活かしてNo！老化」を合言葉に、本書の教えを実践していただけたらと思います。

最後の最後に―上州弁なっからいーだんべぇ（かなりいいでしょ）―

本書の上州（じょうしゅう）（群馬）弁を読んで、田舎の言葉だなと思われた方も多いのではないでしょうか？　そこで、上州弁の名誉のためにひとこと言上。上州弁は、上州江戸言葉と言われるくらい、江戸後期（文化・文政期）の江戸言葉が色濃く反映されています。江戸と上州は中山道（なかせんどう）（なかやまみちと読んではいけません）でつながり、日光に向かう例幣使（れいへいし）街道も通っていて、頻繁に人々の交流がありました。さらに、当時は水運が盛んで、利根川を使って物が行き来していました。江戸の文化が上州に伝わり、現代に残ってきたのです（遠藤隆也『上州弁読本』より）。上州弁、由緒ある言葉です（筆者の独断）。

我が家の庭先に利根川が流れる上州生まれの筆者より

謝辞

私がこれまで30年近く認知症の基礎研究に携わってきた中で蓄積した知識を元に、脳活性化リハビリテーションや認知症の診療で得た知識を加え、最近の文献を読みあさりながらまとめ上げました。認知症の研究は日々進化していますが、結局のところ、昔から健康によいといわれているものが認知症の予防にも有効だということがわかりました。認知症は治療法がない病気といわれた時代から、早期発見・早期治療、そして予防の時代に入ってきました。本書では、なるべく科学的な研究成果に基づいて予防法を述べました。これからの認知症予防に役に立つ著作であると確信しています。事実を伝えるだけでなく、その気にさせる本、読んだら実行したくなる本、読者の行動変容を目指した本だからです。

28年前のまだ認知症研究が脚光を浴びる前の時代から、平井俊策先生（群馬大学名誉教授）や森松光紀先生（山口大学名誉教授）、岡本幸市先生（群馬大学脳神経内科学教授）の指導を受けて、認知症の研究を始めました。その後、井原康夫先生（日本認知症学会理事長）ほか多くの方にご指導いただき、2冊目の認知症の本を上梓することができました。この場を借りて、厚く御礼申し上げます。

本書の執筆にあたって、佐貫恵氏（藤枝市立総合病院）、藤本吉江氏、山上徹也氏（群馬大学保健学科）には貴重なご意見を頂戴し、編集に反映させることができました。

最後に、企画から出版まで支えていただきました担当の戸髙英明氏に感謝します。

2008 年 8 月　山口晴保

（所属・役職は 2008 年当時のものです）

索引

山口 晴保（やまぐち はるやす）（群馬大学・名誉教授、認知症介護研究・研修東京センター・センター長／医師）

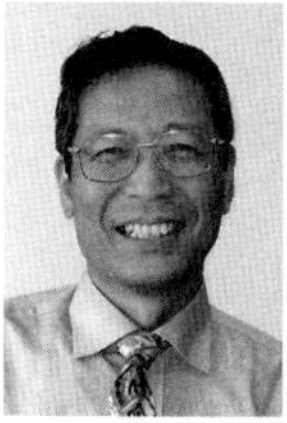

1976年に群馬大学医学部を卒業後、群馬大学大学院博士課程修了（医学博士）。2016年9月まで群馬大学大学院保健学研究科教授を務めた。専門は認知症の医療（日本認知症学会専門医）やリハビリテーション医学（日本リハビリテーション医学会専門医）。脳βアミロイド沈着機序をテーマに30年にわたって病理研究を続けてきたが、その後、臨床研究に転向し、認知症の実践医療、認知症の脳活性化リハビリテーション、認知症ケアなどにも取り組んでいる。これらの研究を進める中で、2005年に『認知症の正しい理解と包括的医療・ケアのポイント―快一徹！ 脳活性化リハビリテーションで進行を防ごう―』（協同医書出版社）を出版した（2016年に第3版）。群馬県地域リハビリテーション協議会委員長として、2006年から「介護予防サポーター」の育成を進めてきた。また、2005年より、ぐんま認知症アカデミーの代表幹事として、群馬県内における認知症ケア研究の向上に尽力している。日本認知症学会名誉会員。

認知症予防 第3版

―読めば納得！ 脳を守るライフスタイルの秘訣―

ISBN 978-4-7639-6035-1
2008年 9月 3日 初版 第1刷 発行
2012年 4月 10日 初版 第7刷 発行
2014年 1月 24日 第2版 第1刷 発行
2019年 6月 14日 第2版 第4刷 発行
2020年 1月 24日 第3版 第1刷 発行 ©
定価はカバーに表示

著 者 山口 晴保
発行者 中村 三夫
発行所 株式会社協同医書出版社
〒113-0033 東京都文京区本郷3-21-10 浅沼第2ビル4階
phone：03-3818-2361 ／ fax：03-3818-2368
URL：http://www.kyodo-isho.co.jp/
郵便振替 00160-1-148631
印 刷 横山印刷株式会社
製 本 大口製本印刷株式会社